ESSAI

DE

Pharmacologie Thérapeutique Générale.

ESSAI

DE

PHARMACOLOGIE THÉRAPEUTIQUE

GÉNÉRALE,

PAR

le Docteur A. JAUMES,

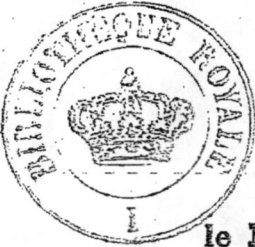

AGRÉGÉ ET CONSERVATEUR DES COLLECTIONS A LA FACULTÉ DE MÉDECINE
DE MONTPELLIER, SECRÉTAIRE DE LA SECTION MÉDICALE DE L'ACADÉMIE
DES SCIENCES ET LETTRES, SECRÉTAIRE PARTICULIER DE LA SOCIÉTÉ DE
MÉDECINE-PRATIQUE DE LA MÊME VILLE, MEMBRE CORRESPONDANT DE LA
SOCIÉTÉ MÉDICALE D'ÉMULATION DE LYON, DE LA SOCIÉTÉ ROYALE DE
MÉDECINE DE MARSEILLE, DE LA SOCIÉTÉ DE MÉDECINE DE POITIERS.

———

TOME PREMIER.

———

MONTPELLIER

Chez Louis CASTEL, Libraire, Grand'-Rue, 32.

PARIS,

J.-B. BAILLIÈRE.   FORTIN, MASSON ET Cᵉ.

1847

PRÉFACE.

—•⊷—

Trois sciences se partagent l'étude des modifications dynamiques provoquées en nous par les agents extérieurs.

L'hygiène recherche le mode d'action du milieu normal, indispensable au maintien de la vie.

La pathologie s'occupe des causes nuisibles.

L'objet spécial de la pharmacologie est l'influence exercée par les médicaments.

La pharmacologie, comme l'hygiène, comme la pathologie, éclaire une face distincte de l'existence humaine. Le nom de *physiologie de l'homme médicamenté* lui convient sous tous les rapports.

Tout acte physiologique , produit à la suite d'une sollicitation externe , présente à l'examen trois principales choses , qui sont : 1° l'agent provocateur ; 2° la modification du système ; 3° les conséquences qui en résultent pour l'individu. La pharmacologie satisfait à ces conditions en traitant successivement des médicaments , de leurs effets , des avantages et des inconvénients de ces effets.

La première partie du programme pharmacologique a peu d'obscurités , grâce aux circonstances favorables suivantes. L'agent provocateur vient toujours du dehors , il est maniable , se prête à de faciles investigations; nous pouvons , à volonté , nous soumettre ou nous soustraire à son action. L'agent hygiénique et surtout l'agent pathologique font fréquemment exception à l'une ou à l'autre de ces règles. De grandes lacunes existent dans leur histoire scientifique.

Celle du médicament considéré en lui-même est satisfaisante. Le reste du problème offre de plus sérieuses difficultés et laisse beaucoup à désirer.

Les observations de physiologie pharmacologique sont innombrables; mais, en réunissant les analogues, on les ramène à des faits généraux, dans lesquels les caractères essentiels sont mis en saillie, et les qualités de moindre importance négligées. L'établissement et l'exposition méthodique de ces faits généraux constituent la pharmacologie générale.

Celle-ci est une introduction à la pharmacologie spéciale, et fournit les théories, les préceptes nécessaires à la pratique. Les faits généraux, une fois bien formulés, restent essentiellement les mêmes; ils correspondent à ce qui dans les facultés anthropologiques est fondamental et immuable. Les phénomènes, à mesure qu'ils tendent vers l'individualité, revêtent des formes de plus en plus diverses, en vertu de ce qu'il y a

de mobile, de variable dans l'exercice des
forces de notre nature. Aussi la pharmacologie générale peut-elle être considérée
comme la portion *stable* de la science des
médicaments.

Il suffit de parcourir les pharmacologies
spéciales, qui se sont succédé jusqu'à nous,
pour s'apercevoir qu'elles diffèrent beaucoup
les unes des autres. Nos neveux pourront
faire les mêmes remarques sur les livres de
ce genre publiés pour eux.

Sauf quelques substances que des vertus
héroïques empêcheront de tomber en désué-
tude, les autres ne sont pas d'une nécessité
absolue, à cause de la facilité avec laquelle
on peut les remplacer. Tous les jours, pour
ainsi dire, on oublie, on découvre, on
améliore. Rien ne vieillit vite comme les
ouvrages destinés à décrire les médicaments.

On aurait donc une idée incomplète de la
pharmacologie, si l'on supposait que cette
science réside tout entière dans l'étude
des espèces pharmaceutiques adoptées par

une époque, par un pays. Ce serait la mettre à la merci des exigences de localité, des communications commerciales et même des caprices de la mode ; elle a heureusement de plus grandes proportions et un horizon moins borné.

La partie instrumentale de la pharmacologie peut et doit subir des changements. L'incertitude de l'art et ses fréquents insuccès commandent, rendent indispensable la recherche de nouveaux moyens et le perfectionnement de ceux que nous possédons. En outre, les vérités changent de forme, grandissent par la conquête et déploient leur fécondité. Mais ces variations, ces progrès n'excluent pas l'identité, la pérennité des vues d'ensemble et des dogmes fournis par la pharmacologie générale. Celle-ci forme un corps de doctrine interne, permanent, malgré la mobilité extérieure, et qui unit, dans ce qu'elles ont de commun, les pharmacologies descriptives de tous les siècles et de tous les lieux.

La physiologie de l'homme médicamenté
a toujours été, en effet, radicalement semblable à elle-même, quels que fussent les
agents en usage. Il en est d'ailleurs ainsi
de la physiologie hygide, de la physiologie morbide. Elles ont conservé un fond
identique, et n'ont pas cessé de présenter
des objets d'étude analogues, malgré les
différences observées, durant la suite des
âges, dans les choses dites non naturelles et
dans les causes nuisibles.

C'est qu'en réalité on ramène, par la réflexion, la multiplicité des stimulus hygiéniques, pathologiques, médicamenteux, à un
nombre relativement petit de provocations
similaires, sur lesquelles nous pouvons disserter d'une manière abstraite, sans nous
préoccuper des détails.

De cette façon, les sciences consacrées à
faire connaître le pouvoir de ces stimulus se
développent, sans solution de continuité, au
milieu de révolutions qui ont altéré la surface sans pénétrer dans la profondeur. Il se

trouve, en définitive, qu'en appliquant des
procédés divers, les médecins, séparés par
l'espace et par le temps, travaillent tous à
une œuvre commune.

La pharmacologie générale, telle que je la
conçois, a ses racines dans tous les travaux
de bon aloi, accomplis, en matière médicale,
depuis le commencement de la médecine.
Elle y trouve son aliment, son appui, et en
résume les parties essentielles. Fille du
passé, c'est à elle que l'avenir doit demander
ses inspirations et ses méthodes. Rien ne
s'y trouve qui n'ait sa justification dans
l'expérience. La pharmacologie générale est,
en un mot, la substance, l'esprit de la
science des médicaments.

Ce sujet essentiellement philosophique est
hérissé d'obstacles. A peine quelques médecins s'en sont occupés. Presque tout m'a
paru inconnu dans le champ que j'ai exploré.
Un peu de néologisme a été indispensable
pour désigner quelques phénomènes mal
appréciés ou encore inaperçus. Je prie le

lecteur de retenir soigneusement le sens particulier que j'attacherai à certaines expressions ; sans cela, il ne me comprendrait pas et se priverait du droit de me juger.

Un dernier avertissement est nécessaire. Mon livre n'est pas un traité complet ; j'ai voulu poser une question qui m'a paru aussi neuve qu'intéressante et ébaucher un simple essai. Cette déclaration disposera mes confrères à l'indulgence, et indiquera à la critique les limites que je désire lui faire accepter.

ESSAI

DE

PHARMACOLOGIE THÉRAPEUTIQUE

GÉNÉRALE.

❦

PARTIE INTRODUCTIVE.

CHAPITRE PREMIER.

—

EXPOSITION DU SUJET.

—

La pharmacologie, se proposant de faire connaître les médicaments et leurs effets, renferme des notions de deux genres. Les unes ont pour objet le médicament lui-même ; les autres, le corps vivant qu'il modifie. La réunion des premières pourrait s'appeler *pharmacographie ;* l'ensemble des secondes a été heureusement désigné sous le nom déjà consacré de *pharmacodynamie.*

Ces connaissances sont recherchées avec l'intention spéciale de les utiliser pour le traitement des maladies. On choisit dans la pharmacographie et la pharmacodynamie les parties susceptibles de rendre ce genre de service.

1

La thérapeutique est le point vers lequel convergent les efforts du pharmacologiste; elle montre le *quid bonum* des vérités acquises et en fixe la valeur définitive.

La pharmacologie est cependant une science à part et distincte. Instituée dans les intérêts d'une autre science, elle en est tributaire sans doute; mais, pour acquitter son tribut, elle utilise des matériaux qui sont siens, et travaille d'après des règles établies par elle et pour elle. Sa dépendance consiste à poursuivre une fin placée hors de sa sphère.

Cette destination de la pharmacologie n'a pu être méconnue par personne. Les auteurs ont néanmoins envisagé leur but de plusieurs manières; de là, dans leurs livres, de grandes différences quant au choix, à la distribution, à la proportion respective des détails pharmacographiques et pharmacodynamiques.

Quelques pharmacologistes ont écrit comme s'ils avaient uniquement pour mission de parler du médicament. Sous leur plume, la matière médicale est devenue une branche de l'histoire naturelle. Le point de vue pharmacodynamique étant à peine indiqué, la science, chez eux, se trouve à peu près réduite à la partie graphique, et laisse un hiatus considérable entre elle et la thérapeutique. Un pareil défaut d'union est blâmable dans des ouvrages destinés aux médecins. Les traités de ce genre seraient mieux placés entre les mains d'élèves voués à l'étude de la pharmacie.

D'autres écrivains, portant ailleurs leur attention principale, ont donné au contraire une extension démesurée à la pharmacodynamie ; ils ont étudié celle-ci pour elle-même, abstraction faite de son utilité thérapeutique, et décrit avec un soin égal toutes les mutations que les médicaments peuvent provoquer dans l'économie vivante. Parmi ces mutations cependant, il en est qui n'ont actuellement qu'un intérêt de curiosité ; d'autres appartiennent à la pathologie toxicologique. Disserter sans choix sur toutes ces choses, c'est afficher la croyance que la pharmacologie thérapeutique n'existe pas encore, et que nous ne sommes pas arrivés à l'époque où les effets des médicaments pourront être réunis et classés selon leur ordre d'utilité. Conformément à cette pensée, les médecins qui ont adopté un semblable pêle-mêle croient à la nécessité de recommencer toutes les expérimentations, et avouent avec modestie qu'ils cherchent uniquement *à ramasser de nouveaux éléments pour une matière médicale future.*

Il y a, enfin, des auteurs qui ont décidément introduit la thérapeutique tout entière dans la pharmacologie. L'objet principal de leurs livres est l'étude des indications et des contre-indications. Avec un plan pareil, le détail pharmacologique est nécessairement négligé. Les ouvrages ainsi conçus et exécutés peuvent avoir une grande valeur comme thérapeutique appliquée ; mais, comme histoire des médicaments, ils sont insuffisants et incomplets.

La véritable pharmacologie travaille, comme je

l'ai dit, en vue du traitement des maladies. C'est
dans ce sens qu'elle doit être étudiée et exposée :
mais elle se dispense de traiter les questions thérapeutiques. Si elle le fait quelquefois, et l'étroitesse
des rapports l'y contraint par occasion, c'est pour
donner des éclaircissements nécessaires à la solution
de ses propres problèmes. Les indications sont supposées connues du pharmacologiste. La mission de
ce dernier est de perfectionner, d'enseigner l'art de
les remplir à l'aide des médicaments. Il expose la
pharmacographie et la pharmacodynamie en tant
qu'elles expliquent la théorie et facilitent l'application des vertus curatrices de ces agents. Le degré
d'attention accordée aux détails de l'un ou de l'autre
genre se règle d'après leur aptitude à atteindre le
but cherché.

    Je viens d'établir les bases de la pharmacologie et
d'en déterminer les limites. Maintenant je jetterai
un regard dans son économie intérieure, afin de
caractériser les phénomènes qui sont de son ressort,
l'esprit qui doit présider à l'étude de ces phénomènes. Il me sera ensuite facile de tracer les traits
distinctifs de la pharmacologie, et de faire reconnaître son individualité parmi les autres sciences
médicales.

Le fait saillant et vraiment utile est le fait pharmacodynamique. Sans lui, l'histoire naturelle et
chimique du médicament serait une étude vaine ;
c'est par lui que la pharmacologie aboutit à la
thérapeutique et peut rationnellement servir les
intérêts de cette dernière.

La pharmacodynamie appliquée au traitement des maladies résume donc tout ce qu'il y a d'important à connaître pour le pharmacologiste dans l'histoire des médicaments. La pharmacodynamie, en effet, nécessite la connaissance préalable de la pharmacographie. En conséquence, on ne sera pas surpris si, pour désigner l'ensemble de la science, je me sers quelquefois du mot *pharmacodynamie*.

La pharmacodynamie est un des aspects de la physiologie anthropologique; elle nous dit comment l'homme est modifié quand il est sous l'influence de certains agents choisis dans le milieu ambiant. La physiologie pharmacologique s'occupe donc d'une série particulière de modifications, qui sont des réponses vitales à une provocation extérieure.

Ces modifications ont des qualités communes à toutes les autres et des qualités spéciales. Pour les bien caractériser, il convient de les examiner à ce double point de vue.

Les facultés que le médicament met en jeu sont identiquement les mêmes que celles dont les autres fonctions dépendent. Les principes qui président à la physiologie ordinaire conservent par conséquent la même valeur dans la physiologie pharmacologique.

Toutes les modifications possibles du système vivant et provenant de causes externes sont, sinon semblables, du moins fondamentalement analogues. Que ce soit un aliment, un agent morbide, une substance médicamenteuse qui les provoque, il faut toujours les étudier de la même manière. On

commence par rechercher ce qu'est le stimulus[1];
puis, on suit ce stimulus dans les mutations qu'il
subit quand il est mis en rapport avec le système
vivant ; on détermine, enfin, la part que celui-ci a
prise dans les événements observés.

Le médicament, comme les autres stimulus, est
incapable de produire par lui-même les effets qu'on
lui attribue ; il y concourt seulement en qualité de
cause occasionnelle, prédisposante, déterminante.
Ces effets ont leur véritable raison d'être dans la
capacité virtuelle dont jouit le corps vivant de sentir
et d'agir, d'une certaine manière, après certaines
provocations.

La modification pharmacodynamique, et l'analogue se retrouve partout, dépend donc du médicament d'une façon médiate, et immédiatement des
pouvoirs que le système doit à sa constitution fondamentale et qui font sa personnalité.

Ainsi que cela se passe dans les physiologies hygide
ou morbide, l'opération provoquée par le médicament présente, en premier lieu, un changement
de la sensibilité des parties qui sont en rapport
direct ou indirect avec le stimulus ; puis, l'économie
acquiert les qualités nécessaires pour fonctionner
autrement qu'elle ne faisait auparavant ; enfin, elle

---

[1] Plusieurs médecins veulent que le stimulus soit toujours
doué de propriétés excitantes. Ces confrères me pardonneront si,
donnant à ce mot une signification plus large, je m'en sers pour
désigner la nombreuse série des agents provocateurs. Le stimulus
est pour moi toute cause *incitatrice* d'un phénomène dynamique
quelconque. Au besoin, je pourrais invoquer en ma faveur de
nombreuses autorités.

témoigne par des actes que cette capacité a produit son effet. Il y a donc : 1º une impression subie ; 2º un état d'affection[1] dans lequel le système est capable de donner une direction nouvelle à l'exercice de ses facultés ; 3º une manifestation de cette affection.

Remarquez que l'affection représente la somme des phénomènes qui l'ont précédée, et qu'en même temps elle rend raison de ceux qui la suivent. C'est donc là l'événement principal de la fonction, celui qu'il nous importe le plus de connaître. Et cependant, l'idée que l'on se fait d'une affection quelconque est perçue par la raison, sans que l'imagination puisse se la représenter. On ne peut donc la concréter, la faire tomber sous les sens. En nier l'existence par ce motif serait une grande erreur. Il suffit, pour admettre l'affection, que l'idée par laquelle on la conçoit repose sur des données expérimentalement observables, et que sa vérité soit rendue évidente à l'aide d'interprétations légitimement déduites. La logique nous enseigne effectivement que, dans le corps vivant, chaque série spéciale de phénomènes se rattache étiologiquement à une modification particulière de la vitalité. L'affection médicamenteuse doit donc être acceptée au même titre que les autres.

---

[1] Dans toute affection, l'unité vitale est impressionnée ; aucun phénomène dynamique ne se produit sans la coopération de l'ensemble. Mais les effets sont tantôt circonscrits, tantôt ils se généralisent. Le mot *affection* est applicable pour désigner la cause prochaine, efficiente, de l'effet local ou général.

Si le fait physiologique médicamenteux est radicalement semblable à tous les autres, il faut l'étudier
d'après la même méthode. Cela était facile à prévoir.
La pharmacodynamie est une branche de la physiologie ; elle a même tronc et mêmes racines.

J'ai dit de plus que l'affection médicamenteuse
occupait une place à part parmi les scènes diverses
de la biologie humaine, et suffisait à elle seule pour
constituer une science.

La physiologie pharmacologique est en effet très-
facile à distinguer de la physiologie hygide et de la
physiologie pathologique. Les agents et le but respectifs de sa fonction sont différents.

Elle poursuit les mêmes fins que l'hygiène thérapeutique et la chirurgie ; mais les moyens et les
procédés par lesquels elle y parvient ne sont pas les
mêmes.

Il y a donc quelque chose de spécial à considérer dans la cause extérieure, dans les phénomènes
constitutifs, dans les qualités thérapeutiques de
l'affection médicamenteuse.

Mon livre a pour objet d'exposer d'une manière
abstraite ce que présente de plus important cette
affection, envisagée sous les trois aspects que je viens
d'indiquer. J'étudierai ainsi toutes les faces du phénomène, et je m'efforcerai d'arriver à sa compréhen-
sion la plus élevée. Il me sera facile d'exposer des
faits généraux, d'établir des préceptes applicables
à une multitude de circonstances ; de cette façon
j'embrasserai l'universalité de la pharmacologie, et
je réduirai ses infinies variétés de détails en un petit

nombre de groupes, jusqu'à ce que, la synthèse devenant aussi large que possible, les parties éparses soient ramenées à l'unité.

Cette entreprise est actuellement exécutable, j'espère le prouver; dans tous les cas, elle est raisonnable et possible. Sans cela la pharmacologie devrait abdiquer toute prétention à exister comme science.

Pour qu'elle mérite ce nom, il faut qu'on puisse faire la théorie des observations qui lui sont apportées de toute part, c'est-à-dire que les observations similaires soient liées entre elles et représentées dans leurs parties essentielles par un fait commun et unique. Il n'y a que ce moyen d'en apprécier la portée et le prix, d'en extraire par le raisonnement des dogmes qui, à leur tour, fournissent les règles pratiques sous forme de corollaires.

La science la plus avancée est celle dont les détails se condensent le mieux en formules générales. L'esprit alors saisit et la mémoire retient aisément les choses utiles. La marche est plus sûre au milieu des difficultés de la pratique. Ce secours manque-t-il, il ne reste qu'une série d'observations particulières, encombrantes par leur multiplicité, n'ayant qu'une valeur individuelle, incapables par conséquent de permettre une codification quelconque. La pharmacologie ainsi entendue serait un chaos informe; sa pratique manquerait de prévoyance et n'aurait sur l'avenir qu'une action incertaine et fort limitée. Prédire l'avenir et le modifier artificiellement selon les besoins, telles sont les fins que toute science d'application doit se proposer et atteindre.

La pharmacologie y parvient, lorsqu'ayant groupé chaque série de vérités particulières, elle les a transformées par la réflexion en un petit nombre de propositions générales qui répandent la lumière autour d'elles et servent de guide au praticien.

Cela suppose deux ordres de travaux : dans l'un on rassemble les matériaux nécessaires ; dans le second on classe, on féconde ces matériaux.

Les matériaux ne manquent pas en pharmacologie ; ils foisonnent de toute part. La partie dogmatique, au contraire, a été fort négligée jusqu'ici : aussi la théorie des affections médicamenteuses, appliquée au traitement des maladies, laisse-t-elle beaucoup à désirer. J'ai fait de cette théorie le sujet de mes méditations, et je livre au public les résultats auxquels je suis parvenu.

Sans contredit d'autres essais en ce sens ont précédé les miens. De tout temps on a senti instinctivement la nécessité de réunir les faits pharmacologiques acquis en un corps unitaire de doctrine. Les efforts même n'ont pas manqué pour dégager l'inconnue et lui donner de la réalité ; mais ils ont dû avorter par suite de la mauvaise direction qu'on leur avait donnée.

La physiologie pharmacologique a toujours partagé le sort de la philosophie médicale en vogue. On sait les fausses routes que celle-ci a suivies. La science des médicaments n'a pas manqué de s'égarer à sa suite ; elle a été chimique, mécanique, entre les mains de ceux qui croyaient pouvoir expliquer les faits de la vie par les lois de la nature morte. Pour des motifs analogues, on l'a vue, selon les temps, poussant à l'excès l'humorisme, le solidisme, le vitalisme.

La plupart des auteurs de ces synthèses pharmacodynamiques les ont indiquées plutôt qu'exposées et justifiées. Cela devait être, puisque presque tous les ouvrages de pharmacologie sont exclusivement consacrés à l'étude des espèces médicamenteuses.

De nos jours, bien que la pharmacologie descriptive ait encore absorbé l'attention, on trouve en tête de quelques livres de matière médicale un certain nombre de pages dans lesquelles, sous le titre de prolégomènes, l'auteur fait connaître ses vues particulières relativement à la théorie des faits pharmacodynamiques. Ce sont là de véritables essais de pharmacologie générale.

Ceux qui ont eu le plus de crédit parmi nous procèdent du vitalisme solidiste, si ingénieusement remanié par Bichat au commencement de ce siècle. Bichat a lui-même fait à la matière médicale l'application de ses principes physiologiques, dans un cours qui n'a pas été publié et qui a pourtant défrayé les auteurs des systèmes de pharmacodynamie acceptés avec le plus de faveur.

Schwilgué [1], disciple de Bichat, établit comme vérité fondamentale que les médicaments sont utiles dans les maladies, en modifiant les *propriétés vitales des organes*. Dans une synthèse pharmacodynamique établie sur une pareille base, l'idée de l'affection

---

[1] Traité de matière médicale; Paris 1805.

médicamenteuse est nécessairement fausse ou incomplète : pour mieux dire , on proclame la négation absolue de l'affection , puisque tout se réduit
à des scènes de localité indépendantes de l'action de
l'ensemble. Les mutations générales qu'on voulait
bien encore admettre alors , étaient des *additions*
d'un certain nombre de mutations locales , et non
l'effet d'une détermination unique, conçue et accomplie par un système dont toutes les parties sont solidaires et vitalement confondues les unes dans les
autres.

Malgré ces défauts inhérents au vice de la conception première et d'autres provenant d'une rédaction malheureuse , l'ouvrage de Schwilgué suppose un talent incontestable ; il donna pour la
première fois l'exemple d'un essai de pharmacologie
générale sérieusement exécuté. Toutefois, quoiqu'il
flattât les opinions du jour, son influence sur le
public fut médiocre. Cela se conçoit ; mal divisé ,
mal écrit et souvent obscur , il exige une attention , une patience dont peu de personnes sont
capables.

C'est à M. Barbier qu'était réservé l'avantage
de populariser la systématisation pharmacologique
faite d'après la *Physiologie* de Bichat. M. Barbier,
plus heureux que Schwilgué , exprima les mêmes
idées avec méthode et clarté. Il en compléta le développement dans une série d'écrits[1], ce que n'avait

---

[1] Principes de pharmacologie ; thèse inaugurale, Paris 1803. —
Principes généraux de pharmacologie ou de matière médicale ;
Paris 1806. — Traité élémentaire de matière médicale ; Paris 1819.

pu faire Schwilgué, mort en 1808, à l'âge de
30 ans. Cette fois le succès fut complet.

Les ouvrages de M. Barbier ont une valeur
réelle. Je me plais à le reconnaître par mon suffrage.
J'ajoute, ce qui est plus significatif, qu'ils m'ont
été d'une grande utilité. Ce médecin a parfaitement
compris et fait comprendre l'importance de la pharmacologie générale ; il a posé mieux que qui que
ce soit les principaux problèmes de cette science ;
mais, quant aux solutions qu'il a fournies, on les
devine sans peine. C'est toujours dans les organes
isolément modifiés qu'il cherche la cause efficiente
des effets pharmacodynamiques. En conséquence,
il poursuit les médicaments dans les profondeurs
les plus inaccessibles de l'organisme ; il nous les
montre déterminant çà et là des mutations dont
il s'exagère l'importance, et dont souvent la démonstration est impossible. La hardiesse de ses
affirmations à ce sujet a pu en imposer quelque
temps, lorsque les préventions étaient favorables ;
mais elle n'a pas peu contribué au discrédit dans
lequel sa doctrine est tombée, dès l'instant que,
l'enthousiasme étant refroidi, on a voulu examiner
de près et compter avec l'auteur.

Tout le monde sait que le vitalisme solidiste a pris
plus d'homogénéité, et a été poussé jusqu'à ses
dernières conséquences, dans la doctrine dite *physiologique* mise en vogue par Broussais, et dans celle

Plus tard, dans les éditions suivantes de ce dernier traité, la
doctrine de M. Barbier prit une couleur broussaisienne, comme
c'était la mode alors.

du contro-stimulisme italien. La théorie pharmacodynamique dut nécessairement être modifiée dans le
même sens. Dès l'instant qu'on n'admettait que
deux ordres de maladies, les unes par excès, les
autres par défaut d'excitation, il fallait accommoder
les actions médicamenteuses à cette dichotomie.
M. BÉGIN[1], représentant le broussaisisme français,
M. GIACOMINI[2], organe de l'école italienne, partant
des mêmes principes, mais différant beaucoup dans
l'application, n'eurent pas grand'-peine à édifier
leur pharmacologie générale. Les médicaments sont
sthéniques ou asthéniques. Quant aux divisions secondaires, elles ont été établies d'après les régions
du corps dans lesquelles l'une ou l'autre de ces
actions est supposée s'exercer particulièrement.

D'autres efforts ont été tentés; mais cette fois
on est enfin sorti de l'ornière du vitalisme solidiste.
La chimie, qui a toujours eu la prétention de dé-
voiler le secret des phénomènes vitaux, est écoutée
aujourd'hui avec une faveur bien marquée. Ses
services incontestables, ses brillantes espérances
appuyées sur des idées nouvelles et des procédés
ingénieux, l'environnent d'un véritable prestige.
De servante qu'elle était, elle veut devenir sou-
veraine de la pharmacologie. M. MIALHE, convaincu de la légitimité de cette prétention, vient

---

[1] Traité de thérapeutique, rédigé d'après les principes de la
nouvelle doctrine médicale; Paris 1825.
[2] Traité philosophique et expérimental de matière médicale et de
thérapeutique, traduit de l'italien par MM. MOJON et ROGNETTA,
Encyclopédie des sciences médicales; Paris 1845.

de publier un livre[1] dans lequel les faits médicamenteux sont réglementés d'après une théorie chimique. Pour approuver de semblables entreprises,
il faudrait auparavant que les médecins reconnus-
sent que la physiologie est l'appendice d'un traité
de chimie. Ils ont d'excellentes raisons pour se
garder de faire une semblable concession. D'ailleurs,
les chimistes eux-mêmes l'avouent, la vérité de
leurs explications pharmacologiques n'est démontrable que dans la minorité des cas. M. MIALHE n'a
parlé que de ces derniers. Son ouvrage présente donc
un fragment de la science ; ce n'est pas un traité de
pharmacologie générale.

Je pourrais me dispenser de parler ici des travaux
d'HAHNEMANN et de ses rares disciples. Le peu d'importance qu'on leur a accordé justifierait mon
silence. Aussi je me contenterai de faire observer
que les homœopathes, en posant pour principe que
chaque médicament est doué d'une vertu spécifique
n'appartenant qu'à lui et s'exerçant par des procédés entièrement incompréhensibles, se sont interdit
de disserter sur ces vertus ; par conséquent, toute
systématisation pharmacologique leur est impossible[2].

[1] Traité de l'art de formuler, ou Notions de pharmacologie
appliquée à la médecine ; Paris 1845.

[2] Les auteurs qui ont formulé ou sérieusement essayé de formuler un système complet de pharmacodynamie, ont dû seuls
trouver place dans cette appréciation sommaire. J'ai pu passer
sous silence les ouvrages ayant cours aujourd'hui, mais exclusivement consacrés à la pharmacologie spéciale : tels sont ceux
de DESBOIS de Rochefort, d'ALIBERT, de MM. MERAT et DE
LENS, de MM. TROUSSEAU et PIDOUX, de M. FOY, etc. L'école

On le voit, le vitalisme solidiste, le chimisme,
l'homœopathie ont fait des efforts impuissants pour
formuler les règles de la pharmacologie. L'homœopathie admet l'affection médicamenteuse, mais elle
s'abstient soigneusement d'en rechercher la nature,
et se contente de la décrire. Les autres trouvent
l'équivalent de cette affection dans des changements
survenus sur une membrane, dans un parenchyme,
ou bien dans la formation de nouveaux composés
chimiques. Ne voir que cela et négliger tout le
reste, c'est prendre une partie du phénomène, et
souvent la plus petite, pour le phénomène entier ;
c'est fermer les yeux sur la vraie cause des opérations vitales, cause qu'il est essentiel de connaître
dans ses facultés, si l'on veut sûrement et rationnellement provoquer, modifier ou supprimer une
mutation dynamique quelconque. Cette cause se
dérobe à toute investigation directe ; elle dépend
de conditions intimes que la chimie ordinaire, que
l'organisation sensible ne peuvent révéler. C'est
donc un pouvoir abstrait, appréciable seulement
par ses effets, conformément aux règles usitées en

médicale à laquelle appartiennent ces médecins, quand ils en
ont adopté une, est certes facile à reconnaître : ainsi, Desbois de
Rochefort est humoriste ; Alibert, MM. Mérat et De Lens ont
suivi la doctrine de Bichat plus fidèlement encore que M. Barbier,
puisque celui-ci, obéissant au mouvement des idées, est passé
plus tard au broussaisisme; le livre de MM. Trousseau et Pidoux
est empirique ou vitaliste, suivant que l'un ou l'autre de ses ré-
dacteurs tient la plume, etc., etc. Mais, je le répète, ces auteurs
n'ont pas voulu traiter *ex professo* de la pharmacologie générale,
ce qui n'ôte rien, bien entendu, au mérite de leurs écrits et ne
diminue en rien la valeur des services qu'ils ont rendus.

métaphysique. Or, c'est là ce que repoussent de toutes leurs forces les auteurs des systèmes de pharmacologie qui ont eu de la vogue. Aussi ne faut-il pas s'étonner si ce qu'ils ont écrit sur ce point est aujourd'hui jugé insuffisant.

Il en résulte que, comme ces tentatives sont les seules connues, la majorité des médecins actuels croit que la pharmacologie générale est une chimère, du moins on paraît décidé à ne pas s'en occuper. On a peur des théories; on ne veut connaître que les faits; on se réfugie dans l'empirisme. C'est toujours ainsi que procède l'esprit humain. Il franchit facilement l'intervalle qui sépare deux excès contraires. Après avoir éprouvé les inconvénients d'une crédulité trop confiante, il devient sceptique.

L'empirisme, certes, ne peut pas être entièrement banni de la pharmacologie. Lui seul domine encore dans certaines parties, d'où il sera peut-être difficile de le déloger; mais il faut le subir et bien se garder de l'ériger en règle.

Je ne puis, par exemple, accepter l'assertion suivante, mise en avant par M. Trousseau, comme principe général. «Nous ne voyons en thérapeutique, dit ce professeur, que deux choses : le médicament appliqué à l'organisme, et le résultat éloigné de cette application. Quant aux phénomènes intermédiaires, ils nous échappent et nous échapperont toujours[1]. » Cette proposition, à force d'exagération, cesse d'être exacte. Au grand avantage de la science et de

---

[1] Traité de thérapeutique et de matière médicale par Trousseau et Pidoux. 1re édit. T. II, 2e part., p. 539.

la pratique, nous connaissons beaucoup de ces phénomènes intermédiaires, et quant à ceux que nous
ne connaissons pas, nous devons encourager à en
poursuivre l'étude, au lieu de supprimer celle-ci
d'un trait de plume, en la traitant de chimérique,
fatalement et à jamais.

En parlant ainsi, M. TROUSSEAU proclame la
déchéance du rationalisme pharmacologique, et
fait descendre le praticien jusqu'à la condition de
l'ouvrier. Beaucoup de médecins se contenteraient
de ce rôle qui s'accommode très-bien, du reste,
avec les tendances peu méditatives de notre époque.
C'est là un instinct qu'il ne faut pas favoriser.

Aux commencements de la médecine, on choisis-
sait un médicament par l'unique raison que d'autres
médecins s'en étaient bien trouvés dans des circonstances analogues. Grâce aux progrès accomplis,
on ne doit pas se contenter de si peu. Le vrai
praticien cherche plus avant les motifs de sa conduite, et ne laisse à l'automatisme que ce qu'il ne
peut pas lui ôter. Il se rend compte autant que
possible de la moindre de ses actions. Cela importe
à la dignité de sa profession, et les malades y
trouvent leur profit. L'art est plus éclairé, plus
sûr, plus fécond en ressources.

Mais c'est surtout à celui qui se livre à l'enseignement, soit oral, soit écrit, que les connaissances
théoriques sont indispensables. Evidemment, pour
bien exposer une science, il faut être capable de
faire la synthèse des faits qui la composent. On
pose les principes qui en dominent l'universalité,

et puis, partant de ces principes comme d'un point fixe, on descend aux problèmes du second ordre pour passer ensuite aux espèces de détail. La logique veut, en effet, qu'on procède ainsi du tronc aux branches, des branches aux rameaux.

Les premiers principes pharmacologiques, formulés avec le secours d'une saine physiologie, établissent les caractères fondamentaux de l'affection médicamenteuse.

J'appelle problèmes du second ordre ceux dans lesquels cette affection est étudiée dans ses aspects variés, choisis parmi les plus importants.

Ce sont là les matières de la pharmacologie générale.

Enfin, les faits particuliers font connaître les affections que chaque médicament peut provoquer. Présentés avec ordre, ils constituent la pharmacologie spéciale.

On le voit, c'est toujours l'affection médicamenteuse dont il s'agit de donner l'histoire dans ses rapports avec la thérapeutique.

Cette entreprise présente, selon les cas, des facilités et des difficultés inégalement réparties. Tantôt rien d'essentiel ne manque du côté de la clarté ; tantôt celle-ci est entremêlée de ténèbres ; d'autres fois nous sommes arrêtés dès les premiers pas. Voilà les *desiderata* de la science que des travaux ultérieurs auront à préparer et à acquérir.

Ces lacunes sont encore une démonstration de la bonté de la méthode que je propose. L'affection médicamenteuse est certainement le fait capital ;

puisque ce qu'on en sait représente le progrès obtenu,
et ce qu'on n'en sait pas signale le progrès à obtenir.
C'est donc vers elle que doit se porter l'effort des
travailleurs.

Quelles sont les connaissances exigées pour un
pareil ordre d'études? Il faut d'abord que le pharmacologiste possède les notions d'histoire naturelle,
de chimie et de pharmacie qui se rapportent au
médicament. Quand on veut faire la théorie d'une
fonction, la première chose à étudier est l'agent
provocateur de cette fonction.

Puis, il est essentiel de savoir dans quelles conditions habituelles de sensibilité, de résistance et de
réactivité se trouve le corps vivant pendant la santé
et pendant la maladie. Les modifications médicamenteuses, provoquées dans l'un et dans l'autre de
ces états, offrent des analogies souvent très-étroites,
mais aussi des dissemblances qui vont quelquefois
jusqu'à l'opposition la plus complète. La physiologie comparative du corps vivant, dans ses deux
aspects hygide et pathologique, est donc une connaissance indispensable.

Enfin, et il suffit d'énoncer cette proposition pour
en démontrer la vérité, la pharmacologie exige la
science des indications morbides. Il serait impossible, sans cela, d'établir les relations qui existent
entre telle qualité d'une affection médicamenteuse
et le résultat médicateur. La thérapeutique est donc
encore nécessaire à celui qui veut enseigner les effets
salutaires des médicaments.

Dans le présent chapitre, j'ai établi les fonde-

ments de la pharmacologie générale ; j'ai indiqué
son individualité, ses dépendances, ses connexions
par rapport aux autres sciences ; j'ai fait connaître
son passé et montré ses voies d'avenir. Je devais
ces explications au lecteur ; il sait maintenant d'où
je pars et où je veux le conduire.

Il lui est également facile de prévoir, d'après ce
qui précède, quels sont les principes de philosophie
médicale qui me dirigeront.

Ces principes, du reste, peuvent se résumer en
peu de mots.

Il y a dans tout phénomène vital un côté matériel susceptible de tomber sous nos sens et dont il
faut bien se garder de négliger l'étude, bien que
cette étude exige souvent beaucoup de labeur pour
être complète. C'est là le commencement logique,
le point de départ naturel de nos connaissances.

La réflexion nous apprend que cette notion
préliminaire trompe quelquefois, lorsqu'on croit
devoir s'en contenter, et que très-souvent elle ne
suffit pas pour donner la conception totale du phénomène.

Celui-ci est, en effet, doué de qualités que l'intelligence seule peut apprécier à l'aide du raisonnement, parce qu'elles ne sont représentées par
aucune image sensible. C'est également à l'intelligence qu'il appartient de décider la part que les
mutations matérielles ont prise dans la production
de l'événement.

Il résulte de là que le phénomène vital, considéré
dans son intégrité, dans ses causes véritables,

dans ses conséquences virtuelles, est un phénomène analogue à ceux dont on s'occupe en métaphysique.

Par exemple, l'affection médicamenteuse enveloppe et résume des actions physiques, chimiques; mais ces actions, limitées, modifiées, transformées d'une certaine manière et acquérant dans le milieu vivant de nouvelles propriétés, se confondent en un tout qui est un fait abstrait, complexe, *sui generis,* se développant d'après des lois propres, et exigeant par conséquent un genre spécial d'étude.

Cette manière d'envisager la vitalité, le soin avec lequel on isole celle-ci des choses du monde inanimé et du monde moral, malgré beaucoup d'analogies et d'incessantes connexions, constituent le principal caractère de la doctrine généralement adoptée à Montpellier. J'essaie une application de cette doctrine à la science des médicaments. Pour cela, je profiterai amplement des travaux accomplis dans le sein de notre Faculté, parmi lesquels, en outre des traditions laissées par l'enseignement oral [1] et par la pratique, je dois signaler les *Nouveaux éléments de matière médicale* par LAMURE, le *Précis de matière médicale* par VENEL, le *Traité de botanique et de matière médicale* par GOUAN, la publication faite par M. SENEAUX, de leçons de matière médicale profes-

---

[1] Je tiens à citer, comme m'ayant été fort utiles, les excellentes leçons de feu M. ANGLADA, professeur de thérapeutique et de matière médicale pendant le temps de mes études en médecine. La connaissance approfondie des sciences chimiques était unie, dans cet homme célèbre, à la plus haute raison médicale.

sées par BARTHEZ, et les remarquables écrits[1] dont
le titulaire actuel de la chaire de pharmacologie est
l'auteur. J'emprunterai autant que possible à ces
travaux, et j'y trouverai d'excellents modèles à
imiter. Il en résultera, je dois en prévenir le lecteur, un livre bien différent de ceux qui ont cours
aujourd'hui ; cependant j'ai la conviction d'avoir
choisi la bonne voie. Toute mon ambition est de
ne jamais m'en écarter et de la suivre jusqu'au bout.

J'espère contribuer à prouver que le vitalisme
ainsi entendu est seul capable d'embrasser et de
féconder les vérités pharmacologiques déjà acquises,
et celles, quelles qu'elles soient, que l'avenir nous
réserve.

S'il en est ainsi, si cette doctrine trouve dans
chaque découverte un appui de plus à sa stabilité et
une nouvelle occasion de montrer son heureuse
influence, loin d'être arriérée et retardataire, comme
on l'en accuse, elle est assurément l'amie la plus
sincère, la plus intéressée du progrès.

---

[1] Programme d'un Cours d'hygiène privée et publique appliquée à l'étiologie, à la prophylactique et à la thérapeutique. —
Discours sur l'homme, considéré comme sujet de la thérapeutique.
— De l'occasion ou de l'opportunité en matière de thérapeutique.
— Études thérapeutiques sur la pharmacodynamie, au point de
vue de la solution de ces questions : Pourquoi, quand et comment
le médecin doit-il employer les agents pharmacodynamiques ? —
Essai sur la méthode de vérification scientifique appliquée aux
sciences en général, à la médecine et à la thérapeutique en
particulier. Ces ouvrages sont dus à M. le professeur GOLFIN.

CHAPITRE DEUXIÈME.

—

DÉFINITIONS.

—

La thérapeutique fait connaître les besoins de la
faculté médicatrice , faculté par laquelle le corps
vivant résiste aux effets des causes morbides et re-
tourne à la santé. La pharmacologie fournit à la
thérapeutique une série de moyens d'action qu'on
appelle médicaments.

La pharmacologie embrasse la totalité de la
science des médicaments ; récolte , préparation ,
formules, administration et ses conséquences , tout
cela est de son ressort. Je n'explorerai pas un champ
aussi vaste. J'écris pour des médecins et ne veux
parler que de ce qui les intéresse particulièrement.

La pharmacologie est médicale ou pharmaceutique. La première s'occupe essentiellement des
actions médicamenteuses sur l'homme , et de l'art
de provoquer ces actions pour un but utile. Long-
temps on l'a appelée *matière médicale ;* maintenant,
le lecteur s'en souvient , c'est la *pharmacodynamie.*
La pharmacodynamie, ainsi que l'a établi le professeur GOLFIN [1], est donc cette partie de la pharmacologie qui a pour objet la connaissance des

---

[1] Voir *Etudes thérapeutiques sur la pharmacodynamie, chap. I*er,
qu'est-ce que la pharmacodynamie ? page 19.

propriétés physico-chimiques et dynamiques des médicaments.

La pharmacologie pharmaceutique ou pharmaco-technie [1] a trait à la préparation et à la confection des médicaments. Les emprunts que je lui ferai porteront seulement sur celles de ses parties dont la connaissance est obligatoire pour le praticien.

L'histoire naturelle des médicaments appartient en même temps aux deux pharmacologies. Le pharmacien doit la posséder à fond ; les détails sont moins nécessaires en médecine.

Mais l'objet essentiel de ce livre est de faire connaître les mutations favorables, dont l'administration des substances pharmacologiques est suivie.

La pharmacologie n'est pas la seule science qui donne à la thérapeutique des moyens de remplir ses indications. D'autres agents, fournis par l'hygiène et la chirurgie, sont également à la disposition du médecin. Chacun de ces agents, dans sa catégorie, procède par des modes spéciaux.

La chirurgie agit par des modifications de l'ordre physique ou chimique et que l'on peut produire à volonté. La mutation pharmacodynamique efficace est toujours de l'ordre vital et par conséquent contingente.

L'agent hygiénique contribue à guérir les maladies en provoquant des fonctions semblables à celles qui s'exécutent pendant la santé [2]. Nous ver-

[1] GOLFIN, loc. cit., page 17.
[2] Voir la note suivante pour quelques mutations pathologiques exceptionnelles provenant de stimulus étudiés par l'hygiène.

rons que les effets médicamenteux sont des phénomènes de l'état hygide plus ou moins modifiés, ou
bien des phénomènes décidément pathologiques.

De plus, l'idée du médicament emporte celle
d'un corps palpable[1] naturel ou artificiel. Moyennant
ces conditions, je puis donner la définition suivante :

Le médicament est une substance matérielle dont
l'action essentielle est dynamique, et qui peut, par
des procédés autres que ceux des agents hygiéniques, provoquer ou soutenir l'exercice des fonctions médicatrices.

Les auteurs et professeurs de matière médicale
se donnent beaucoup de peine pour caractériser, à
l'exclusion l'un de l'autre, le médicament, l'ali-

---

[1] D'après cela, les impondérables, calorique, électricité, etc.,
ne sont pas des médicaments, conclusion, à mon sens, très-
acceptable. Ces agents s'exerçant incessamment sur nous et étant
une condition essentielle à la vie, leur histoire appartient de
droit à l'hygiène et non à la pharmacologie, qui s'occupe seulement de stimulus *non nécessaires*, à l'influence desquels nous ne
nous soumettons que lorsque nous le voulons. Il est vrai qu'appliqués au traitement des maladies, ces impondérables, développés,
soustraits, accumulés, à l'aide de procédés artificiels, obéissent
alors à notre volonté et peuvent provoquer des mutations salutaires de nature pathologique; mais pourquoi enlever à la science
déjà familière avec l'agent mis en jeu l'étude de ces procédés et
de leurs effets? N'est-ce pas naturel de laisser cette étude à l'hygiène thérapeutique? D'ailleurs, les vrais médicaments forment
une série de sujets offrant, si on les considère collectivement des
analogies et des ressemblances, quoiqu'ils diffèrent l'un par rapport à l'autre. Les impondérables se placeraient difficilement
dans cette série et dérangeraient l'harmonie de l'ensemble. Ces
raisons, plutôt senties qu'exprimées, ont décidé les pharmacologistes à n'admettre comme médicaments que les substances susceptibles d'être manipulées, préparées, associées, etc., revendi-
quées en un mot par la pharmacie, et nommées, pour ce motif,
substances pharmaceutiques.

ment, le poison. La question est pourtant bien simple.

Une science définit les moyens qu'elle emploie, non par la détermination de tout ce qu'on peut faire avec eux, mais par celle des propriétés qui l'inté-ressent spécialement. Les assimilations alimentaires sont du ressort de l'hygiène. La toxicologie se pré-occupe seulement des actions malfaisantes dues aux substances nuisibles, même à petites doses. La pharmacodynamie étudie les effets salutaires de cer-tains agents qui ne sont pas nutritifs, ou qui sont utiles autrement que par leur qualité nutritive. Qu'importe maintenant que, selon les circonstances, le même sujet se montre doué de propriétés diverses, et qu'il puisse rigoureusement figurer dans l'une et l'autre de ces sciences ? Il n'y a pas de confusion possible, s'il est examiné, dans chacune d'elles, au point de vue caractéristique de cette science. Mais il est bon de se rappeler que la propriété alimentaire et la propriété toxique peuvent exister dans un médicament, et que, suivant l'occurrence, ces pro-priétés apparaissent ou s'effacent avec des nuances très-variées.

La pharmacodynamie est divisée en pharmaco-dynamie générale ou philosophique, et en pharma-codynamie spéciale ou pratique [1]. La première est l'exposition des connaissances qui se rapportent aux effets des médicaments considérés dans leur géné-ralité ; la seconde traite de chaque espèce médica-menteuse.

[1] GOLFIN, ouvrage cité, page 19.

Les faits qui intéressent la pharmacodynamie sont de deux ordres : les uns s'observent dans le médicament isolé et sont nécessairement physiques ou chimiques ; les autres se développent dans le corps vivant, lorsque le médicament a été mis en rapport avec lui, et sont constitués par des opérations revêtant un caractère particulièrement dynamique.

Les données fournies par ces appréciations conduisent à la connaissance des mutations médicamenteuses utiles et à l'art de les provoquer.

Le but de ce livre est l'enseignement des faits et des préceptes appartenant à la pharmacodynamie générale.

Pour remplir méthodiquement cette intention, je propose une division en deux parties :

Dans la première, j'exposerai les faits et m'efforcerai de les apprécier dans ce qu'ils ont de plus caractéristique, de plus essentiel : ce sera la *partie expositive ou analytique*.

Dans la seconde, j'utiliserai ces faits pour formuler d'après eux des règles de pratique : je l'appelle *partie dogmatique ou synthétique*.

PREMIÈRE PARTIE

EXPOSITIVE ou ANALYTIQUE.

Cette partie comprend deux études que je traiterai d'une manière fort inégale sous le rapport de
l'étendue :

L'une sera seulement indiquée, c'est celle des
propriétés des médicaments considérés à l'état d'isolement. Le lecteur désireux de plus amples renseignements, consultera sur ce point les ouvrages
modernes d'histoire naturelle pharmacologique et
de pharmacie.

L'autre étude s'occupe du corps vivant modifié par les médicaments, et est exclusivement
physiologique et médicale : c'est celle que les
auteurs classiques ont supprimée, négligée ou mal
comprise. Pour ces motifs, je lui donnerai tous
mes soins ; elle formera la substance du présent
volume.

SECTION PREMIÈRE. — Du Médicament.

CHAPITRE PREMIER.

—

ÉTUDE PHYSICO-CHIMIQUE DU MÉDICAMENT.

—

Cette étude n'est possible que par le concours des sciences auxiliaires, qui sont : l'histoire naturelle, la chimie, la pharmacie. Tout ce qu'on peut dire à ce sujet est un emprunt fait à ces sciences ; je vais le résumer brièvement.

Pour utiliser la vertu d'un médicament, il n'est pas rigoureusement nécessaire de savoir d'où il vient, ce qu'il est, et comment on l'a manipulé. Cette partie de l'histoire pharmacologique a été long-temps fort mal établie en ce qui regarde les produits exotiques. Elle est encore obscure pour plusieurs que cependant on emploie avec avantage. Mais s'il n'y a pas nécessité absolue, il y a du moins utilité et convenance à ce que le médecin possède ces documents préliminaires. La convenance se conçoit sans peine, et je n'ai pas besoin de m'expliquer sur ce point. Quant à l'utilité, on la reconnaîtra aisément, lorsque j'aurai rappelé qu'on retire de ces documents des soupçons, des inductions capables de recommander des substances peu connues ou négligées, et de diriger avec plus de fruit des expérimentations déjà commencées. Ainsi, par exemple, quand on sait qu'une substance est fournie par un végétal du genre *cinchona*, on est autorisé, par ce seul fait, à rechercher si elle n'est pas douée de propriétés toniques et fébrifuges. Tout le monde sait que la similitude des caractères botaniques essentiels se rencontre quelquefois avec une analogie correspondante dans la vertu médicamenteuse.

Les propriétés physiques et chimiques qui servent à reconnaître le médicament, et que j'appelle pour ce motif *propriétés de signalement,* ont une importance autrement grande. Un médecin ne devrait jamais les ignorer, en supposant que les recherches officieuses ou officielles dont il est souvent chargé à leur sujet ne lui fissent pas une obligation de cette connaissance.

Le signalement d'une substance, l'art de la formuler, de l'administrer, seraient impossibles si l'on ne savait pas les propriétés physiques de cette substance. Voilà une proposition d'une vérité si évidente, qu'il suffit de l'exprimer.

Quand la physique est impuissante, la chimie va à son secours. Par la chimie, on reconnaît la présence d'un médicament dont les caractères extérieurs sont masqués ou détruits. Un médicament peut être adultéré, quoiqu'il ait une apparence irréprochable. Les réactifs dévoilent la fraude ou l'accident survenus.

Certaines associations de médicaments suggérées par les besoins de la thérapeutique sont impossibles; d'autres s'accomplissent parfaitement. La chimie

qui nous signale les substances qui peuvent s'unir,
et celles qui s'entre-détruisent, est donc indispensable à l'art de formuler.

Elle rend des services d'un autre genre. En dé-
barrassant le médicament de parties jugées inertes
ou inutiles pour le moment, elle l'épure, en augmente l'énergie, en facilite l'administration, en
modifie les vertus.

La chimie fabrique des produits qu'avant elle la
nature seule fournissait; elle en fait d'autres dont
le modèle ne se trouve nulle part. Elle recommande
au praticien telle substance dans laquelle elle a
découvert un principe immédiat dont le pouvoir
pharmacodynamique a été déjà expérimenté avec
avantage.

Ces motifs et d'autres dont je ne parle pas, le
sujet étant approfondi dans tous les ouvrages de
pharmacie, justifient les détails physiques et chimiques que doit présenter un traité quelconque de
pharmacologie médicale spéciale.

CHAPITRE DEUXIÈME.

—

ACTION DES MÉDICAMENTS SUR LE CORPS VIVANT.

—

Les agents extérieurs, mis en rapport avec nos
organes, suscitent en nous des modifications qui

varient selon le pouvoir qu'ils ont de réveiller, de favoriser l'exercice de telle faculté. Les médicaments constituent parmi eux une série de stimulus doués de propriétés particulières. Quand elle n'aurait pas d'autre utilité, la pharmacodynamie offrirait donc l'avantage d'agrandir le champ de la physiologie, en multipliant nos relations avec ce qui nous entoure, en montrant la vie sous des aspects nouveaux.

Les modifications que les agents pharmacologiques provoquent sont appelés par tout le monde *effets des médicaments*. On peut conserver cette dénomination consacrée par l'usage ; mais elle donnerait des idées bien fausses si on la prenait à la lettre.

Ce que quelques pharmacologistes appellent *force du médicament*, est une abstraction qu'il est impossible de concevoir hors du corps vivant. Le médicament est par lui-même incapable de produire les mutations dont son administration est suivie ; il n'a pas plus de force pharmacodynamique que l'aliment n'a de force digestive. Ces stimulus, en tant que doués de certaines propriétés de la matière, provoquent, rendent possibles des opérations spéciales, mais ne les accomplissent pas ; ce sont des conditions extérieures dont l'aptitude hygiénique ou pharmacologique se connaît et se mesure par le parti que la nature animée peut seule en tirer. La véritable force, la force efficace, est donc celle qui dans un cas digère et dans l'autre produit les effets médicamenteux et les utilise.

Il est certain pour moi que la cause prochaine, efficiente des mutations pharmacologiques, est le dynamisme vivant. Selon l'idée que l'on se fait de ce dynamisme , l'élément causal, représenté par le stimulus externe, acquiert une importance bien plus grande. L'école de M. MAGENDIE , que continue M. POISEUILLE[1] , et qui trouve le moyen d'expliquer la vie par les phénomènes physiques ; l'école chimique[2], pour laquelle tout s'éclaircit à l'aide des attractions et des répulsions moléculaires , accordent au médicament une action nécessaire. Dans la première , l'agent pharmacologique produit son effet aussi sûrement qu'un rouage dans un appareil mécanique ; dans la seconde , des combinaisons et des départs analogues à ceux qu'on obtient dans les laboratoires , et se passant entre la substance médicamenteuse et la substance organique, donnent la raison des changements thérapeutiques survenus. Il résulte de chacune de ces hypothèses, que le médicament est mathématiquement pour moitié dans ce qui se passe , puisque , agissant à la façon d'une bille qui en choque une autre , ou d'un équivalent chimique, l'effet total est le produit de deux forces de même nature et de même valeur, comme éléments étiologiques.

[1] M. POISEUILLE (*Recherches expérimentales sur les médicaments*, lues à l'Institut) pense que l'effet de telle boisson acide , alcaline , alcoolique , stimulante ou sédative , capable d'allumer la fièvre ou de l'apaiser , etc. etc., est purement physique. Il a voulu démontrer que l'action des purgatifs , des remèdes constipants , est un phénomène d'endosmose ou d'exosmose.

[2] M. LIÉBIG, le plus aventureux , il est vrai, de ces chimistes , se rend compte des effets fébrifuges de la quinine , des effets calmants de la codéine , par la combinaison des éléments de ces substances avec la matière des nerfs ou du cerveau. (*Chim. organ. appliq. à la physiol. anim.*, trad. de GHERARDT ; Paris 1842, p. 192).

S'il en était réellement ainsi, il faudrait bien accepter ces conséquences, en nous inclinant devant le fait. Mais les assertions avancées en faveur des doctrines que je combats ne s'appuient sur rien de démontrable ; elles affirment des choses pour lesquelles tout moyen de vérification nous est interdit ; elles sont romanesques, pour ne pas dire plus.

Dans l'état actuel de la science, l'observation expérimentale conduit à des conclusions différentes, et nous autorise à penser que la part du médicament dans son effet est tout autre qu'on nous le dit.

Les deux activités en présence, le médicament, le corps vivant, ne sont pas les mêmes : l'une est de l'ordre brut ; l'autre, de l'ordre animé. Pour les étudier comparativement lorsqu'elles concourent à un même résultat, on n'opère pas par association ou soustraction sur des unités semblables : ce sont des *qualités* et non des *quantités* qu'il faut apprécier. La coopération du médicament doit être mesurée d'après des règles qui ne conviennent plus quand il s'agit de la coopération du corps vivant.

Le dynamisme est sollicité par l'agent pharmacologique, voilà tout ; il agit ensuite selon les aptitudes qui constituent son individualité. L'expérience prouve que, malgré une identité parfaite dans ce qui constitue le stimulus médicamenteux, le système vivant tantôt résiste, tantôt obéit, reste impassible, cède ou réagit. En vertu de ses qualités naturelles ou acquises, le dynamisme sent diversement deux agressions identiques ; fréquemment il ajoute ou ôte par ses efforts propres aux phénomènes ordinaires.

Le médicament est donc, par rapport à son effet, une cause éloignée, provocatrice, d'une activité variable selon les circonstances. Nous le voyons tour-à-tour simple occasion, cause prédisposante, cause déterminante, et alors lié plus étroitement aux événements subséquents, jusqu'à ce qu'enfin, la sollicitation acquérant son plus haut degré d'énergie, il n'y a plus de résistance possible. On doit conséquemment, en pharmacodynamie, tenir compte en même temps et des propriétés du médicament et des facultés du corps vivant, celui-ci sentant et exprimant à sa façon la provocation et les changements que l'autre tend à lui faire subir par insinuation ou par violence.

D'après cela, les effets des médicaments sont dynamiques, ainsi que je l'ai établi dès le commencement. Il va sans dire qu'il s'agit ici de ceux qui ont de l'importance, de ceux dont la présence est nécessaire pour que la mutation thérapeutique désirée se réalise.

Un effet de médicament se présente à l'étude avec des caractères divers; il convient d'abord de séparer ce qui le précède, ce qui le constitue.

Je note des scènes préliminaires que le praticien règle à volonté : je veux parler du mode d'administration, opération dans laquelle on peut comprendre le choix de la substance, sa forme, ses doses et le lieu où elle doit être appliquée : c'est ce que j'appelle *médicamentation* [1].

[1] De *médicamenter*, donner ou appliquer un médicament. (*Dict. de l'Académie.*)

L'agent étant ainsi mis en rapport avec le corps vivant, les actes essentiels qui suivent dépendent désormais de ce dernier ; ils sont décidés par la nature de la provocation et par la manière avec laquelle cette provocation est sentie. Les changements qui en résultent dans l'état organique et vital constituent la *médication*, lorsqu'ils sont considérés dans leur totalité, dans leur ensemble.

Entre la médication et la médicamentation, et même quelquefois parmi les actes constitutifs de la première, on observe des phénomènes d'impulsion mécanique ou d'affinité provenant de la rencontre des molécules médicamenteuses avec les molécules de l'agrégat, lesquelles se comportent alors par rapport aux autres à la façon des corps privés de vie. Cette partie physico-chimique de la médication est auxiliaire, accessoire, et n'enlève pas à l'opération son caractère le plus saillant, qui, je le répète, est particulièrement dynamique. Toutefois, ces effets de l'ordre brut ont leur importance, et j'appellerai sur eux l'attention du lecteur.

Si je suivais l'ordre chronologique, j'aurais à parler d'abord de la médicamentation ; mais comme celle-ci doit être réglée en vue de la mutation souhaitée, je trouve plus logique de faire connaître le but avant d'indiquer le moyen. Je vais donc commencer par étudier les effets des médicaments proprement dits.

Ces effets, ai-je dit, sont physico-chimiques ou bien dynamiques.

Art. 1er. — *Effets physico-chimiques.*

On sait qu'il y a des substances rangées parmi les médicaments et dont le mode d'action est quelquefois essentiellement physique ou chimique ; on n'ignore pas non plus que, le corps vivant permettant, dans certaines limites, l'exercice des lois qui régissent les forces brutes, l'effet physico-chimique précède l'effet dynamique, se place à côté de lui ou même s'y associe. Ceci ne déroge pas aux principes posés plus haut. Dans le premier cas, l'agent est revendiqué par la chirurgie ; dans le second, la scène physico-chimique préliminaire, juxtaposée ou mêlée à la scène dynamique, est si souvent subalternisée par rapport à celle-ci, qu'il est permis de la négliger quand il s'agit d'une formule générale.

Ainsi que je le disais tout-à-l'heure , un effet qui , pour être complet, n'a pas besoin de perdre son caractère physique ou chimique , appartient à la chirurgie : tels sont certains phénomènes d'imbibition , de dilatation , d'hémostase , d'agglutination , etc. Il peut seulement être question ici des phénomènes qui précèdent les dynamiques ou les accompagnent.

On rencontre dès l'abord quelques difficultés. Si l'on veut déterminer d'une manière exacte, précise, absolue, en quoi les forces physiques et chimiques contribuent à l'action des médicaments et concourent à la production de l'effet dynamique , le problème posé dans cette rigueur est impossible à résoudre. Au-delà d'une certaine limite , l'œil de

notre corps ne peut pas suivre les actes qui s'accomplissent dans l'intérieur des parties vivantes, et celui
de l'esprit, faute de faits observables, est également
impuissant à constater ces actes, à l'aide d'une in-
duction légitime ; mais qu'importe, puisque, pour
formuler des règles de conduite, nous n'avons pas
besoin d'être aussi minutieusement informés. Dans
aucun cas, il ne serait sage de s'égarer sur les
traces des MAGENDIE, des POISEUILLE, des LIÉBIG,
etc., et de prendre comme eux nos désirs pour des
vérités. Ces messieurs ne peuvent pas donner directement la preuve de ce qu'ils avancent, et les analogies invoquées par eux ne sont pas acceptables.
Sur la foi d'expérimentations dans lesquelles les
conditions du corps vivant sont profondément modifiées ou tout-à-fait absentes, ils élaborent ingénieusement des explications dont les meilleures n'ont
pour être justes que les chances fournies par le hasard. Les vrais médecins ne s'aventurent pas de la
sorte ; ils ne forcent pas la signification des faits
et ne leur font dire que ce qu'ils expriment en
réalité.

La science des *pourquoi* sourit à notre orgueil de
savant ; mais, au-delà de certaines bornes, elle est
abstruse et l'on peut s'y abîmer. Il est plus facile
de constater les phénomènes, l'ordre et les lois de
leur succession. Cela suffit à l'art de les faire naître,
de les régler avec nos moyens artificiels. Le praticien se contente de savoir la conduite qu'il doit
tenir et les motifs qui le décident ; il convient franchement de son ignorance relativement aux ressorts

les plus secrets qu'il a mis en jeu : ne soyons pas plus difficile que lui.

Je laisserai donc de côté les questions insolubles qui se rapportent au genre de limitation que les forces brutes éprouvent quand elles sont engagées dans le tourbillon vital. Quelles oppositions, quelles convenances rencontrent-elles dans ce conflit? Cette recherche est maintenant poursuivie avec ardeur ; et l'on y applique toutes les ressources fournies par les progrès récents des sciences physiques et chimiques. Mais elle n'a encore fourni à la pratique médicale qu'un petit nombre de choses positives et vraiment importantes. Les procédés intimes, les progrès cachés des phénomènes sont toujours peu accessibles. Nous pouvons les négliger jusqu'à plus ample informé, lorsqu'ils n'ont pas un caractère suffisant de certitude.

Pour le moment, nous savons qu'une fois le conflit engagé entre le corps vivant et le médicament, la résultante a positivement le caractère qui s'appelle dynamique. S'il y a quelques intermédiaires, quelques accompagnements physico-chimiques saisissables, il faut les noter, les apprécier. C'est ce qu'on ne doit pas manquer de faire toutes les fois que la conception vraie du mode d'action d'un médicament rend ce détail nécessaire. Ainsi, quelques substances agissent hors du corps et dans le corps, de manière à présenter des traits de ressemblance : tels sont les alcalis, dont la propriété neutralisante des acides s'exerce quelquefois dans l'intérieur de nos viscères.

Ici se présentent des considérations importantes.

L'alcali, je choisis cet exemple parmi les autres du même genre, doit-il agir immédiatement sur une matière acide répandue à la surface des organes, dans les cavités et par conséquent hors de la sphère des circulations vitales, la probabilité de l'effet devient alors une certitude. Un pareil résultat est assez fréquemment possible chez l'homme malade ; mais on ne le recherche pas toujours, il s'en faut de beaucoup, et voici pourquoi.

Evidemment, il est nécessaire que l'alcali soit assez actif pour surmonter les oppositions qu'il peut rencontrer, et qui proviennent d'affinités contraires ou de l'influence du milieu ; ainsi concentré, l'alcali est souvent inapplicable, parce qu'il exercerait une influence funeste sur les organes, théâtre de l'opération...

L'alcali est-il affaibli pour parer à l'inconvénient que je signale, il perd de sa puissance, et le moindre obstacle vital ou autre empêche, limite la neutralisation désirée.

Il résulte de là qu'il ne faut pas compter d'une manière absolue sur les actions chimiques, lors même que la rencontre des deux agents est immédiate, sans intermédiaires. Cependant, en procédant avec mesure, il est permis d'espérer quelquefois de modifier à volonté les matières contenues dans l'estomac ou dans les autres lieux directement accessibles. Ces effets chimiques peuvent être utiles, mais seulement en détruisant des causes morbides qui ne font pas partie de l'agrégat vivant : celui-ci est le

réceptacle et non la cause de la mutation. Quelques
médicaments dits absorbants , les vrais contre-
poisons [1], etc. , se comportent ainsi , comme des
réactifs.

Mais si la neutralisation doit s'opérer dans l'é-
paisseur des parties ou après absorption , l'événement devient plus chanceux et sa nature exclusivement chimique est fort contestable. L'alcali , dans
le trajet qu'il a parcouru , n'a-t-il pas été modifié ?
Au moment du contact avec l'acide est-il encore
identiquement le même, ou autre chose ? Ce sont
là des questions auxquelles il est bien difficile de
répondre. Souvent le phénomène se passe dans ces
profondeurs mystérieuses, dans ces régions de l'inconnu que , jusqu'à plus ample informé , il est prudent de considérer comme appartenant à la vitalité.

Tout ce qu'on peut induire des observations de ce
genre , c'est que quelques alcalis , quelques acides
sont utiles pour obtenir certains effets , et qu'il y
a lieu d'essayer dans le même sens les substances
chimiquement analogues. Mais les personnes qui ,
trouvant dans ces faits la preuve que tout est
pareil dans le système vivant et dans nos cornues de
verre , ne tiennent pas compte des facultés de ce

---

[1] « Le contre-poison est un médicament dont l'utilité dépend
d'une action chimique exercée sur la matière vénéneuse elle-
même, pour en changer la nature et les propriétés...... L'anti-
dote, au contraire, reste étranger au poison ; il n'agit utilement
que contre ses effets, c'est-à-dire contre l'empoisonnement ; mais
il diffère des agents de la cure symptomatique en ce que le mode
d'activité qu'il exerce est spécifique. » (Anglada , *Traité de toxicologie générale*, p. 218.)

système et de ce qu'il y a d'incompris encore dans l'histoire chimique de nos fonctions, commettent une erreur démontrée par la physiologie et par les expériences elles-mêmes bien observées et comprises.

N'oubliez donc jamais que le plus souvent les réactifs ne peuvent pas opérer dans le corps vivant comme dans les vases inertes.

J'ajoute que les effets de ce genre, quand ils existent seuls, sont identiquement les mêmes que les effets chirurgicaux, et qu'on ne peut pas les confondre avec le fait principal en pharmacodynamie, lequel, comme je l'ai dit, est une affection.

Remarquez que l'action chimique, si elle doit s'accomplir pleinement, exige un agent trop énergique pour être employé sans manquer aux règles de la prudence, ou bien qu'elle s'exerce sur des matières plus ou moins soustraites à l'influence du dynamisme.

Le réactif médicamenteux attaque-t-il une partie vivante, le problème se complique. Il faut apprécier un autre élément, à savoir : la résistance opposée par cette partie, le pouvoir qu'a celle-ci d'agir d'une autre manière, résistance et pouvoir venant de facultés spéciales. Le phénomène change donc de nature ; il n'est plus exclusivement chimique. On appellera cela, si l'on veut, de la chimie vivante ; mais, à mon sens, la chimie vivante, c'est la vie. La mutation survenue sera donc dynamique.

Si elle est dynamique dans les scènes locales et de contact, à plus forte raison prendra-t-elle ce caractère lorsqu'elle se composera de phénomènes d'ensemble. En résumé , l'intervention de la chimie fournit des éléments utiles ; mais seule elle ne donne pas la solution du problème thérapeutique.

Ainsi donc , et ce raisonnement s'applique plus fortement encore à la physique , la chimie ne peut pas expliquer ce qu'il y a de plus important pour le médecin dans les effets des médicaments. Ces sciences autorisent , en certains cas , quelques soupçons , quelques probabilités bonnes à recueillir , mais auxquelles on ne doit pas accorder une confiance exclusive.

Nous devons à la physique et à la chimie des notions auxiliaires. Les documents que ces sciences présentent à notre appréciation ne sont pas à dédaigner : tels sont principalement ceux qui se rapportent aux scènes préliminaires dans lesquelles le dynamisme trouve des conditions favorables , des motifs d'incitation.

Une partie des phénomènes de pénétration dépend de la nature chimique , de la forme du médicament , ainsi que de l'organisation de la partie sur laquelle celui-ci est appliqué. Il n'est pas indifférent qu'il soit présenté en poudre , en suspension , en solution , etc. Il est également avantageux que la surface vivante offre une structure , une configuration convenables. Certaines pratiques dont l'effet dynamique est pourtant incontestable sous d'autres rapports (frictions , endermie , etc.) , diminuent , font disparaître des obstacles matériels qui s'opposent à l'absorption.

Une relation de convenance doit aussi exister entre les qualités chimiques du médicament et celles des liquides qui baignent nos tissus. On a tort certes d'avancer que la solubilité dans ces fluides est une condition absolument nécessaire à l'action thérapeutique ; mais il est exact de dire que, tout étant égal d'ailleurs, cette solubilité augmente le pouvoir de la substance.

Il y a des médicaments qui restant tels qu'ils sont au moment de l'administration, se montreraient inertes ou simplement modificateurs locaux, à cause de leur insolubilité ; mais la chimie a prouvé que lorsqu'ils sont en rapport avec nos liquides, avec ceux de l'estomac, par exemple, ils subissent des changements dans leur composition, changements à la suite desquels, devenus solubles, ils pénètrent mieux nos parties et acquièrent par là de l'activité ou de nouvelles vertus. M. MIALHE[1] a attiré avec raison l'attention des praticiens sur ces scènes chimiques préliminaires. Il faut, quand elles sont constatées, les faire entrer dans la théorie des effets des agents ainsi attaquables par les humeurs sécrétées. Accueillons donc ce que les chimistes nous disent touchant les propriétés de ces humeurs considérées comme réactifs. On sait maintenant qu'elles sont particulièrement acides à la surface de l'estomac ; qu'elles sont plutôt alcalines sur la muqueuse intestinale. Je me contente de signaler ici la possibilité de changements survenus pour ces motifs dans la

[1] Traité de l'art de formuler, ou Notions de pharmacologie appliquée à la médecine.

constitution chimique des substances administrées, et qui font ces substances autres qu'elles n'étaient auparavant. Dans mon *Traité de pharmacologie spéciale*, je ferai connaître les particularités de ce genre qui sont utiles et suffisamment prouvées.

En principe général, il convient donc autant que possible d'accommoder à celles de la surface d'application les propriétés physico-chimiques de l'agent prescrit. Un pareil accord donne plus de chances à la production du résultat désiré.

Ces notions sont également d'un bon secours pour prévoir, obtenir, ou empêcher par les moyens connus, certains phénomènes qui révèlent dans nos parties un défaut de résistance aux actions physiques ou chimiques du médicament. Il est des substances qui, accumulées outre mesure dans le tube digestif, y jouent, faute d'une suffisante dissolubilité, le rôle de corps étrangers. Les personnes qui font abus de la magnésie, et ceci arrive, dit-on, assez fréquemment en Angleterre, sont exposées à des concrétions dont cet alcali est le noyau. Le mercure coulant a pu, par son poids, si l'on en croit les auteurs, rétablir la continuité de la voie intestinale, interrompue par des invaginations. D'autre part, on sait que les médicaments acides, alcalins produisent à la longue des changements chimiques dans les tissus ou les humeurs : ceci prouve que, dans une lutte assidue avec les affinités de l'ordre brut, l'organisme vivant finit par céder, du moins en partie. Il faut connaître ces possibilités, afin de les éviter ou de les tenir dans la mesure convenable, selon le besoin.

Je n'ai pas tout dit sur ce qui concerne les effets physico-chimiques des médicaments ; je me suis contenté d'en évaluer l'importance et de signaler les principaux. Pour être complet, il aurait fallu aborder l'étude de faits particuliers qui seront mieux placés ailleurs que dans un livre tel que celui-ci. Le sujet du présent article est du reste amplement traité dans plusieurs ouvrages sortis de l'Ecole de Paris, parmi lesquels, au point de vue chimique du moins, celui de M. MIALHE, déjà cité, est le plus remarquable. J'ai fait justice des principes trop exclusifs ; quant aux exagérations de détail, je les discuterai dans mon *Traité de pharmacologie spéciale*.

Passons maintenant à l'étude des effets dynamiques provoqués par les médicaments.

ART. 2. — *Effets dynamiques.*

J'ai parlé d'événements physico-chimiques préliminaires qui ont lieu au moment de la rencontre matérielle du médicament avec le corps ; mais le rôle de la vitalité commence bientôt. L'imbibition, la solution chimique deviennent absorption. L'intimité du contact amène un fait nouveau, possible seulement là où il y a de la vie : c'est l'impression sentie, ou perception[1]. Ce phénomène, conséquence

[1] J'aurai plus tard à me demander si cette perception est de l'ordre des phénomènes de conscience, ou de l'ordre des phénomènes vitaux proprement dits. La perception pharmacodynamique, soit dit par anticipation, appartient à la seconde de ces catégories, bien que le sens intime soit aussi affecté dans un grand nombre de cas. Cela se trouvera expliqué en son lieu.

de l'exercice d'une faculté plus élevée, est l'anneau qui commence la chaîne des actions vitales.

Est action vitale, celle que les forces inanimées, telles que nous les connaissons aujourd'hui, sont incapables de produire.

Ces actions peuvent avoir lieu sans changement appréciable dans la structure de nos parties, une douleur simple, par exemple ; ou bien, elles s'accompagnent de mutations qui frappent les sens de l'observateur, comme seraient une fluxion, une inflammation locales. Les événements pharmaco-dynamiques visibles et tangibles sont très-communs et très-importants. Il est presque inutile de rappeler au lecteur que la matérialité d'un effet n'exclut pas son caractère dynamique ; une origine vitale suffit pour le qualifier ainsi. En théorie et en pratique, la véritable cause d'un événement est ce qu'il nous importe le plus de connaître : c'est dans elle que nous devons chercher la caractéristique de cet événement.

Ainsi que je le disais tout-à-l'heure, une impression sentie, ou perception, est le commencement obligé de toute scène médicamenteuse de l'ordre dynamique. La nature, l'énergie de cette impression, le degré d'attention que lui accorde le système vivant, le genre de facultés que celui-ci est actuellement le plus en mesure d'exercer, telles sont en nous les conditions nécessaires d'où naît la mutation pharmacodynamique et qui lui donnent sa raison d'être.

L'impression est sentie dans le lieu de l'application , dans les endroits où l'imbibition et l'absorption ont transporté le médicament. Presque toujours une partie plus ou moins grande de la substance pénètre au - delà du lieu où elle a été déposée ; il est alors bien difficile de déterminer exactement ce qui appartient aux contacts de surface , ou à ceux qui ont lieu dans la profondeur des tissus.

La perception primitive peut être aussi renforcée par une véritable irradiation dynamique atteignant des organes éloignés. Quelquefois , du moins si l'on se fie aux apparences , le médicament provoque son effet à distance , sans perdre de son poids ; alors l'irradiation doit jouer le rôle principal , si elle n'est pas l'unique moteur.

Le système vivant, suffisamment impressionné après ces perceptions partielles , isolées ou réunies, témoigne par des actes qu'il s'est ému , et qu'en vertu de cette provocation il obéit à une impulsion nouvelle [1].

Cette obéissance n'a rien de fatal ni de nécessaire ;

---

[1] Je prie le lecteur de vouloir bien accepter ces expressions empruntées au vocabulaire de la science qui s'occupe des affections de l'âme. Il les prendra , s'il veut , pour des métaphores ; mais ces métaphores sont inévitables à propos de certains faits de l'ordre vital, dont l'analogie avec quelques-uns de l'ordre psychologique et moral est frappante et *ne se trouve que là*. On n'aura aucun reproche à adresser à mon langage, si , respectant les dissemblances caractéristiques du système en tant que vivant , j'évite, quand je parlerai de celui-ci, les mots indiquant des facultés dont il n'est pas doué.

—(*Voir*, pour la comparaison et la séparation des phénomènes des deux ordres , les ouvrages du professeur Lordat , et , en particulier, l'*Ebauche du plan d'un traité complet de physiologie*, pages 19 et suivantes.)

il n'est pas, il s'en faut, toujours certain qu'elle ait lieu, et elle s'exerce selon des modes très-variés : cela dépend des aptitudes du système naturelles ou acquises. Ainsi l'effet médicamenteux est le produit de deux actions : l'une est l'impression dépendant elle-même du stimulus pharmacologique et de la sensibilité des parties sur lesquelles il agit ; l'autre est la conséquence de cette impression, conséquence modifiée selon la situation actuelle de l'économie vivante. Or, comme ces conditions peuvent se présenter l'une par rapport à l'autre avec des nuances diverses, il ne faut pas s'étonner si les effets possibles des médicaments sont nombreux. On s'explique ainsi les oppositions qui se rencontrent entre les auteurs, et même entre les praticiens, touchant les vertus de tel agent. Evidemment, lorsque les cas pour lesquels un même médicament est prescrit ne sont pas semblables, les résultats doivent différer aussi.

Toutefois, il est ordinairement aisé de prévoir, de régler ce genre d'événements. La pharmacodynamie n'existerait ni comme science ni comme art, si elle ne donnait pas les moyens d'obtenir le plus souvent les mutations que l'on désire. Ces moyens se tirent de la connaissance des conditions que doivent présenter d'une part le médicament, de l'autre la surface d'application, et enfin l'ensemble du système. La pharmacodynamie veut donc être écrite sous la dictée d'expériences exécutées dans des circonstances autant que possible les mêmes. Les différences notées dans ces circonstances expliquent les variétés observées dans les effets.

Parmi les suites possibles de l'action des médicaments, il en est que la pharmacodynamie élague dès
ses premiers pas ; elle les indique seulement, les
utilise à son point de vue ; mais elle ne va pas plus
loin en ce qui les concerne. Ce sont les conséquences
funestes provenant de doses trop considérables d'une
substance énergique. Cette étude appartient à la
toxicologie. L'expérience a prouvé qu'il est certaines limites, dans la quantité des médicaments
administrés, que le praticien ne doit pas dépasser :
au-delà la dose est dite *toxique*, en deçà se trouvent
les doses *thérapeutiques*. Je parlerai seulement des
effets obtenus avec ces dernières ; la mention des
autres sera faite en manière d'avertissement, et lorsqu'elle pourra servir à l'élucidation des problèmes
pharmacodynamiques.

Ceci posé, je vais jeter un regard d'ensemble sur
les mutations que ce livre a pour objet d'étudier. Je
suppose qu'un individu malade a été mis en rapport
convenable avec un agent pharmacologique, et qu'il
en est résulté une médication : recherchons si cette
médication ne présente pas quelques caractères particuliers dans ses parties constitutives. C'est donc
une analyse de la médication que je propose ; si je
réussis à la faire exacte et fidèle, l'étude que j'entre-
prends des effets médicamenteux sera plus méthodique, plus facile.

SECTION DEUXIÈME. — De la Médication.

CHAPITRE PREMIER.

—

ANALYSE DE LA MÉDICATION.

—

Une médication complète et heureuse fait cesser une maladie, ou imprime une bonne direction aux mouvements qui constituent cette dernière. Le médicament ne peut provoquer un semblable effet qu'à la condition d'avoir préalablement modifié le corps vivant d'une certaine manière ; il y a donc, dans toute médication, deux ordres de phénomènes : les uns témoignent que le stimulus pharmacologique a été senti ; les autres indiquent qu'en vertu du nouvel état dans lequel le système est placé, celui-ci agit dans le sens du soulagement ou de la guérison de la maladie.

Je vais essayer de caractériser d'une façon plus explicite chaque série de ces phénomènes.

1° Parmi les effets d'un médicament il en est qu'on obtient aisément ; il suffit pour cela de provoquer la sensibilité, faculté toujours présente et agissante tant que dure l'existence. Ces effets sont possibles chez l'homme sain comme chez l'homme malade. Ils ont pour unique point de départ une modification apportée dans la faculté que je viens de nommer, et dépendent immédiatement de l'agression subie. En vertu de cette agression, le médicament, ainsi que tous les stimulus suffisamment énergiques, *affecte* l'économie et y suscite des scènes de conflit très-variables pour l'intensité, la qualité, la durée, selon la nature de l'agent, le mode d'application, la susceptibilité du sujet. Les symptômes de ce conflit, quand ils sont appréciables, révèlent souvent une véritable lutte entre le médicament et le système vivant, lutte plus ou moins longue et prononcée, dans laquelle celui-ci répond à la provocation qu'il a sentie. Cet état nouveau persiste, s'aggrave quelquefois, et devient une maladie. Ordinairement il est peu sérieux, et il cesse lorsque la cause venue du dehors est éliminée, neutralisée, assimilée. Les effets dont je parle provenant, par filiation directe, d'une atteinte spéciale portée à la sensibilité, constituent évidemment une *affection d'origine* médicamenteuse. Je puis les envisager, abstraction faite des avantages que la santé en retire dans certaines circonstances morbides. Ils ont alors une physionomie assez distincte pour me permettre de les désigner sous le nom collectif de *mutations affectives* [1].

[1] La *mutation affective*, il est essentiel de s'en souvenir, sera pour moi l'équivalent de *affection provoquée par un médicament, considérée en elle-même et séparée des qualités salutaires qu'elle est susceptible de revêtir.* Cet état vital a son analogue dans un autre très-commun et très-connu en pathologie. C'est pour cela que je le désigne par un mot emprunté au dictionnaire

2º Ce n'est pas uniquement pour obtenir des phénomènes de conflit que l'on prescrit des médicaments; on veut, au moyen des mutations affectives, décider des changements salutaires dans un état morbide préexistant. Il faut que le mode d'activité imprimé artificiellement à la vie soit favorable à l'exercice des mouvements curateurs. Les mouvements curateurs pharmacodynamiques, comme tous les actes thérapeutiques, sont l'œuvre d'une faculté d'un autre ordre que la sensibilité, et qui s'appelle faculté médicatrice. Ce second travail fait en sous-œuvre, exige donc l'intervention d'une cause nouvelle, et s'exécute d'après les motifs et les éléments favorables que le système vivant trouve dans la situation où la mutation affective l'a placé. Les effets que j'indique actuellement portent toujours sur les événements constitutifs d'une maladie existant au moment de l'administration du médicament; ils se distinguent par ce caractère de ceux qui se bornent à expulser, à neutraliser le stimulus médicamenteux ; ils remplissent, dans leur sphère spéciale, le rôle d'une synergie accomplissant ou complétant des

---

de cette dernière science. Mais la ressemblance ne va pas jusqu'à l'identité; on ne sera donc pas surpris si la définition classique de l'*affection pathologique* n'est pas rigoureusement applicable aux effets produits avec l'aide des médicaments. J'aurais désiré, pour éviter toute confusion dans l'esprit du lecteur, que l'expression *mutation affective* emportât avec elle quelque chose qui indiquât son origine pharmacologique. J'avais imaginé le mot *pharmacopathie*, dont les racines (φάρμακον, *médicament*, πάθος, *affection*) remplissent cette condition. Mais j'espère pouvoir me passer sans inconvénient de cette innovation de langage, pour peu que le lecteur m'ait prêté sa bienveillante attention.

actions favorables au soulagement , à la guérison
d'un individu malade. Ils sont beaucoup plus difficiles à obtenir que les phénomènes de conflit. Que
faut-il pour ceux-ci ? Frapper fort et augmenter la
puissance du stimulus , jusqu'à ce que , le corps
étant affecté en tant que sensible , les mouvements
soient poussés dans une direction nouvelle quelconque. Pour l'autre résultat, il faut frapper juste,
c'est-à-dire provoquer la coopération bienfaisante
de la faculté médicatrice , faire sentir le stimulus
d'une façon particulière , déterminer telles influences
plutôt que telles autres, et saisir le moment où le
système vivant est dispos et en mesure. Ces effets ,
qui rendent la mutation affective fructueuse , sont
déjà connus sous le nom de *mutations thérapeutiques ou curatrices* [1] ; je leur conserve ces noms
pour les représenter dans leur généralité.

Il y a donc deux opérations succédant à l'administration des médicaments : l'une directe , brute ,
si je puis parler ainsi , fréquemment sans but utile
dans une ou plusieurs de ses parties , et même en
totalité, nous montre le système obéissant ou résis-
tant d'après ses qualités communes et constantes ,
modifiées ou non par la maladie ; l'autre réfléchie ,
toujours synergique , salutaire , exige l'exercice
d'une faculté qui n'agit que dans certaines conditions spéciales de l'état morbide.

---

[1] Dans une première rédaction , ces effets étaient designés par
le mot *pharmacothérapie* (φάρμακον , *médicament* , θεραπεία , *guérison)*. La pharmacopathie et la pharmacothérapie représentaient
les aspects de la médication que je viens de caractériser.

Cette division des effets médicamenteux est établie d'après les principes qui président à l'analyse d'une fonction physiologique quelconque à stimulus extérieur, s'exécutant dans l'intérêt de l'individu. Effectivement, de même que dans toute opération de ce genre il y a deux modes d'action, l'un par lequel les matériaux nécessaires sont sentis et élaborés, l'autre qui approprie ce travail à un besoin préexistant : ainsi, une médication ayant son plein et entier résultat se présente de deux manières. Dans l'une, le stimulus affectant le système en tant que sensible, provoque des scènes de conflit et des synergies ayant uniquement ce stimulus pour objet, tous phénomènes développés en vertu des premières impressions reçues. Dans la seconde face de la médication, les mutations déjà subies sont utilisées en tout ou en partie par la faculté médicatrice, et servent à la conservation, à l'amélioration de la vie du sujet.

L'effet thérapeutique serait impossible sans la mutation affective. Ce n'est pas là une raison pour les confondre ; et, bien que leur cause extérieure soit la même, il ne s'ensuit pas que ces phénomènes soient identiques. L'effet thérapeutique est la mutation affective élaborée, transformée, appropriée, en un mot, aux nécessités du moment : c'est donc une fonction d'un autre ordre, exigeant des qualités supérieures de la part de la nature vivante.

Partout, en physiologie, nous observons des choses de ce genre. Les actions dynamiques se vitalisent, c'est-à-dire se perfectionnent de plus en plus, à mesure qu'elles s'approchent de leur but. La vision, la nutrition, l'hématose, etc., présentent également des opérations qui précèdent leurs résultats ultimes, rendent ceux-ci possibles, mais ne les constituent pas. Ainsi, les médications sont ramenées, par l'analyse que je propose, au type unique qui, malgré de grandes variétés d'exécution, caractérise les synergies vitales, et les divise chacune en deux séries d'actes bien distincts : ceux qui indiquant un conflit préparent ou élaborent; ceux qui, utilisés, annoncent l'intervention directe et efficace des facultés conservatrices.

L'étude des médications est donc la même, en principe, que celle des autres faits physiologiques. Ce qui est fondamental étant commun, les divisions majeures, les règles générales sont communes aussi; l'application, les détails seuls diffèrent.

La médication est l'objet formel de la pharmacodynamie. Les deux parties qui la composent embrassent la science tout entière et en établissent le commencement et la fin. La mutation affective fait connaître le moyen vital; la mutation thérapeutique atteint le but. De ces deux études faites en regard l'une de l'autre, résulte l'art de provoquer et de régler utilement les actions médicamenteuses.

La pharmacodynamie touche à l'histoire naturelle par le médicament, à la toxicologie par la mutation affective, à la thérapeutique par l'effet curateur. J'ai déjà indiqué les points de contact et de pénétration mutuelle, en ce qui regarde l'histoire naturelle et la toxicologie; il me reste à exposer les relations entretenues avec la thérapeutique : c'est ce que je vais faire brièvement.

L'effet curatif est le point par où les deux sciences se confondent; il n'est presque jamais l'élément unique de soulagement ou de guérison. Une maladie exige ordinairement pour sa cure la coopération d'autres agents (hygiéniques ou chirurgicaux) qui facilitent, accélèrent ou complètent la synergie thérapeutique désirée ; de plus, on peut obtenir l'équivalent de l'effet curateur sans moyen pharmacodynamique, et même en livrant tout aux soins de la nature. Cet effet médicamenteux, pour être bien diagnostiqué et réalisé avec connaissance de cause, exige qu'on le distingue de ce qui n'est pas lui, qu'on l'associe avec ce qui doit l'aider. Pour cela, il importe de connaître ses relations avec les mutations qui proviennent, soit de l'emploi de l'hygiène, de la chirurgie, soit de l'exercice spontané des facultés vitales. Il est impossible d'entreprendre ces études sans sortir du cercle pharmacologique ; je ferai, suivant l'occasion, les excursions qui me paraîtront nécessaires. Si donc le lecteur est tenté de s'étonner de la couleur thérapeutique que ce livre prendra dans plusieurs circonstances, il voudra bien se souvenir que, du point de vue où je me suis placé, cela était non-seulement inévitable, mais encore utile.

Néanmoins la thérapeutique et la pharmacodynamie, chacune au centre de son domaine, sont deux sciences entièrement distinctes. La thérapeutique expose ses besoins ; la pharmacodynamie lui fournit son contingent de secours, prescrit les pro-

cédés , les précautions susceptibles de donner le plus
de chances de succès : alors sa mission est terminée.
La thérapeutique approuve et consacre , rejette ou
demande des améliorations. La science des indications appartient donc en propre à la thérapeutique.
Le praticien , en tant que pharmacodynamiste, n'a
pas à s'en occuper : ainsi sont fixées les limites des
deux sciences. La pharmacodynamie commence au
médicament et finit à l'effet curateur. D'après cela,
son but est d'exposer, de perfectionner, à la clarté
des lumières thérapeutiques, l'art de provoquer des
changements salutaires à l'aide des mutations affectives. Pour cela , il importe de connaître d'abord
ces dernières. Le chapitre suivant sera consacré à
cet objet important.

CHAPITRE DEUXIÈME.

—

MUTATION AFFECTIVE.

—

Il est très-difficile, on s'en souvient, d'établir
par l'observation directe les limites précises qui
séparent les effets physico-chimiques et les effets
dynamiques des médicaments. Le même embarras
se représente s'il s'agit d'analyser ces derniers effets
dans tous les cas, et de fixer avec netteté ce qui

appartient aux mutations affectives et ce qui regarde l'effet thérapeutique.

Heureusement ces détails d'intimité, ces appréciations de nuances n'ont le plus souvent qu'un intérêt médiocre dans la pratique. Il suffit que ces deux ordres de phénomènes aient leur existence démontrée, et que nous puissions les reconnaître dans ce qu'ils offrent d'essentiel.

La réalité des mutations affectives ne peut être mise en doute par personne. Il est évident que le contact matériel du médicament doit être senti pour provoquer des effets; que cet agent, pour modifier la maladie, doit affecter l'individu. Ainsi, il ne peut y avoir de difficultés touchant l'existence de quelque chose d'intermédiaire entre l'administration du médicament et la mutation thérapeutique. Ce quelque chose appartient à la mutation affective.

Actuellement il faut se demander en quoi celle-ci consiste, comment elle naît, comment elle finit, comment il est possible de l'approprier au résultat qu'on en attend. Mon livre a été écrit pour donner une réponse à ces questions.

Si l'on veut comprendre une médication quelconque, trois choses sont à considérer : 1° le contact du médicament avec nos organes ; 2° la mutation affective ; 3° la mutation thérapeutique. Ces phénomènes se trouvent unis, dans l'ordre indiqué, par un lien étiologique. En supprimant l'un, le suivant n'a plus de raison d'existence. Toutefois, de même que le fait physico-chimique peut subsister lorsque le fait dynamique a commencé, ainsi, l'effet thérapeutique survenant, les phénomènes qui l'ont précédé ne cessent pas inévitablement, il s'en faut. Des trois choses désignées plus haut, la première en date survit fréquemment à la seconde ; il est commun de les voir toutes exister simultanément. Un exemple fera comprendre ma pensée. Je suppose un vésicatoire placé pour faire cesser une douleur; il peut arriver que celle-ci disparaisse avant l'enlèvement de l'emplâtre. Dans ce cas, l'effet de guérison est produit lorsque le médicament agit encore et que la mutation affective (vésication) est en pleine activité. Cette survivance, cette simultanéité ne prouvent rien contre la dépendance étiologique que j'ai admise. On peut en conclure seulement que la cause provocatrice subsiste en même temps que son effet et se maintient après lui. Ceci n'est pas une difficulté.

Quand, après l'administration d'un médicament, le système vivant ne témoigne en aucune manière qu'il a été impressionné, la mutation affective a manqué, ou bien elle a eu lieu si faiblement qu'elle est restée comme non avenue pour le sujet.

Elle peut aussi, et ceci est malheureusement fréquent, ne pas être suivie de changements curateurs, lors même que son développement s'est fait sur une large échelle. Cette possibilité d'observer la mutation affective sans phénomènes thérapeutiques la montre dans un isolement très-favorable à son étude. Je puis dire néanmoins par anticipation que très-souvent la mutation affective thérapeutique diffère de celle qui n'a pas revêtu ce dernier caractère.

La distinction des phénomènes pharmacodynamiques en affectifs et médicateurs, me semble
fondamentale et essentiellement pratique. Si l'on
me disait, ce qui est vrai, qu'il reste encore à faire
pour la réaliser partout, que dans beaucoup de
cas la mutation affective est inconnue ou est d'une
nature problématique, que dans certains autres
les évènements s'enchevêtrent quelquefois jusqu'à
se confondre, que le caractère inutile ou avantageux de tel d'entre eux est fort contestable, je trou-
verais ces observations très-fondées, mais je ne les
prendrais pas pour des objections valables. L'essentiel dans le classement des faits d'une science est que
ces faits soient ordonnés en vue du progrès, c'est-à-
dire selon le but spécial que la science se propose.
Les efforts accomplis peuvent bien ne pas arriver
tous à ce but; mais est-ce là une raison pour ne pas
se maintenir dans cette direction? Et les insuccès
partiels prouvent-ils qu'il est nécessaire de prendre
une autre route? Que veut la pharmacodynamie?
Provoquer des mutations affectives susceptibles de
devenir thérapeutiques. Evidemment il est pour elle
indispensable d'étudier comparativement les deux
phénomènes pour en connaître les combinaisons
possibles, les rapports mutuels.

Cela est tellement vrai, que, de tout temps, la
mutation affective a été implicitement admise par
tout le monde; seulement je trouve qu'on ne l'a pas
présentée d'une manière assez nette, assez distincte.
J'essaierai de le prouver dans l'article suivant.

ART. 1ᵉʳ. — *Critique des analyses de la médication
déjà proposées.*

Les effets de médicament admis par les auteurs
sous le nom de *primitifs*, *immédiats*, *physiologiques*, sont certainement des effets de mutation
affective. Mais y a-t-il une justesse suffisante dans
ces dénominations et dans l'idée qui les a suggérées? Je ne le pense pas.

Les médecins qui ont parlé d'effets *primitifs*,
n'ont évidemment songé qu'à marquer la place que
ces effets occupent dans le temps. C'est un ordre
chronologique qu'ils ont proposé, et non une analyse instituée d'après la nature des objets sur lesquels elle porte. Ceci est un tort. En pharmacodynamie, comme dans toute autre science, il faut
apprécier les phénomènes et non se contenter d'en
faire le dénombrement. Ainsi, je puis accuser cette
analyse par numération de négliger le principal
pour l'accessoire, de ne pas signaler à l'attention
le fait important à dégager. Une semblable erreur
dans la position de la question devait entraîner de
sérieuses difficultés, et cela n'a pas manqué.

Les effets *primitifs*, par l'expression, et même
dans la pensée de ceux qui se contentent de ce classement, ne peuvent exister qu'au commencement
de la médication. Or, on observe souvent pendant
l'effet thérapeutique et même après, des phénomènes
qui, causés par le médicament, ne modifient pas
utilement la maladie et ne font pas par conséquent
partie de la mutation curatrice. Telle est une diar-

rhée produite par un purgatif trop énergique, et qui persiste après la guérison d'une constipation, d'un embarras intestinal, etc., etc. Ce phénomène appartient à la mutation affective. Que penser alors du mot *primitif* et de l'idée qu'il représente, lorsqu'on les applique aux effets de ce genre? Si ces effets sont appelés *secondaires*, j'objecte qu'il n'est pas permis de les séparer des *primitifs*, puisqu'ils proviennent de la même cause intérieure et qu'ils sont de même nature.

M. Barbier admet des effets *primitifs* et des effets *secondaires*. Les secondaires sont, dit-il, *thérapeutiques* ou *non thérapeutiques*. Cette distinction, suggérée par l'intinct de la vérité, ne détruit pas le vice de la division principale, laquelle sépare ce qui doit être uni (phénomènes primitifs et phénomènes secondaires non thérapeutiques), et unit ce qui doit être séparé (conséquences de l'atteinte portée à la sensibilité du sujet et conséquences de l'intervention efficace de la faculté médicatrice).

De nouveaux embarras surgissent, s'il s'agit de décider quels sont les phénomènes *primitifs*, et quels sont ceux qu'on désigne par le corrélatif *secondaire*. Où finissent les premiers? Où commencent les seconds? L'analyse chronologique ne fournit aucune règle pour établir une semblable limite. Chacun est maître de poser celle-ci là où il lui plaît. C'est dire, en d'autres termes, que l'on confie ce soin à un pur arbitraire; aussi combien de divergences sur ce point! Pour quelques médecins qui, ramenés par leur jugement aux vrais principes, corrigent

mentalement ce que cette analyse a de défectueux,
les effets *secondaires* sont l'équivalent des effets
thérapeutiques.

D'autres plus nombreux et plus conséquents avec
leurs prémisses appellent *secondaires* les effets qui
succèdent aux premiers en date. Ainsi, MM. Milne-
Edwards et Vavasseur, auteurs d'un manuel de
thérapeutique et de matière médicale estimé, donnent l'exemple suivant pour faire comprendre leur
division chronologique.

L'effet *primitif* d'un caustique est la désorganisation du tissu sur lequel il est appliqué. L'inflammation et la suppuration qui aident à séparer l'escharre
sont les effets *secondaires.* Certes, ces Messieurs ont
raison, dans ce sens que l'inflammation suppurative
succède réellement à la désorganisation. Mais, en
procédant ainsi, on pourrait, avec la même vérité,
soutenir que la désorganisation est, elle aussi, un
phénomène *secondaire* par rapport au travail chi-
mico-vital qui l'a produite, que l'inflammation est
un phénomène *primitif* eu égard à la suppuration
qui la suit, etc., etc.

Enfin, que deviennent les effets *thérapeutiques*
des caustiques dans la pensée de MM. Milne-
Edwards et Vavasseur? Ils n'en parlent nullement. Faut-il pour ces effets une troisième catégorie? Mais on n'admet que des effets *primitifs* et
des *secondaires.* Il m'est donc permis de conclure,
après cette courte discussion, que la classification
par ordre numérique n'offre à l'esprit aucun appui,
qu'elle est inexacte, insuffisante, arbitraire, et tout

5

cela parce que son point de départ n'est pas pris dans la nature des phénomènes qu'elle veut analyser.

La division en effets *immédiats* et en effets *médiats* est exactement la même que la précédente; il n'y a que les mots de changés : elle est donc passible des objections exposées tout-à-l'heure.

Je conviens que les expressions *primitifs, secondaires, immédiats, médiats*, convenablement interprétées, pourraient, comme toute autre étiquette, désigner la véritable qualité des phénomènes. Il suffirait pour cela de s'entendre. Ainsi, si par *primitifs, immédiats,* on indiquait non pas les premiers effets seulement, mais tous ceux qui dépendent de la provocation que le médicament fait subir au corps vivant, en tant que celui-ci est sensible; si par effets *secondaires, médiats,* on voulait désigner ceux que le système développe de seconde main, en tant que doué de faculté médicatrice, et qui modifient avantageusement une maladie commencée avant la prescription, alors on arriverait à une délimitation semblable à celle que j'ai proposée. Les phénomènes *primitifs, immédiats,* seraient mes effets de première dynamisation, la mutation affective. Les *secondaires* ou *médiats* représenteraient ceux de seconde dynamisation, les thérapeutiques, l'effet curateur. Ces dénominations pourraient être à la rigueur justifiées, en disant que les unes caractérisent un travail préliminaire, et que les autres désignent une opération plus avancée, possible seulement quand la principale partie de la précédente a été accomplie.

Je ne tiens pas aux mots. Je crois cependant qu'il
y aurait danger à compter sur de semblables interprétations, bien que leur nécessité fût préalablement
érigée en règle. La foule est, en général, portée à
traduire littéralement et à négliger le sens de con-
vention. Il est donc prudent de ne pas mettre à sa
disposition des épithètes ayant deux significations :
l'une qui s'offre naturellement et comme par instinct, l'autre à laquelle on n'arrive qu'après réflexion. Pourquoi, d'ailleurs, ne pas se servir de
mots exprimant la qualité utile de l'objet plutôt
qu'une circonstance accessoire? En toute chose, il
convient de tendre directement au but et d'éviter
les détours et les ambages. C'est pour cela que je
propose les mots *mutation affective, mutation thérapeutique*, résumant chacun un fait-principe de la
pharmacodynamie : le premier donnant à l'esprit
l'idée d'une affection spéciale provoquée en nous par
le médicament ; l'autre exprimant les actes au moyen
desquels la faculté médicatrice tire parti de cette
affection pour le soulagement et la guérison des
maladies. J'espère que les médecins qui adopteront
ces expressions trouveront plus de facilité à comprendre, à classer les phénomènes pharmacodynamiques, à en manier le langage.

Les auteurs qui ont divisé les effets des médicaments en *physiologiques* et *thérapeutiques*, posent
moins mal la question. Ils comprennent, et ceci est
un mérite, qu'il faut tenir compte de la qualité
de ces effets; ils reconnaissent avec raison que les
thérapeutiques doivent être séparés. C'est bien

là la voie qui pouvait les mener à une analyse
bonne et complète; mais une intelligence inexacte
des faits, et l'impropriété de l'épithète *physiologique*
dont ils se sont servis, ont rendu leurs efforts aussi
infructueux que ceux dont je viens de parler.

En premier lieu, je ferai observer que ce mot
physiologique, d'un vague excessif, ne caractérise
rien du tout. Dans le vrai langage médical, tous
les effets vitaux sont physiologiques. A ce titre, les
thérapeutiques ont droit, au moins autant que les
autres, à une semblable dénomination.

Mais j'ai autre chose à critiquer qu'une incorrec-
tion de ce genre. L'idée que l'on veut exprimer par
ce mot *physiologique* mérite de plus graves reproches.
On entend indiquer par là que les phénomènes dont
il s'agit sont ceux qui se développent lorsqu'on
médicamente un sujet bien portant. Une semblable
définition détruit tout le bénéfice de la justesse de
la seconde division, et rend celle-ci fautive dans
l'application. A ce compte, en effet, les phénomènes de mutation affective que l'on n'obtient pas
dans l'état hygide se trouveraient nécessairement
relégués parmi les thérapeutiques. Une gastrite survenant après un léger excitant incapable de déterminer cet effet sur un estomac sain, mais le provoquant sur un estomac déjà irrité, serait donc un fait
thérapeutique, par la raison que dans l'état hygide
rien de pareil n'arriverait. Une telle conséquence
est inadmissible. Il faudrait, pour que la division
dont je parle fût juste, que la mutation affective
se montrât toujours la même chez l'homme sain et

chez le malade. Nous verrons que très-fréquemment il n'en est pas ainsi.

Plus on y réfléchira, et plus on sera convaincu que toute analyse vraiment fidèle, vraiment utile, des effets des médicaments, doit distinguer le moyen et le but dans la médication. Le moyen, c'est la mutation affective, qui comprend les faits de sensibilité, de sympathie, de dépression, de réaction, et les synergies dont le stimulus est l'objet. Le but est l'effet thérapeutique, qui embrasse les événements heureux, toujours synergiques, que la maladie présente par suite de la mutation affective.

Dans l'une, le corps vivant pâtit, cède, ou se révolte.

Dans l'autre, ce corps, fonctionnant régulièrement et développant ses plus belles facultés, fait tourner au profit des besoins actuels l'affection qu'il a subie.

Parmi les effets d'un caustique, pour conserver l'exemple déjà cité de MM. MILNE-EDWARDS et VAVASSEUR, la désorganisation, l'inflammation, la suppuration qui élimine l'escharre, constituent la mutation affective, mutation s'observant indistinctement quel que soit l'individu sur lequel on opère. Dans la mutation thérapeutique, je trouve les effets attractifs, substitutifs, destructeurs, etc., résultats efficaces qui, par des procédés divers, simplifient, soulagent, guérissent une maladie. La mutation thérapeutique n'est donc possible que chez l'individu malade, puisqu'elle est constituée par une modification avantageuse d'un état morbide existant déjà.

Mais, objectera-t-on, les suites de l'impression médicamenteuse ne sont pas toujours heureuses. Il arrive quelquefois que le travail qui lui succède est pernicieux et aggrave la situation du sujet. Que sont les phénomènes de ce genre? Quelle place faut-il leur donner dans l'analyse de la médication? Je dis que ces phénomènes doivent être rangés parmi ceux de mutation affective. Ils constituent une affection d'origine médicamenteuse non suivie d'effets thérapeutiques, affection exagérée, déviée par suite des circonstances morbides défavorables au milieu desquelles on l'a provoquée. Tout en faisant connaître celles de ces affections funestes qui proviennent de doses toxiques, je laisserai à une autre science le soin d'en approfondir l'étude. Quant à celles dont la toxicologie ne s'occupe pas, j'en traiterai dans la partie de ce livre consacrée aux mutations affectives. On ne peut adresser aucune objection sérieuse à ce genre de classement. La réaction qui s'opère chez un individu bien portant soumis à l'influence d'un excitant énergique, est, personne ne songera à le contester, une mutation affective. Supposons cet individu atteint déjà d'une maladie inflammatoire : l'affection médicamenteuse, il est vrai, sera tout autre et ses conséquences plus graves, parce que la sensibilité, les prédispositions, la résistance vitale ne sont plus les mêmes. Mais les deux affections présentent ceci de commun, qu'elles proviennent directement d'une agression pharmacologique hostile, et qu'elles sont constituées par une lutte développée en vertu de la manière avec laquelle cette agression a été sentie ; ce sont là , on s'en souvient, les caractères de la mutation affective.

Je suis donc autorisé à considérer, à étudier les phénomènes médicamenteux qui aggravent un état morbide préexistant, comme faisant partie de ma première division.

La pharmacodynamie toutefois donne plus de soin à l'exposition des mutations affectives susceptibles de devenir thérapeutiques. Là se trouve l'objet positif, principal, de son enseignement. C'est là aussi qu'elle concentre son attention , sa lumière, parce que là est l'utilité , le progrès. Les mutations hostiles occupent un rang secondaire ; elles sont ou doivent être exceptionnelles : le pharmacologiste les signale seulement pour enseigner à les éviter.

On le voit, la mutation affective ne fournit pas toujours, il s'en faut, des incitations favorables à la faculté médicatrice, et présente une multitude de variations en nature, en qualité , en intensité ; elle est bonne, elle est mauvaise ; elle suit une direction régulière, elle dévie ; elle a des proportions convenables, elle est exubérante, etc. Apprenons donc l'art de l'approprier aux nécessités du malade ; en d'autres termes, étudions la mutation affective pour connaître les convenances et les disconvenances qui existent entre elle et l'effet curateur. Il sera donc utile de la suivre depuis son commencement jusqu'à sa fin, en élaguant pour le moment tout résultat thérapeutique. Les relations cherchées seront ensuite plus faciles à découvrir.

CHAPITRE TROISIÈME.

—

—

Le premier fait dynamique, qui naît par suite de l'application du médicament, est le commencement de la mutation affective ; il succède aux scènes physico-chimiques dont j'ai parlé plus haut, ou, pour m'exprimer exactement, il s'établit quand les forces brutes reçoivent le cachet de la vie et sont modifiées en conséquence.

L'impression a lieu ; elle se répète par irradiation et par le transport de la substance, si ce transport est possible. La provocation provient de toutes ces attaques réunies.

La provocation n'est pas toujours unique et peut, selon les chances que la substance rencontre pendant son séjour dans le corps, se renouveler à une époque éloignée de celle de l'administration : ainsi, un purgatif sollicite d'abord le système en agissant sur la surface de l'intestin ; il sera susceptible de faire naître d'autres incitations, si les molécules de cet agent, absorbées en assez grand nombre, vont attaquer d'autres parties du système. C'est là une possibilité dont le médecin doit être averti.

La provocation diffère, quant à ses qualités et à

son énergie, d'après deux ordres de conditions : les unes se rapportent au médicament et comprennent sa nature propre, les doses, les modes d'administration ; les autres se trouvent dans l'état de sensibilité des surfaces qui subissent l'influence du stimulus, et dans les dispositions actuelles du système. Celui-ci obéit, résiste à l'impulsion, ou prend une direction moyenne à nuances variées. C'est dans l'économie modifiée par le médicament qu'il faut chercher la raison suffisante, la cause prochaine des événements survenus.

L'impression provocatrice peut être sentie par la conscience. Toutefois, pour la production d'un effet vraiment pharmacodynamique, il est indispensable qu'elle le soit par la force vitale *(sentire vitaliter) ;* très-souvent même, elle ne parvient que jusqu'à celle-ci. Les affections du principe moral et intelligent sont pour la pharmacodynamie des épiphénomènes, non sans importance sans doute, mais qui ne l'intéressent que tout autant qu'ils peuvent influer sur l'effet médicateur. Il en sera question plus tard.

S'il n'y a pas de perception vitale assez fortement provocatrice, la mutation affective n'a aucune raison d'existence. Le stimulus pharmacodynamique est assimilé, neutralisé ou éliminé, sans changement notable dans l'état du sujet. Ces opérations s'accomplissent silencieusement au sein du système resté indifférent.

L'impulsion est-elle insuffisante, soit par défaut d'énergie du médicament, soit parce que l'économie, occupée ailleurs ou pour toute autre cause, n'est que faiblement impressionnée, on observe quelques traces de mutation affective ; mais l'évolution de celle-ci est embarrassée, vacillante, incomplète : c'est une mutation affective avortée.

La provocation est-elle suivie de son effet, on se demande comment elle se comporte par rapport à ce dernier, quelles sont leurs relations étiologiques.

Ces relations sont analogues à celles qui existent entre les stimulus extérieurs et leurs conséquences dynamiques. Parmi ces stimulus, ceux à qui les médicaments ressemblent, quant à la nature et au mode de la provocation, sont moins souvent les agents de l'hygiène que les agents pathologiques, virus, miasmes, poisons, etc., incitateurs de fonctions anormales. Comme pour les stimulus de cette catégorie, il est des substances pharmacodynamiques dont l'action est lente. Bien que la dose soit suffisante, la mutation affective n'a lieu qu'au bout d'un temps plus ou moins long ; toutefois, l'incubation n'a jamais la durée de celle qui suit l'impression produite par certains agents pathologiques, le virus syphilitique, le virus rabique, par exemple. Il est des médicaments, l'aloès comme purgatif, le mercure en qualité de sialagogue, etc., dont l'effet médicamenteux ne se développe qu'après un temps assez long ; d'autres substances sont promptes dans leur action, tels sont les stimulus dits diffusibles, alcool, éther, etc.

Il existe une foule de degrés intermédiaires. Tout le monde sait que la nature du médicament, sa quantité, etc., influent beaucoup sur la rapidité et la lenteur des conséquences. Des doses grandes et pressées hâtent le développement de ces dernières, en les dénaturant toutefois, quand ces doses sont exagérées ou prescrites mal-à-propos.

Ces phénomènes sont dus à ce qu'on appelle *activité des médicaments*.

ART. 1er. — *Activité des médicaments*.

L'activité d'une substance pharmacologique ne doit pas toujours se mesurer d'après la promptitude et l'intensité de ses effets appréciables de mutation affective. En général, les médicaments les plus héroïques sont susceptibles de se montrer très-actifs en ce sens ; mais tantôt il est nécessaire que ce genre d'activité se déploie pour obtenir l'efficacité thérapeutique : un drastique, en tant que drastique, est utile à la condition de développer une mutation affective sensiblement prononcée ; tantôt, au contraire, l'activité du médicament ainsi entendue est inutile et même funeste : le mercure, par exemple, est susceptible de provoquer des mutations affectives appréciables, promptes et intenses. Cependant, quand on l'administre comme anti-syphilitique, il faut tenir cette espèce d'activité enchaînée. Ici l'activité et l'efficacité s'excluraient réciproquement.

Ce n'est pas ainsi qu'il convient d'entendre le mot *activité*.

Pour être dans le vrai, on doit la considérer comme la propriété dont jouit un médicament de modifier le corps vivant, de manière à amener des conséquences avantageuses ou nuisibles. Selon que cette propriété est bien ou mal employée, ses effets prennent un caractère favorable ou mauvais, thérapeutique ou hostile.

Remarquez que, dans le premier cas, l'activité peut ne se révéler que par le bien produit ; ce n'est pas, certes, une raison pour la nier ; elle s'est exercée d'une manière cachée, voilà tout ce qu'il est permis de conclure de ce fait. L'efficacité est donc bien distincte de l'activité, et celle-là, quand elle se développe, suppose toujours la seconde, lors même qu'elle est obtenue par des procédés entièrement pacifiques ou même inappréciables.

L'efficacité d'un médicament est exprimée par l'effet thérapeutique. L'activité s'entend plutôt de la mutation affective ; j'ai dû la définir avant d'exposer ce qui s'y rapporte.

L'activité d'un médicament, quelle qu'elle soit, sensible ou non, est le produit de deux facteurs ; le médicament lui-même et le corps vivant sur lequel il agit.

J'ai peu à dire touchant l'agent pharmacologique considéré d'une manière isolée. Sa part d'activité est représentée par ses propriétés physiques et chimiques ; hors de là, l'esprit ne conçoit plus rien. On peut appeler cette activité *force* du médicament, au même titre que l'on dit *force* d'un alcali, d'un acide, d'un corps pesant, etc. ; et il doit être entendu que cette force est attachée à des conditions qui ressortissent à la physique et à la chimie. S'il y a autre chose, il est, vu l'état présent de la

science, impossible de le prouver, d'y rien comprendre, d'en raisonner.

Les propriétés de la matière qui font la puissance
du médicament méritent l'attention du pharmacologiste ; elles ne sont pas toujours connues et dépendent souvent de circonstances cachées, d'associations mystérieuses qui déconcertent les physiciens
et les chimistes les plus expérimentés. Beaucoup de
médicaments sont des mixtes inimitables, des créa-
tions à part dont la nature a gardé le secret. Ils
agissent sur nous de telle manière, c'est là tout ce
que nous en savons pour le moment.

La science est plus avancée à l'égard d'autres substances ; elle sait que leur activité est attachée à la présence de certaines combinaisons d'origine végétale ou
animale appelées *principes immédiats*, et qui sont particulièrement aptes à impressionner le corps vivant.
Ces principes, quant à leur nature et leur genre d'association, varient beaucoup selon le produit dont il
s'agit ; quelques-uns plus importants se retrouvent
dans plusieurs agents, de manière à leur donner des
propriétés chimiques et médicinales communes.

La chimie éclaire encore davantage l'histoire des
médicaments minéraux. Elle nous dévoile les éléments simples ou unis d'où leur activité provient.
Elle imite, épure les combinaisons naturelles et en
fait d'artificielles. On le voit, nos connaissances sur
les conditions matérielles dont je parle s'étendent ou
se resserrent selon que les procédés analytiques de
la chimie sont suffisamment perfectionnés, en progrès ou imparfaits.

Il y a donc quelquefois possibilité de former des séries pharmacodynamiques de médicaments caractérisés par une analogie de composition, et l'on peut exposer sur chacune de ces séries d'utiles généralités. Ce travail ne serait pas étranger dans un ouvrage de la nature de celui-ci ; mais, à mon sens, sa place la meilleure est à la tête des classes ou des groupes de substances que j'aurai à étudier dans mon traité de pharmacologie spéciale.

Je me contenterai ici de considérer l'activité du médicament d'une manière abstraite, et dans son aspect physiologique, c'est-à-dire représentée par les actes qu'elle provoque dans le corps vivant.

§ Ier. — *Explications proposées au sujet de l'activité des médicaments.*

L'activité du médicament, que nous utilisons en pharmacodynamie, n'existe pas par elle-même, ainsi que je viens de le dire ; elle ne se développe que lorsque l'agent est en rapport avec le système, et les effets par lesquels elle se traduit appartiennent à ce système : c'est donc en nous et non dans le médicament qu'il faut l'étudier. Les propriétés physico-chimiques auxquelles elle est attachée dans la substance, sont des conditions obligées, et, sous ce rapport, très-utiles à connaître, par rapport aux conséquences pharmacodynamiques ; mais c'est ailleurs que nous devons chercher la raison suffisante de ces conséquences. « Les causes extérieures les plus actives, dit GRIMAUD [1], appliquées sur un

_____
[1] Cours de fièvres, T. II, p. 8.

corps vivant, ne peuvent que fortifier la disposition qu'il recèle, ou ces causes ne peuvent retirer de ce corps que les phénomènes qu'il contient déjà en puissance. »

A mes yeux, c'est faire une tentative gratuite, si elle n'est pas chimérique, que de rechercher ce que peut être l'activité des médicaments, en la séparant de ses effets, modalité ou substance.

Elle n'est alors, selon moi, qu'une abstraction entièrement irréalisable et sans utilité.

Considérée en tant que cause ou agent de provocation, et conséquemment représentée par des résultats, cette activité est à la portée de nos moyens d'étude et nous intéresse beaucoup : c'est donc ainsi qu'il convient de l'envisager.

Qu'est-elle par rapport à notre dynamisme ? Que pouvons-nous sur elle pour la changer, l'augmenter, la diminuer ?

Dire ce qu'elle est substantiellement, c'est chose impossible, on l'a déjà vu ; exposer les conditions favorables ou contraires à son exercice, voilà tout ce que nous pouvons.

Le médicament est un corps palpable. Doit-il ses vertus de stimulus au seul arrangement de ses molécules, ou bien cet arrangement n'est-il qu'une qualité secondaire, et l'activité dépend-elle essentiellement d'un principe immatériel, la matière, dans cette opinion, étant jugée incapable d'une action quelconque ? La question ainsi formulée s'agrandit tellement qu'elle dépasse les limites de la pharmacodynamie et même celles de la médecine ; elle domine

alors toute science, et s'élève à la hauteur d'un
problème de métaphysique pure, de philosophie
ontologique. Il est permis à la pharmacodynamie de
ne pas se préoccuper de semblables difficultés ; elle
n'apporte à leur solution qu'un intérêt de curiosité.
Ses dogmes sont les mêmes dans les deux hypothèses, et restent debout, inattaquables si elle se
borne à constater la filiation des phénomènes, et à
raisonner sur eux d'après les circonstances appréciables de l'agent et du système vivant. Dans son for
interne, le médecin peut être, en ce qui concerne
sa science, matérialiste ou spiritualiste sans inconvénient ; mais pour cela il est nécessaire que le matérialiste reconnaisse les vérités qui ne sont ni visibles,
ni tangibles, et que le spiritualiste ne donne pas au
dynamisme humain ou au médicament des attributs
imaginaires. Aucun d'eux ne doit prendre l'objet de
ses désirs pour des choses acquises, et ses espérances
pour des règles de conduite.

Le pharmacodynamiste se prémunira donc contre
ces erreurs grossières commises par les médecins
qui, impatients des lenteurs de l'observation raisonnée et de son impuissance pour l'élucidation de
certains points inaccessibles, invoquent des hypothèses futiles inspirées par la philosophie à la mode.

On rit maintenant des *qualités occultes* que nos
devanciers supposaient dans les médicaments ; on
croit impossible de tomber dans les mêmes fautes.
A la vérité, de nos jours, les pharmacologistes ne
se contentent pas de dire que ces agents doivent
leurs vertus à un principe hypothétique spiritueux,

éthéré, sulfureux, à un sel acide ou alcalin, à
des molécules disposées en pointes, en coins, en
sphères, et s'adaptant à des cavités correspon-
dantes présentées par nos solides, etc. Mais y
a-t-il une différence radicale entre ces inventions
naïves, en rapport avec l'état de la science en
vogue qui réglait alors les destinées de la pharmacodynamie, et les savantes élucubrations qu'on
nous propose aujourd'hui au nom d'un chimisme
ou d'un anatomisme plus avancés, mais également
envahissants ? J'ai beau chercher cette différence,
je ne la trouve pas. Toutes ces importations im-
prudentes me semblent entachées du même vice.

Que penser des chimistes qui, à présent, expliquent les effets des médicaments par des combinaisons se réalisant entre la matière de ces médicaments
et celle de notre corps, qui suivent d'un œil sûr les
pérégrinations de la substance à travers nos organes,
et croient sérieusement à la vérité du roman chimique qu'ils ont imaginé pour décrire les divers accidents de la route ? Les anciens, dans leur moment de
plus grand abandon, ont-ils inventé quelque chose
d'aussi extraordinaire que l'assertion de M. LIÉBIG,
d'après laquelle la quinine est fébrifuge, la morphine est narcotique, etc., parce qu'elles se
combinent avec le tissu des nerfs et du cerveau ?
Expliquer l'action des purgatifs par l'endosmose et
l'exosmose, comme le fait M. POISEUILLE, n'est-ce
pas porter jusqu'à l'exagération la plus grande les
affirmations de l'iatromécanicisme ?

Veut-on un exemple d'une *qualité occulte* suggérée

6

par l'anatomisme à propriétés vitales qui a cours, depuis le commencement du siècle, sous le nom d'*organicisme* ? On le trouvera, entre un grand nombre d'autres, dans l'ouvrage de M. BARBIER. Cet auteur, après avoir montré la futilité des inventions anciennes, expose ses propres idées de la façon suivante.

« Dans le rapprochement, dit-il[1], d'un médicament et d'une partie vivante, le premier obéit à la force qui porte ses principes à s'unir avec la matière organique; mais les propriétés vitales qui animent celle-ci *se révoltent contre cette tentative;* il en résulte une série coordonnée de mouvements qui souvent se manifestent comme des efforts que font les organes contre l'attaque de la substance médicinale. Ne pourrait-on pas *figurer* un médicament irritant en contact avec une surface sensible, comme produisant *une foule d'aiguillons qui blessent et torturent* cette dernière ? Tous les changements organiques que ce médicament provoque, annoncent *l'intention de délivrer* cette surface, d'en expulser l'agent irritant. Le resserrement fibrillaire que détermine l'impression d'un tonique, ne peut-il pas être regardé *comme une retraite qu'opèrent les organes sur eux-mêmes pour éviter un attouchement qui leur est pénible ?* Quand on suit l'action d'une substance stimulante sur le corps vivant, *ne croit-on pas voir tous les appareils organiques qui le constituent, accélérer par synergie leur activité, comme si par cette*

[1] Traité élémentaire de matière médicale, T. Ier, p. 47, 1re édition.

*précipitation ils voulaient fuir les atteintes de la
cause qui les aiguillonne ? etc.* »

Admettre comme explication de l'activité des
médicaments, ces duels intelligents dont la preuve
est impossible à donner , n'est-ce pas reconnaître
des *qualités occultes* dignes de figurer parmi les plus
chimériques ? L'imagination seule les a créées, et
le goût du jour leur a prêté une forme spécieuse et
séduisante ; de là, la vogue passagère qui accueille
quelquefois de semblables hypothèses. Un autre système est venu, et l'on ne comprend plus comment
ces métaphores ont pu conserver, un seul instant,
une valeur scientifique.

Il faut prendre son parti relativement à ce qu'il
y a d'inexplicable dans l'activité des médicaments.
Comme toutes les forces, du reste, elle ne sera
jamais conçue par une idée adéquate à sa nature
substantielle. Mais cette connaissance intime n'est
pas indispensable à la pratique pharmacodynamique.
De même que l'œil voit, que le corps se nourrit
sans que nous sachions ce que sont la lumière et
l'aliment dans leur essence première ; ainsi, nous
provoquons des effets salutaires avec les médicaments, tout en ignorant en quoi consiste la cause
efficiente de leur activité. Nous avons la faculté de
l'utiliser, de la modifier selon les besoins, et cela
nous suffit.

Peu de médecins, du reste, ont cru posséder
sans aucun voile la notion explicative de l'activité
des médicaments. Maintenant plus que jamais,
l'immense majorité a renoncé à ces recherches

ontologiques. Les suppositions qui ont quelques
chances de faveur font une part à l'inconnu, ce
qui, dans le langage moderne, signifie : la vitalité. La chimie, la physique elles-mêmes, malgré
la faveur qu'elles trouvent dans les esprits, profes-
sent, en principe général du moins, la nécessité de
tenir compte du dynamisme de l'homme. C'est une
concession qui, sincère ou non, déguise mal la prétention réelle au fond de devenir les dominatrices
absolues de la médecine ; mais cette concession
est, dans tous les cas, un hommage rendu à la
vérité.

Un pareil aveu, libre ou forcé, joint au progrès
incessant de la raison philosophique, dissipe, à mes
yeux, toute appréhension de voir la physiologie
tomber tout-à-fait en servitude. Le chimisme et le
physicisme modernes, quel que soit le retentissement
de leurs affirmations et le talent de leurs prôneurs,
ne sont et ne seront jamais qu'une série d'expérimentations ingénieuses. Jamais ils ne s'élèveront à
la hauteur d'une doctrine ; jamais, par conséquent,
ils ne constitueront une école sérieuse.

Un problème plus accessible, mais qui a pourtant souvent de grandes difficultés et même des
impossibilités, consiste à rechercher le genre d'activité développé par le médicament dans le corps
vivant, et les parties sur lesquelles cette activité
s'exerce spécialement.

Les opinions, à ce sujet, varient selon l'idée que
l'on se fait de la nature physiologique de l'homme.
Les seules qui offrent quelques vraisemblances font

une part plus ou moins large au dynamisme. Cette part est trop petite dans le solidisme et l'humorisme ; elle prend des proportions exagérées dans le spiritualisme médical.

Je vais examiner rapidement la valeur des tentatives faites par chacun de ces trois systèmes pour expliquer les effets des médicaments.

L'opinion solidiste qui réduit à deux les modes d'action dont le corps vivant est capable, et qui explique les effets pharmacodynamiques par un accroissement ou un décroissement de vitalité, est celle qui de tout temps a fait le plus de prosélytes. Les dichotomies de THÉMISON, de BROWN, de BROUSSAIS et des Italiens modernes, sont la même idée retournée ou modifiée dans sa forme, mais toujours insuffisante pour embrasser la totalité des faits anthropiques. Les partisans du solidisme attendaient une démonstration définitive des progrès toujours croissants de l'anatomie. Celle-ci nous a révélé beaucoup de choses utiles, sans doute ; mais elle n'a pas tenu tout ce qu'on avait promis en son nom. Il est évident aujourd'hui que, malgré ses perfectionnements, la description des organes ne peut pas être l'unique base de la physiologie. Les théories pharmacodynamiques solidistes sont étroites comme la doctrine qui les suggère. Celle-ci veut expliquer tous les actes de la vie avec des modifications quantitatives de l'excitabilité. Les déviations dynamiques, les phénomènes de plasticité, etc., sont ainsi mis de côté. De même, en pharmacodynamie, il est un grand nombre de faits qu'il vaut mieux renoncer à interpréter plutôt que de vouloir les comprendre à l'aide d'une exaltation ou d'un abaissement des *propriétés vitales* (actions des anti-scorbutiques, des fébrifuges, des anti-syphilitiques, des lithontriptiques, etc.)

L'humorisme exclusif est également incapable de formuler une théorie exacte des phénomènes de la vie, et par conséquent de ceux qui appartiennent à la pharmacodynamie. Les liquides sont un élément indispensable au jeu des organes; ils servent de véhicule aux agents introduits dans le corps; ils présentent des matériaux aux organes sécréteurs. Leurs altérations, souvent inexplicables comme celles des solides, ne donnent pas seules la raison des affections vitales. Elles sont simplement, par rapport à ces affections, des effets ou des causes procatarctiques. Les modifications humorales déterminées avec les médicaments n'ont ni plus ni moins de valeur quand il s'agit des mutations affectives. Il est certes utile de les connaître, et l'humorisme a rendu en cela des services incontestables. De nos jours, le microscope et la chimie, en nous fournissant des notions plus exactes et plus étendues sur la composition et les propriétés des liquides, ont servi à perfectionner certaines parties de la pharmacodynamie. Mais il ne faut pas se faire illusion sur la portée de ces enseignements. Si, par exemple, l'humorisme rationnel (c'est ainsi qu'on appelle celui qui est en vogue aujourd'hui) croit constituer la vraie doctrine anthropologique, il se trompe assurément. Pour peu qu'on y réfléchisse, on verra

que cet humorisme est une transformation de l'anatomie reconnue impuissante. Les liquides sont in-
terrogés, parce que les tissus n'ont pas donné la
réponse désirée. Il n'y a de changés que l'objet et
les moyens d'exploration. Au fond, la formule est
la même, et le secret de la vie est toujours pour-
suivi dans l'arrangement de l'agrégat matériel. Je
puis l'affirmer hardiment, les espérances exagérées
des partisans de l'humorisme seront déçues comme
l'ont été celles des solidistes.

Quelques médecins, posant en principe, avec
l'école de Montpellier, que les forces sont l'objet
essentiel dans l'étude de l'homme, vont au-delà de
ce que permet l'observation, lorsque proclamant
ces forces entièrement indépendantes de l'organisation, ils dédaignent de s'informer des changements
d'origine médicamenteuse qui surviennent dans cette
dernière. Ils oublient que les phénomènes anatomiques ou chimiques appréciables se rattachent souvent
d'une manière intime en qualité de cause ou d'effet à
l'affection produite. On ne peut se dispenser d'aller
à la recherche de ces phénomènes, de les constater
par tous les moyens, quand cela est possible. Pro-
clamer l'inutilité de ces investigations ou ne pas les
pousser jusqu'au bout, c'est supprimer d'un trait
une partie considérable de la pharmacodynamie;
c'est se priver de propos délibéré d'éléments utiles
pour la théorie des effets médicamenteux. Rien ne
justifie une pareille conduite.

La pharmacodynamie a, comme la pathologie,
son anatomie, son hydrologie, sa chimie spéciales.

Il faut les connaître, ne fût-ce que pour leur imposer des limites raisonnables, et pour avoir le droit de peser la valeur des notions qu'elles fournissent. La proscription en masse et *à priori* de ces sciences appliquées à l'étude des effets des médicaments n'a jamais été érigée en principe. Cependant, par suite d'une application hardie du spiritualisme médical exagéré, quelques confrères considèrent le médicament comme un réceptacle de forces susceptibles de s'exalter, lorsqu'on les dépouille de leur enveloppe matérielle. Une semblable opinion, imaginée pour venir au secours des théories homœopathiques, repose sur des faits trop douteux encore, et est en contradiction avec un trop grand nombre d'autres qui sont avérés, pour qu'elle soit admissible.

Ainsi, les solides, les humeurs, les forces pures, quand on les considère isolément, fournissent une base trop étroite pour la construction d'un système quelconque de physiologie, et par conséquent de pharmacodynamie.

Pour être exact et s'élever jusqu'au vrai dans une doctrine anthropologique, il faut tenir compte des éléments visibles et invisibles dont le corps vivant est composé, accorder aux forces la capacité de sentir et d'agir, et considérer la matière organisée comme le substratum obligé de ces forces, substratum au moyen duquel les fonctions observées par nous deviennent possibles et s'exécutent. En d'autres termes, les solides et les liquides réunis constituent un agrégat animé par une cause métaphysique. Ils sont les instruments de cette cause, qui sent par eux et traduit par leur concours les affections qu'elle conçoit. Ce dogme qui domine toute l'anthropologie est applicable à la pharmacodynamie. Je puis donc considérer les mutations amenées dans les liquides et les solides par l'emploi des médicaments comme étant non pas le but, mais le moyen d'étude des effets pharmacodynamiques. Ces mutations ont une signification qu'il s'agit de comprendre autant que cela se peut.

Maintenant une question se présente. Deux systèmes anatomiques, remarquables par leur ubiquité dans le corps et par l'importance des facultés vitales dont ils sont dotés, ont paru, aux yeux de certains physiologistes, offrir séparément les conditions voulues pour être considérés comme le siége de l'action médicamenteuse : ces systèmes sont le nerveux et le vasculaire. Une foule d'expériences [1] ont été instituées pour savoir si les médicaments agissent principalement sur les nerfs ou sur les vaisseaux. On s'est servi de substances vénéneuses, afin d'obtenir des résultats plus prononcés, plus aisés à constater.

M. BRODIE a coupé les nerfs qui se rendent à un membre. Il a ensuite appliqué sur ce membre un poison violent, et l'intoxication générale s'est montrée. De cette expérience, et de plusieurs analogues répétées sous diverses formes par le même auteur ou par d'autres, on a conclu que les nerfs

[1] Les détails des expériences dont je vais parler et de plusieurs autres, sont réunis aux prolégomènes du *Traité philosophique et expérimental de matière médicale et de thérapeutique*, par le Prof. GIACOMINI.

ne prenaient aucune part à l'empoisonnement.
MM. MAGENDIE et DELILE ont expérimenté, en
laissant le membre communiquer seulement avec le
corps par les artères et les veines. L'action vénéneuse a été ressentie, nouvelle raison, dit-on, pour
croire au rôle secondaire que les nerfs jouent dans
ce genre de phénomènes.

On a voulu une contre-épreuve. EMMERT a am-
puté les membres de plusieurs animaux de manière
à conserver la continuité des principaux nerfs. Le
poison a été appliqué à la surface de plaies pratiquées
aux pattes; il n'y a pas eu d'empoisonnement. La
contre-épreuve avait donc réussi, et l'opinion qu'on
s'était faite sur l'infériorité des nerfs a paru inatta-
quable.

Toutefois, beaucoup d'objections peuvent être
opposées à ce genre d'expériences. Pratiquées sur les
animaux, elles n'offrent pas une analogie suffisante
pour légitimer les conclusions qu'on en a tirées.
Supposons cependant ces conclusions valables pour
l'homme, ce qui est très-contestable : n'est-il pas
vrai d'abord qu'un membre qui ne communique
avec le tronc que par les nerfs se trouve dans les
conditions d'une vitalité très-bornée? Et alors faut-
il s'étonner s'il ne sent pas, s'il sent mal l'impression
toxique? D'un autre côté, il est impossible de
couper *tous* les nerfs qui se portent d'une partie à
une autre, pour peu que l'on conserve de tissus
intermédiaires; dès-lors, l'expérience n'est plus
concluante. Ainsi, dans celle de MM. MAGENDIE
et DELILE, les artères et les veines qu'on a laissées

maintiennent la continuité du système nerveux à l'aide des filaments fournis par les ganglions et qui rampent dans leurs parois. D'ailleurs, que prouve cette expérience ? Que les molécules vénéneuses cheminent mieux dans les vaisseaux que dans les cordons nerveux : voilà tout; mais démontre-t-elle que le poison, au moment où il provoque ses effets dynamiques , n'agit pas sur les nerfs ? Personne n'oserait le penser.

Quelle que soit l'opinion que l'on adopte tou-chant la présence ou l'absence des filets nerveux et des vaisseaux dans certains tissus, il est certain que les parties les plus vivantes de l'agrégat entier doivent leurs facultés et leur association synergique ou sym-pathique à la continuité des innervations et des circulations. Rien de sérieux n'advient dans cet agrégat sans la coopération combinée des deux élé-ments anatomiques. On ne peut les déposséder d'une manière absolue l'un à l'exclusion de l'autre. Selon moi , l'intégrité des circulations est non-seulement nécessaire à la provocation, à l'accomplissement des fonctions vitales , mais encore elle est une con-dition favorable à l'absorption , au transport des molécules médicamenteuses. La présence des vais-seaux contribue donc à rendre les tissus convena-blement impressionnables, à propager au loin , à généraliser l'agression.

La présence des nerfs peut-être n'est pas indis-pensable à la production de tous les phénomènes de sensibilité et de contractilité ; mais elle l'est certai-nement pour les phénomènes d'ensemble. Ainsi , dans les expérimentations citées tout-à-l'heure, l'intoxication du sujet est un fait entièrement inintelligible, si l'on essaie de la comprendre sans la participation des facultés dévolues au système nerveux. Le membre mutilé sur lequel le poison a été appliqué, n'est qu'un lieu de passage plus ou moins ouvert, selon la mutilation qu'il a subie, à la pénétration dynamique ou matérielle de l'agent.

Il est incontestable à mes yeux que, dans les animaux supérieurs, les nerfs sont des conditions obligées pour que le système vivant perçoive les impressions pharmacodynamiques, et soit apte à l'accomplissement des effets médicamenteux comme de tous les autres. Quant aux expériences que la science possède touchant l'importance relative en pharmacodynamie des nerfs ganglionnaires ou cérébro-spinaux, elles laissent encore beaucoup d'obscurités. Il semblerait pourtant que les ganglionnaires ont une spécialité d'action plus appropriée à la propagation des impressions médicamenteuses [1].

Mais, je le répète, l'unité vitale, vérité première de notre science, se constitue à l'aide d'instruments tous unis, quoique doués de qualités différentes, et qui remplissent un rôle dont l'importance varie selon les cas.

« La grande et maîtresse vue dans la science de l'homme, dit BARTHEZ, est de le considérer comme un être essentiellement animé par des forces

---

[1] « Le système nerveux ganglionnaire est *le seul* à ressentir l'impression des poisons. » (GIACOMINI, *loc. cit.*, p. 25, 1re colonne.) Cette opinion ainsi formulée est très-contestable.

vitales dont l'action est soumise à des lois primordiales de sympathie et de synergie[1]. »

Les instruments les plus indispensables à l'exercice de ces sympathies, de ces synergies, sont, sans
contredit, les nerfs et les vaisseaux sanguins. Comme
conducteurs ou comme contribuant à la formation
des parenchymes organiques, ils servent le mieux à
la réalisation des impressions, des affections pharmacodynamiques.

Mais descendons de ces hauteurs spéculatives
pour entrer dans le domaine de faits plus accessibles, et dont l'utilité pratique est immédiate.

§ II. — *Comment les médicaments deviennent-ils cause
de mutations affectives?*

Pour résoudre cette question, je trouve convenable d'utiliser les diverses catégories étiologiques depuis long-temps admises dans les écoles :
ainsi, je dirai que l'agent pharmacodynamique
amène la mutation affective en qualité de cause
procatarctique ou éloignée, c'est-à-dire provoquant l'effet, et non comme cause prochaine,
continente, laquelle renferme en soi l'effet tout
entier. La provocation médicamenteuse peut s'exercer de plusieurs manières. Elle est occasionnelle,
prédisposante, déterminante, spéciale, spécifique.

I. Le médicament est cause occasionnelle lorsque
la mutation affective subséquente dépend, dans sa
plus grande partie, de circonstances antérieures à la
provocation. Le système vivant, je suppose, incline

[1] Nouv. élém. de la science de l'homme, T. II, p. 12.

vers un certain ordre de mouvements ; tout est disposé pour cela. En cet état, une incitation pharmacologique tant soit peu favorable décide l'opération. L'influence causale du médicament se trouve
souvent réduite à cette proportion.

La mutation affective, pour justifier le sens que
je donne à ce mot , doit être étiologiquement pharmacodynamique. On pourrait être tenté de contester cette qualité originelle à celle que je viens de
définir , en disant qu'elle appartient plus à d'autres
causes qu'à l'agent administré ; toutefois je ne
trouve aucun inconvénient à lui conserver la même
appellation. Quelque faible que soit le lien de causa-
lité , cette affection se rattache toujours au médicament , puisque celui-ci joue le rôle de moteur
décisif , sinon dans la préparation du moins dans
la réalisation de l'événement. Pourvu donc que les
rapports étiologiques soient réels et qu'on n'ait
pas été trompé par des relations de simple coïnci-
dence , l'affection portant le cachet du médicament
pourra être considérée comme pharmacodynamique.
Du reste , il est bien entendu que , dans les effets
médicamenteux , la part de l'activité déployée par
le système vivant , en vertu de ses prédispositions
antérieures , est toujours admise , et l'on se souvien-
dra que , selon les cas , l'affection présente plus ou
moins ce caractère pharmacodynamique. La mutation affective , dont le médicament est simplement
cause occasionnelle , est une nuance qui tend à
confondre ce genre d'opérations vitales avec celles
dont l'origine est spontanée.

Ceci expliqué, je vais passer à l'examen de ce qui advient alors.

Il peut arriver l'une des choses suivantes :

Si le corps vivant est disposé à des mouvements semblables à ceux qu'il est dans la nature de l'agent de provoquer, l'effet est considérable, bien qu'on ait employé de petites doses. Pour peu même qu'on augmente celles-ci, la substance se montre tellement énergique qu'elle en devient toxique : ainsi, une petite quantité de tartre stibié, donné dans l'imminence d'un choléra-morbus, amènera des évacuations abondantes et dangereuses. Dans ce cas, l'agent a été cause occasionnelle dans le sens de ses effets ordinaires. D'autres fois un effet ordinairement médiocre s'exagère aux dépens de celui qui appartient surtout au médicament : tel est un purgatif qui, au lieu d'évacuations alvines, amène une diurèse copieuse. Enfin, le résultat peut être entièrement opposé à celui qu'on attendait : ceci s'observe quand une boisson calmante suscite le vomissement. Les prédispositions locales et générales expliquent ces anomalies.

Les médicaments agissant en tant qu'occasion sont donc susceptibles d'être suivis de conséquences décevantes, et l'on aurait tort de leur attribuer des propriétés pharmacodynamiques constantes. Un grand nombre d'erreurs ont leur source dans l'inintelligence de cet ordre de faits : ainsi, les auteurs, M. BARBIER, par exemple, qui accordent à la valériane la vertu d'amener une mutation affective excitante, ont été certainement dupes d'une semblable illusion. Dans les observations où ils ont été témoins de phénomènes d'excitation, cette racine s'est comportée comme cause occasionnelle, et ils ont pris, bien à tort, l'exception pour la règle.

II. Maintenant le médicament va prendre une plus large part dans la production des effets subséquents ; c'est, du reste, en cette qualité, qu'entre les mains d'un praticien éclairé, il rend les plus grands services et montre le mieux sa puissance pharmacodynamique. Si la science possédait seulement des moyens agissant à la façon des causes occasionnelles, son pouvoir modificateur de l'économie serait bien restreint, et les mutations profondes qui constituent les médications héroïques deviendraient impossibles. C'est parce que les médicaments montrent une plus grande énergie comme élément causal, que leurs effets sont probables, faciles à prévoir : or, je l'ai déjà dit, la prévoyance des résultats est la base de l'art de les utiliser pratiquement.

Le médicament est cause prédisposante de la mutation affective, lorsqu'il sollicite graduellement certains actes pour lesquels le système n'a pas une aptitude suffisamment prononcée. Ce genre de prédisposition, d'origine pharmacodynamique, s'obtient de deux façons différentes.

Dans un cas, il s'agit d'obtenir une mutation affective aiguë dont on n'a besoin que pour un temps court ; alors on rapproche les doses, et l'on a tout à la fois une mutation prompte et passagère. C'est ainsi que quelques prises d'opium données

coup sur coup sont bientôt suivies d'une intoxication narcotique qui se dissipe rapidement, et suffit
à l'effet thérapeutique sédatif d'une douleur ou
d'un spasme.

En d'autres circonstances, le traitement réclame
une mutation chronique, s'établissant lentement,
mais durable. L'effet tardif et modéré gagne en
tenue ce qu'il a perdu en promptitude et en énergie. Les préparations d'or, que l'on administre
pendant long-temps et en quantités petites, pour
obtenir insensiblement des effets d'excitation dans
une maladie de nature strumeuse, offrent un
exemple de ce dernier genre. L'excitation médicamenteuse a besoin, dans ce cas, de s'établir avec
lenteur et d'être permanente pour devenir thérapeutique. Une mutation affective plus prompte,
plus intense et plus courte, ne serait pas alors aussi
efficace, et pourrait même être funeste.

III. Il est difficile de poser une limite précise
entre la cause prédisposante et la cause déterminante. Évidemment, un moment arrive où le stimulus médicamenteux, ayant suffisamment prédis-
posé le système, y décide une affection. La cause
déterminante, on le sait, est celle qui surmonte le
dernier obstacle et fait céder à ses sollicitations. Il
existe certainement beaucoup de médicaments assez
puissants par eux-mêmes pour provoquer d'emblée
une mutation affective sans prédisposition préalable ;
mais, en pratique, on ne les emploie dans ce sens
que lorsque, l'indication étant pressante, la mutation
doit, pour être avantageuse, se développer très-

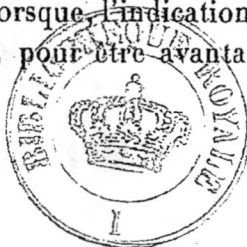

7

rapidement. Dans les cas ordinaires, où la vie n'est pas en danger immédiat, on évite volontiers ce genre de provocation qui, toujours énergique, expose le malade à des effets trop intenses. Quand cela se peut, on préfère administrer par fractions la quantité totale des agents pharmacodynamiques, de manière à ce que les premières doses soient des stimulus prédisposants. En faisant ainsi, on est plus à même de régler la mutation affective, de la maintenir dans les limites que la prudence indique.

La plupart des médicamentations instituées pour devenir causes déterminantes sont donc suivies d'un temps destiné à développer la prédisposition ; mais ce temps est de peu de durée lorsque, l'expérience ayant prouvé que le système cède aisément et sans inconvénient, les doses peuvent être rapprochées : ainsi, dans l'espace de quelques minutes, on détermine des vomissements tout-à-fait salutaires. La période de prédisposition est donc très-courte dans la médicamentation émétique.

En réalité, du reste, une cause déterminante acquiert ce caractère le plus fréquemment par l'addition d'une série d'impulsions prédisposantes de plus en plus énergiques, jusqu'à ce que toute résistance étant surmontée, l'effet a lieu nécessairement. Seulement, tantôt il y aurait danger à rapprocher les agressions et à brusquer l'entreprise ; tantôt le bien du malade exige qu'on se comporte ainsi. Je donnerai plus tard les règles qui doivent diriger le praticien. Cette question est d'ailleurs liée à d'autres qui seront traitées aux articles *Incuba-*

tion, Opportunité, Tolérance. Je me contente d'établir en ce moment, que plus une médicamentation rencontre de circonstances prédisposantes, plus l'affection qu'elle provoque a des chances de se développer avec plénitude. Ceci est heureux ou malheureux, dans un cas donné, selon que cette affection artificielle a un caractère thérapeutique ou hostile.

Les médicaments, en tant que causes déterminantes, varient beaucoup dans le degré de leur énergie. Il en est dont l'action est probable ; d'autres avec lesquels on obtient sûrement le résultat cherché. Ceux-ci agissent par violence ; ceux-là par insinuation. Les premiers tendent à se rapprocher des agents dont les résultats sont nécessaires ; les seconds rétrogradent souvent jusqu'aux causes dont les conséquences sont problématiques. Un laxatif procède par insinuation, et manque fréquemment son effet ; un drastique procède par violence, et purge d'une manière presque certaine.

Les effets locaux de mutation affective obtenus tels qu'ils sont souhaités, sont plus aisés à réaliser que les effets d'ensemble : nous verrons tout-à-l'heure les exceptions à cette règle. Ils sont plus simples, et n'exigent qu'une seule provocation qu'on mesure aisément, selon le but, surtout quand la partie à modifier est immédiatement accessible ; les effets d'ensemble veulent des impressions multiples, directes, indirectes, un transport moléculaire. Une foule de difficultés peuvent naître dans un travail aussi compliqué, quand il faut le porter jusqu'à

certaines limites et l'y maintenir ; de plus, un effet
devient de plus en plus contingent, à mesure qu'il
se vitalise davantage ; et certes, le caractère dynamique est bien plus prononcé dans une mutation
générale que dans une mutation locale. Quoi qu'il
en soit, il est positif, par exemple, que les moyens
propres à amener une excitation circonscrite dans
un lieu qui est à notre portée sont plus faciles à
manier, plus certains que ceux dont nous nous ser-
vons pour provoquer une excitation générale, bien
que celle-ci soit habituellement facile à obtenir.

La mutation affective qui devra activer une fonction continue, fréquente et indispensable, a plus de
chances de succès que celle qui doit porter sur une
fonction moins étroitement liée aux nécessités de
l'économie : ainsi, tout égal d'ailleurs, on obtiendra
avec moins de difficultés une accélération de la circulation qu'une accélération de la sécrétion rénale.
Pour la même raison, un diurétique a plus de
chances qu'un emménagogue.

D'autres circonstances augmentent aussi la probabilité de l'événement. Tout le monde sait que
plus la surface sur laquelle la substance doit exercer
son action est d'un facile accès, plus l'effet est
assuré. Nous sommes à peu près sûrs de faire vomir,
parce que, entre autres raisons, le stimulus est
porté directement sur l'organe, siége principal de
la fonction à provoquer. La certitude diminue pour
la purgation, si le médicament est introduit dans
l'estomac ; alors son action matérielle et dynamique
n'est pas aussi directe. Enfin, l'agent doit-il

pénétrer dans les secondes voies , pour des effets diurétique, expectorant, emménagogue , etc. , les probabilités sont encore moins nombreuses.

Toutefois, avec des médicaments actifs ou rendus tels par le mode de médicamentation , on est presque certain , si l'on insiste, de modifier le corps dans ses parties ou dans son ensemble. La substance la plus innocente, donnée de telle ou telle façon et à des doses suffisantes , devient capable de provoquer une mutation quelconque. Mais ce n'est pas une mutation quelconque que le praticien désire; il en veut qui ne soient pas nuisibles , et parmi les avantageuses il fait naître celle qui est le plus apte à amener l'effet thérapeutique. C'est parce que la mutation affective doit être restreinte dans ces étroites limites , que la pratique pharmacodynamique présente des difficultés.

IV. Les médicaments , parmi les propriétés qu'ils sont susceptibles de montrer dans les circonstances diverses , en ont une que l'on utilise plus fréquemment que les autres : c'est celle qui fixe leur place dans une classification pharmacologique. A ce point de vue, les médicaments , soit qu'ils prédisposent, soit qu'ils déterminent , se comportent comme des causes spéciales , c'est-à-dire des causes dont l'action est assez puissante pour donner à leurs effets une physionomie pathognomonique , généralement constante et permettant à l'observateur de les diagnostiquer à la vue des résultats.

Les médicaments agissent de diverses manières, en leur qualité de causes spéciales des mutations affectives : les uns modifient d'une même façon toutes

les parties du corps vivant, exemple les astringents,
les excitants, les émollients, etc., qui amènent leurs
effets propres partout où ils sont appliqués ; les
autres concentrent leur influence sur certains organes qu'ils atteignent matériellement ou dynamiquement, à travers des parties restées indifférentes,
tartre stibié pour l'estomac, coloquinte, aloès
pour le gros intestin, noix vomique pour la moelle
épinière, etc. On sait effectivement que, par suite
d'une appropriation dont la raison nous échappe,
ces agents et plusieurs autres peuvent, après absorption ou autrement, exercer une action élective sur
certains appareils.

V. Enfin, il est des médicaments qui provoquent
des mutations affectives d'une nature tout-à-fait
inconnue quant au siége et à la nature. Nous verrons bientôt qu'il existe des substances capables de
détruire, sans qu'on sache comment, la cause
efficiente cachée de certaines maladies : ce sont les
spécifiques. On comprend déjà que la spécificité
de l'effet thérapeutique implique la spécificité de
la mutation affective dont cet effet est le produit :
ainsi, le quinquina est cause spécifique de la mutation dynamique, qui devient ensuite fébrifuge.

Supposant maintenant que la provocation, quelle
qu'elle soit, faible ou active, occasionnelle, déterminante, spéciale ou spécifique, est suivie de ses
conséquences, voyons comment les scènes médicamenteuses se développent.

CHAPITRE QUATRIÈME.

—

PHÉNOMÈNES DE LA MUTATION AFFECTIVE.

—

La mutation affective dépend de circonstances si diverses, provenant soit de l'agent, soit des conditions sous l'empire desquelles l'individu se trouve placé, qu'il est impossible de la décrire nosographiquement d'une manière générale. A peine prononcée ou fort énergique, masquée ou apparente, elle présente des nuances, des variétés, des modes, des oppositions innombrables; en un mot, elle parcourt tous les tons de la gamme vitale, et montre les facultés et les fonctions sous tous les aspects possibles. Il faut donc se contenter d'en indiquer les phases et les allures principales.

L'histoire de la mutation affective est analogue à celle de toutes les affections dont la cause provocatrice est fournie par le monde extérieur; il y a une période d'incubation dans laquelle le travail se prépare, et une période de réalisation qui comprend l'évolution et la terminaison. La terminaison a lieu par l'épuisement de la cause prochaine dynamique. Le stimulus matériel peut survivre à la mutation affective; il suffit pour cela qu'il ait perdu ses propriétés provocatrices. J'aurai à examiner ce qu'il devient dans les divers cas.

La période incubatrice précède la période de réalisation ; elles sont distinctes et séparées quand il n'y a qu'une seule provocation médicamenteuse. Mais celle-ci, ai-je dit, est souvent multiple et se fait sentir à des époques différentes, soit parce que la substance pharmacodynamique, quoique donnée en une fois, agit par impressions successives (action locale, par exemple, suivie d'une seconde provocation après absorption), soit parce qu'elle a été administrée par portions et à des temps divers. Alors à chaque provocation notable correspond une période de réalisation particulière. Des phénomènes de chaque ordre peuvent donc coexister simultanément.

Cette remarque importante étant faite, je passe à l'étude spéciale de chacune de ses périodes.

Art. Ier. — Incubation.

Toute opération vitale avant de se constituer prépare ses moyens en silence. L'incubation pharmacodynamique, comme celle qui a lieu à propos d'un stimulus quelconque, comprend la phase pendant laquelle le système s'établit sous l'influence du médicament dans les conditions nécessaires à la réalisation de l'effet.

Cette période préliminaire est impossible à saisir par l'observation directe ; elle se compose d'une série de sensations et de mouvements à progrès caché dont nous n'avons pas conscience, et qui se supposent rationnellement par leurs résultats.

L'incubation suit immédiatement l'impulsion déterminante.

L'impulsion peut avoir lieu presque instanta-nément quand le médicament est suffisamment énergique, et alors l'incubation commence dès l'application du stimulus. Tout ce qui favorise la perception hâte donc le moment de l'incubation.

Celle-ci s'accomplit vite ou lentement, selon le médicament, le mode d'administration, selon la surface d'application et l'état vital de cette surface.

L'effet se prononce promptement quand la sensi-bilité est vivement attaquée ; il est tardif si l'agres-sion a lieu progressivement et par degrés.

Tout étant égal d'ailleurs, un médicament subtil, facilement absorbable, l'éther par exemple, placé sur une partie qui lui permet de pénétrer rapide-ment dans les secondes voies, provoque plutôt qu'un autre le travail de la mutation affective.

Ne croyez pas cependant que l'absorption soit rigoureusement nécessaire pour que l'incubation s'exécute avec rapidité et énergie. L'absorption n'est qu'une condition favorable. L'irradiation dynamique à elle seule, sans pénétration matérielle, peut, lorsqu'elle est fortement prononcée, déter-miner subitement et accélérer l'incubation. Le vin porté dans l'estomac donne lieu à un effet tonique local suivi d'une diffusion dans l'ensemble, avant que les suçoirs absorbants se soient emparés du liquide : les deux phénomènes se confondent, pour ainsi dire, en un seul.

D'autres médicaments ont une activité qui demande un certain temps pour s'exercer efficacement. Un laxatif, un emménagogue, etc., déterminent la purgation, l'éruption des règles à une époque plus ou moins éloignée du moment de leur administration.

La durée de l'incubation pour chaque espèce médicamenteuse a été expérimentalement déterminée par approximation. On mesure le temps qui s'écoule depuis le moment où l'agent a été convenablement administré, jusqu'à celui où le système impressionné agit en conséquence.

On sent de quelle importance il est en pratique de connaître cette particularité de la mutation affective. Il faut savoir que généralement les astringents, les excitants n'ont qu'une courte incubation, qu'elle est plus longue pour les toniques ; que tel rubéfiant, tel caustique agissent en quelques minutes; que d'autres exigent un temps prolongé, etc. On raccourcit ou on étend la durée de l'incubation, en prescrivant des doses petites ou grandes, pressées ou éloignées, en recourant à tel mode de médicamentation plutôt qu'à tel autre. Ces détails, que la pharmacodynamie spéciale enseigne, sont indispensables au praticien, qui peut alors disposer les choses de manière à obtenir les effets désirés au moment jugé par lui opportun.

Malgré les précautions prises, l'attente est quelquefois trompée, et l'on observe des retards relativement à l'époque de l'apparition de la mutation, ou bien une précocité hâtive. Ces anomalies ne sont pas très-rares.

Un cathartique dont l'effet commence ordinairement au bout de plusieurs heures, purge quelquefois après un intervalle beaucoup plus court. J'ai vu un cas dans lequel le mercure, méthodiquement administré, fit saliver dès le premier jour. Quand rien dans la maladie et dans le médicament ne peut rendre raison de ces singularités, il faut bien admettre une susceptibilité spéciale par laquelle le système plus apte à obéir au stimulus accomplit rapidement le travail préparatoire. Néanmoins, l'état morbide du sujet est le plus souvent la cause évidente de cette susceptibilité et des retards anormaux dont je vais actuellement donner un exemple.

Un sinapisme, un vésicatoire sont appliqués. On les laisse sur la peau pendant le temps nécessaire et même au-delà; rien n'indique qu'ils aient modifié la partie. Le médicament enlevé et un temps plus ou moins long s'étant écoulé, la phlogose, la vésication se montrent, quelquefois même avec une violence remarquable. Que s'est-il passé? Le système vivant n'était pas dispos pendant la durée de l'application. Un état adynamique, je suppose, empêchait la réalisation de la mutation affective. Plus tard, l'économie sortant de son insensibilité apparente a pu répondre au stimulus, parce qu'elle s'est trouvée en mesure. L'impulsion médicamenteuse était certainement sentie; mais, faute d'une aptitude suffisante, elle restait comme non avenue. Cette impulsion n'a eu son résultat que lorsque, les obstacles ayant disparu, la provocation a été efficace. Tous les praticiens ont observé ce mode particulier d'incu-

bation prolongée, par suite de dispositions contraires
du corps vivant.

Je viens d'examiner les principaux caractères de
la période de préparation; je passe maintenant à
l'étude de la période suivante.

ART. II. — *Période de réalisation.*

Les phénomènes qui constituent la mutation affective en acte, ne présentent rien de spécial quand on
les considère dans l'ensemble de leur généralité; ils
sont simplement caractérisés par leur cause et le
but pour lequel ils sont provoqués. Il n'existe pas
peut-être d'effet médicamenteux qui ne puisse survenir spontanément. Le fait de la cause externe
artificielle est donc souvent la seule marque dis-
tinctive.

Mais le médecin prescrit autre chose que des
médicaments pour la curation des maladies. Il y a
en outre les moyens hygiéniques et les chirurgicaux.
Essayons de caractériser comparativement les effets
qui se rapportent à chacun d'eux.

Cette tâche est facile en ce qui concerne les phénomènes pharmacodynamiques mis en regard des
chirurgicaux. Ceux-ci ont une origine essentiellement physique ou chimique; ils comprennent des
effets immédiats ayant ce caractère et qui sont par
conséquent nécessaires. Le système vivant peut s'affecter plus tard, mais ce n'est que d'une façon médiate. Des changements palpables introduits dans la
configuration et la structure de nos parties, sont
évidemment la cause déterminante de ceux qui suc-

cèdent. On ne peut en dire autant du médicament.
Il n'y a pas de confusion possible sur ce point.

Les mutations alimentaires et pharmacodynamiques étant analogues sous le rapport de la prédominance du caractère dynamique, leur distinction présente quelques difficultés qui pourtant ne sont pas
insurmontables.

La mutation alimentaire est provoquée par un
agent qui doit faire partie de notre corps. Cet agent
est à la fois cause et objet de la fonction. Chaque
période de celle-ci a, pour se réaliser, un appareil
d'organes dont l'action successive saisit la substance
et la porte, en la modifiant, jusqu'au degré de
qualité vitale qui lui permet de s'assimiler à nous.

La mutation affective n'a pas toujours, il s'en
faut, ce caractère synergique, fonctionnel; elle peut
se composer de phénomènes de pure sensibilité, de
dépression, ou bien ses réactions, quand elles ont
un but, tendent vers l'expulsion ou la neutralisation
de l'agent. Elle est la conséquence de l'impression
produite par une substance qui reste à l'état de
cause extérieure, et ne doit pas devenir nous-
mêmes. En conséquence, une série d'organes destinés aux transformations assimilatrices de ce stimulus était complétement inutile. Il suffit, en effet,
pour le médicament qu'il parvienne sur des surfaces
convenablement sensibles, les facultés communes
font le reste.

La mutation alimentaire doit se répéter incessamment tant que la vie dure. Le besoin qu'elle
satisfait renaît chaque jour.

Le médicament n'est indiqué que par occasion, et n'a d'utilité que par rapport à un besoin morbide; il devient inutile ou nuisible quand la maladie a disparu.

Si l'on comprend bien l'objet et le but de la fonction alimentaire, on verra qu'elle est impossible dans l'absence de son stimulus. Au contraire, le système vivant produit de lui-même des opérations exactement semblables à celles que les médicaments provoquent. On peut même affirmer que les types des mutations salutaires dans les maladies nous sont fournis par la nature médicatrice agissant spontanément. Mieux nous parvenons à copier celle-ci, plus nous avons des chances de succès.

La mutation alimentaire, quand elle s'exerce convenablement, est intime, pacifique, ne se révèle au-dehors ou à la conscience du sujet que par ses effets bienfaisants. Il est des mutations affectives qui lui ressemblent sous ce rapport; les changements heureux que la maladie présente révèlent seuls que le médicament a agi; mais fréquemment les choses ne se passent pas ainsi. La mutation pharmacodynamique se trahit par des symptômes nettement accusés, incommodes souvent; quelquefois même elle prend décidément le caractère d'une maladie.

Il résulte de cette comparaison que c'est plutôt dans la sphère des mouvements morbides que dans celle des mouvements hygides qu'il faut chercher un terme de comparaison avec les mutations affectives. Effectivement, je trouve dans le cours naturel des maladies des phénomènes impermanents, les uns

cachés, les autres appréciables, analogues à ceux
qui sont provoqués par les médicaments. Des deux
côtés il y a le même but à atteindre, la réintégra-
tion du dynamisme dans l'état normal qu'il a perdu.
Je trouve également de part et d'autre des actes de
plasticité, moyen ou effet de l'affection ; un stimulus qui n'est plus nécessaire quand son rôle provocateur a été rempli. Cette circonstance ne doit
pas étonner, puisque la pharmacodynamie est
l'auxiliaire de la nature médicatrice. Réveiller
celle-ci, la diriger, la soutenir, voilà à quoi se
borne son pouvoir. La pharmacodynamie ne crée
rien ; elle sollicite seulement des facultés existantes
plus ou moins disposées à s'exercer. Dans le cas
de maladie livrée à elle-même, ces facultés entrent
en action spontanément ; dans celui de mutation
affective pharmacodynamique, elles sont provoquées par un agent spécial extérieur. La cause
prochaine, efficiente, étant analogue, les effets ne
peuvent pas beaucoup différer.

Il existe aussi un trait de similitude déjà indiqué
et qu'il convient actuellement de faire ressortir.

Tout le monde sait que les mouvements qui précèdent et produisent les guérisons spontanées sont
tantôt cachés, tantôt appréciables. Il en est ainsi
de ceux qui constituent la mutation affective. Il y a
donc des mutations affectives latentes, et d'autres
qui, du moins en partie, sont perçues par le malade
ou tombent sous les sens de l'observateur.

Assez souvent après l'administration d'une substance pharmacodynamique, les seuls effets appré-

ciables sont des effets thérapeutiques; ceci arrive,
par exemple, lorsqu'on a donné convenablement du
mercure pour la syphilis, du quinquina pour une
fièvre intermittente.

Faut-il croire que la cause prochaine de la
mutation thérapeutique s'est établie d'emblée par
le fait seul de la présence du médicament, sans que
celui-ci ait donné lieu à une opération dynamique
préalable? Non, certes. L'admission d'un événement semblable serait contraire aux lois de la
physiologie; il est plus logique de penser que la
mutation affective a existé, mais que ses phénomènes se sont accomplis en silence. Fréquemment
les choses doivent se passer ainsi, pour que le sujet
tire profit de la médicamentation; l'expérience nous
fournit des règles sur ce point, et les moyens d'obtenir ce genre d'effets thérapeutiques.

Ne confondez pas la mutation affective latente
avec la mutation affective abortive : celle-ci ne
conduit à aucun résultat utile. La véritable mutation affective latente exige des doses actives de la
substance, une impression sentie, un travail en conséquence. Tout cela est mystérieux, s'exécute dans
les replis les plus secrets du système vivant, mais
n'en amène pas moins des changements salutaires
efficaces.

Une mutation affective qu'on désire latente peut
devenir appréciable accidentellement, par suite d'une
erreur commise dans l'indication, dans le mode
d'administration, ou bien parce que le sujet est
doué d'une idiosyncrasie qui ne permet pas la tolé-

rance, condition indispensable à toute mutation
affective latente.

On observe quelquefois, pendant la durée ou
après l'accomplissement des effets thérapeutiques,
des phénomènes qui se rattachent à la mutation affective : ainsi, à la suite de l'emploi du sulfate de quinine,
le sujet étant guéri de la fièvre d'accès, pour laquelle
ce médicament a été prescrit, peut présenter des
symptômes d'irritation inflammatoire ou nerveuse,
des anesthésies, etc. Ces symptômes, évidemment de
conflit et sans caractère thérapeutique, appartiennent
à la mutation affective et lui font perdre la qualité
latente qu'elle avait conservée jusque-là. On comprend l'utilité pratique de l'appréciation des événements de ce genre, pour les prévenir ou les dissiper.
L'intervalle de temps, quelquefois long, existant
entre l'administration du médicament et l'apparition de ces symptômes, l'habitude où l'on est de
regarder l'effet thérapeutique comme la dernière
scène de l'action médicamenteuse, pourraient faire
donner le change touchant la cause réelle du phénomène. Il ne faut pas perdre de vue la possibilité de
ces mutations affectives, dont une partie exubérante
se montre après l'effet thérapeutique ou lui survit.

Il y a certainement, dans la mutation affective
appréciable, des choses qui se passent hors de la
portée des sens du malade et du médecin ; mais
quelques-unes, et parmi elles de très-importantes,
sont accessibles à l'observation.

Ces symptômes ont une expression très-variée. Je
puis les classer de plusieurs manières, et d'abord

8

en deux séries, dont les traits caractéristiques s'effaçant d'une manière insensible se rapprochent, et se confondent entre eux.

Les phénomènes appréciables sont fugaces, ont une qualité pathologique peu prononcée. Le médecin s'en préoccupe médiocrement; il n'y a rien en eux qui puisse compromettre le présent ou l'avenir du malade. Quand les symptômes du médicament sont ainsi modérés, ils indiquent une mutation affective hygiénico-pathologique.

Il en est d'autres exigeant plus de surveillance : ce sont celles dans lesquelles les symptômes du médicament révèlent une opération morbide durable ou intense. Ceci arrive lorsque l'agent est énergique ou que son activité s'accroît, favorisée qu'elle est par les prédispositions actuelles de l'individu. Cette distinction est bonne en pratique dans les circonstances individuelles. Il importe de se rappeler que l'on peut obtenir avec les médicaments des mutations d'une intensité variable depuis l'émotion la plus légère jusqu'à l'empoisonnement. Mais on ne peut établir un arrangement dogmatique sur des caractères aussi mobiles, sur des nuances souvent indéfinissables.

Voici une seconde manière de considérer les mutations affectives. Cette manière, depuis long-temps usitée, est utile pour la théorie et la classification des vertus médicamenteuses. Son influence s'est fait sentir dans la langue pharmacologique, en y introduisant des mots qui sont restés. Il faut savoir en quoi elle consiste.

Plusieurs mutations affectives sont caractérisées par l'expulsion de matières sécrétées ou accumulées dans l'intérieur des organes. Les agents qui les provoquent sont dits *évacuants*. Ces effets tombent facilement sous les sens.

Les mutations affectives opposées à celles qui se font par évacuation, ont été nommées *altérantes*, c'est-à-dire modificatrices du système, sans expulsion humorale visible ou du moins méritant d'être prise en considération. Les médicaments qui agissent ainsi sont par conséquent des *altérants* [1].

Beaucoup d'altérants suscitent des mutations affectives qui se développent jusqu'à la fin par progrès caché. Ces mutations sont révélées seulement par l'effet thérapeutique, et quand elles n'ont aucune relation saisissable avec ce dernier, elles sont entièrement latentes.

Le progrès caché de certaines autres est apprécié quant à sa nature propre. Les phénomènes sont trop peu prononcés pour qu'on puisse en démontrer directement l'existence ; mais pour des raisons légitimement déduites par la réflexion, aidée d'autres faits analogues plus expressifs, on se rend compte de ce qui se passe avec des probabilités équivalant à la certitude, et l'on saisit ainsi un trait

[1] Quelques médecins donnent au mot *altérant* un sens plus restreint ; ils entendent par là des médicaments ayant spécialement la propriété de changer la constitution moléculaire des fluides et des solides, et qui, pour ce motif, aident à corriger certains vices chimiques de l'agrégat. L'opinion que je présente sur les altérants est plus généralement adoptée.

d'union entre la mutation affective cachée et son effet thérapeutique.

Enfin, il y a des mutations affectives altérantes qui se révèlent par des symptômes locaux ou généraux très-prononcés ; le diagnostic devient alors aussi facile que celui des mutations évacuantes.

Celles-ci sont toujours sensibles. Les mutations altérantes sont latentes ou appréciables par interprétation ; elles peuvent aussi être sensibles.

La mutation obtenue par le quinquina, et qui devient anti-périodique, est un exemple de mutation affective altérante latente.

Celle qui amène la résolution d'une pyrexie inflammatoire, et qui est provoquée par des boissons émollientes ou tempérantes, est un exemple d'une mutation affective altérante à progrès caché, mais dont l'esprit saisit sans peine l'espèce d'intervention curatrice. Il y a alors une action médicamenteuse calmante.

Une mutation constituée par un état fébrile, par une phlogose sur la peau, nous donne l'idée de ce qu'est une mutation altérante sensible : telle est celle qu'on obtient à l'aide des excitants, des rubéfiants, des caustiques, etc.

La mutation altérante latente, cachée, à phénomènes symptomatiquement appréciables, ne caractérise pas un médicament d'une manière absolue. Selon les doses, le mode d'administration, la susceptibilité de l'individu, on peut amener l'un ou l'autre de ces effets avec la même substance. Le quinquina est un altérant agissant d'une manière

latente, lorsqu'il arrête des accès de fièvre, sans
donner lieu à d'autres phénomènes ; c'est un altérant à progrès caché, quand il se comporte comme
tonique modifiant l'ensemble de l'individu ; c'est un
altérant à symptômes sensibles, lorsqu'il irrite un
organe, ou qu'il amène une excitation générale.
Ainsi, la propriété altérante varie notablement
dans les divers médicaments et même dans chacun
d'entre eux.

Bien plus, la qualité évacuante ou altérante
n'appartient pas exclusivement à telle substance. Il
est des altérants susceptibles de devenir évacuants,
le mercure, par exemple, quand il agit comme
sialagogue. D'autre part, l'ipécacuanha, le tartre
stibié, etc., qui sont inscrits parmi les évacuants,
suscitent, à l'aide d'une administration appropriée,
des effets uniquement altérants.

On doit tenir compte de la division des mutations
affectives en altérantes et évacuantes. Cette division
met en saillie les modes les plus généraux de l'action
médicamenteuse, et constitue un élément de classification qu'on peut utiliser. Toutefois, ces appellations sont tout-à-fait insuffisantes, si l'on exige
qu'elles caractérisent les médicaments d'une manière
complète et absolue.

Les mutations affectives ne se distinguent pas
seulement par leur gravité et leur nature; elles
diffèrent aussi sous le rapport de la durée. On peut
les appeler *aiguës*, si elles s'accomplissent en peu de
temps. Ces mutations méthodiquement provoquées
sont passagères, quand la cause provocatrice peu

énergique est supprimée de bonne heure. Les mutations *aiguës* ont une évolution dont les limites sont
généralement prévues. Celles qui portent principalement sur les facultés vitales se dissipent le plus vite,
tout étant égal d'ailleurs (effets anti-spasmodiques,
narcotiques, émollients, excitants, etc.). Celles
qui introduisent des changements organiques dans
nos parties (rubéfaction, vésication, escharrifica-
tion, etc.) ont chacune une durée spéciale relative
au genre de la lésion. Une mutation *aiguë* qui se
prolongerait plus que de raison, permettrait de supposer, ou bien que la dose a été plutôt toxique que
thérapeutique, ou bien que le médicament a réveillé
des prédispositions. Dans ce dernier cas, l'affection
est entretenue moins par ce médicament que par
la cause intérieure dont il a augmenté la puissance.

Il est souvent nécessaire de prolonger la durée
de la mutation affective. Il faut pour cela continuer
à des intervalles réglés l'administration de la substance, soumettre le sujet pour un temps voulu
à une espèce de régime pharmacologique. Alors
l'affection se maintient et mérite d'être appelée
chronique. Une mutation médicamenteuse *chronique*
est le produit de plusieurs mutations *aiguës* rapprochées et se confondant en une seule plus fixe.
Toutefois, quand on suspend l'usage du médicament, l'affection artificielle ne tarde pas à décliner,
à moins que, comme pour l'*aiguë*, les doses aient
été fortes d'une manière relative ou d'une manière
absolue.

Il résulte de ce que je viens de dire que les effets

de mutation affective sont par eux-mêmes transitoires, ou qu'ils ont de la tendance à disparaître
en l'absence de leur cause externe. De nouvelles
doses sont indispensables lorsque, dans l'intérêt du
sujet, on désire conserver ces effets au-delà d'une
certaine durée. Cette règle applicable surtout aux
médicamentations exécutées sur un sujet sain souffre
fréquemment des exceptions chez l'homme malade.

La mutation affective n'est pas toujours attachée
à la présence du médicament, et ne cesse pas nécessairement lorsque celui-ci a perdu ses propriétés provocatrices, par neutralisation ou autrement. Cette
mutation acquiert quelquefois une véritable indépendance, et persiste après que sa cause extérieure
a été détruite. L'effet médicamenteux qui finit avec
son stimulus est semblable à ce que l'on appelle
réaction. Comme *la réaction*, c'est une émotion
vitale qui n'a plus de raison d'être dès que l'agression venue du dehors a perdu son activité. Dans
d'autres circonstances, des causes intérieures sont
survenues en vertu de la provocation et elles con-
tinuent l'œuvre du médicament. Alors la mutation
affective ressemble à *l'affection* telle qu'elle est
définie en pathologie, puisque c'est un état du
système dans lequel celui-ci produit de lui-même
un certain ordre de phénomènes, en l'absence du
stimulus externe qui a donné la première impulsion. Il y a donc des mutations médicamenteuses
par réaction, et des mutations médicamenteuses
par affection; ce dernier mot étant entendu dans le
sens adopté en pathologie. Un narcotisme qui se

dissipe lorsque l'opium est neutralisé ou éliminé , est un exemple de mutation *par réaction*. Ce même narcotisme, entretenu par une cause interne survivant à l'agent provocateur , est un symptôme de mutation *par affection,* toujours dans le sens pathologique du mot. Les mutations affectives de ce dernier genre sont plus communes, on le comprend sans peine , parmi les chroniques que parmi les aiguës. Une intoxication pharmacodynamique mercurielle aiguë disparaît habituellement au bout de peu de jours et se comporte comme une *réaction.* La même intoxication rendue chronique a poussé des racines souvent profondes : c'est une *affection* morbide ayant droit de domicile.

Les mutations hygiénico-pathologique , pathologique, évacuante, altérante , appréciable , cachée , aiguë , chronique , réactionnelle ou non , sont désirables selon les cas. L'essentiel est de connaître, de prévoir les effets qui sont indispensables , inutiles ou hostiles au résultat thérapeutique , afin de favoriser les uns , d'atténuer ou d'éviter les autres.

Souvenons-nous qu'en général les médicaments capables de rendre de grands services sont précisément les plus actifs , et par conséquent ceux qui peuvent le plus nuire ; ils ne font du bien que lorsqu'ils sont mis à leur place. Souvent les avantages obtenus sont achetés au prix de quelques inconvénients.

Ces inconvénients inévitables ou simplement possibles constituent , lorsqu'ils sont assez fortement développés , ce que j'appelle, après d'autres médecins, la maladie du remède. La maladie du remède est une mutation affective grossie, parce que l'activité de la substance n'a rencontré aucun obstacle ou même a trouvé des auxiliaires. L'étude de cette maladie regarde essentiellement le pharmacologiste; elle nous montrera la mutation affective dans ses divers développements et ses déviations possibles.

Art. III. — *Maladie du remède.*

§ Ier. — *Diagnostic.*

Veut-on, chez un individu malade et soumis à l'influence d'un médicament, apprécier étiologiquement les phénomènes observés, il faut toujours avoir présente à la pensée la substance prescrite. Les symptômes qui dépendent de celle-ci ont cet avantage qu'ayant une cause extérieure, palpable, on peut ordinairement, avec de l'attention et de la sagacité, remonter à leur origine. Pour cela, il est indispensable de connaître toutes les propriétés des médicaments administrés isolément, simultanément ou combinés, et de prévoir les conséquences possibles dans la situation commune ou exceptionnelle du sujet.

La maladie du remède joue un rôle immense dans la doctrine homœopathique; elle y est regardée comme indispensable à l'effet thérapeutique. D'après mes idées sur la mutation affective, que je conçois être toujours pathologique en fait ou par tendance, j'adopterais volontiers cette pensée. Sauf quelques différences importantes, à la vérité, je suis sur ce point de l'avis des homœopathes.

Mais quant à la nécessité constante d'une maladie du remède semblable à celle que l'on veut traiter, quant à la valeur excessive attribuée aux expérimentations sur l'homme sain pour déterminer les vertus des agents pharmacodynamiques, et surtout quant à ce qui regarde la pratique des médicamentations, ce sont là autant de choses en contradiction avec les faits acquis à la science. L'homœopathie a, entre autres défauts, celui de séparer deux choses fréquemment inséparables dans le même individu : l'affection par le médicament, l'affection morbide. Cela peut se faire par abstraction, en vue d'un classement d'objets d'étude ; mais il ne faut pas réaliser cette abstraction : on se mettrait en opposition avec le principe de l'unité vitale. L'homœopathe pose à côté l'une de l'autre la maladie médicamenteuse et l'autre maladie ; il les voit marcher parallèlement sans se toucher. Dès que le contact arrive, elles s'excluent réciproquement, à la façon d'un corps qui prendrait la place de son voisin. Des rapports analogues sont certes très-possibles dans l'ordre vital, ainsi que le prouvent les révulsions, les perturbations ; mais très-sûrement, dans un grand nombre de cas, il y a pénétration, fusion mutuelle entre le mouvement morbide et le mouvement pharmacodynamique, concours vers la guérison de ces mouvements n'en faisant plus qu'un. L'homœopathie méconnaît les faits de ce genre et réduit la puissance de la nature à des incompatibilités, à des déplacements.

La nature est plus variée dans ses ressources et

plus *une* dans ses opérations ; elle tend toujours à mêler, à combiner ce qui se passe dans sa sphère d'action ; elle unit bien vite le fait nouveau (fait médicamenteux) avec celui qui existe déjà (fait morbide). Le premier n'est efficace qu'en tant qu'il donne au second des qualités qui lui manquent.

La maladie du remède est donc pour moi autre chose que son prétendu équivalent en homœopathie : ceci ressortira encore davantage après les développements qui vont suivre.

La maladie du remède, tout ce qui regarde le médicament étant supposé semblable, offre des différences, selon qu'elle a lieu sur un individu sain ou sur un individu malade. Le premier cas se présente dans des expérimentations à titre d'essai, en honneur chez certains pharmacodynamistes, et sur la portée desquelles j'aurai à m'expliquer plus tard. Je puis dire, par anticipation, qu'elles sont blâmables toutes les fois qu'elles amènent un événement pathologique sérieux. Une pareille mutation affective, qui ne peut avoir aucun avantage pour le sujet, appartient autant à la toxicologie qu'à la pharmacodynamie ; elle se compose d'actes sans but ou de réactions ayant, quand on les considère isolément, pour unique objet, l'expulsion, la neutralisation de la substance. Cette mutation est la plus simple de toutes, la plus facile à étudier, parce que c'est celle qui est le plus en rapport proportionnel avec la quantité, l'énergie du médicament et le mode d'administration. Il est fâcheux qu'elle fournisse si peu de données utiles à la thérapeutique ; celle-ci a besoin surtout de connaître les effets des médicamentations instituées chez des individus malades. C'est donc la maladie du remède, envisagée dans ses relations avec la maladie à traiter, qui mérite de fixer l'attention.

Voici les principaux cas possibles :

Il peut y avoir, ainsi que je l'indiquais tout-à-l'heure, simple coexistence ou fusion réciproque.

1° La coexistence a lieu quand l'action médicamenteuse met en jeu des facultés que le mouvement morbide a laissées libres ; il faut que la maladie permette au corps vivant d'agir dans une autre sphère d'action. Pour cela, les effets du médicament ne doivent être ni opposés ni semblables aux effets de la cause pathologique. Dans le premier cas, la mutation affective serait atténuée ou annihilée ; dans le second, elle serait exagérée par la maladie. La mutation, restant dans son isolement jusqu'au bout, n'influence l'état morbide ni directement ni indirectement ; elle est comme non avenue, et fait souffrir le sujet en pure perte ; elle suppose une faute dans l'indication ou dans l'administration du remède, et rappelle par son inutilité celle que l'on provoque chez un individu sain. On l'observe plus souvent dans les maladies chroniques ; cela se conçoit. Dans les maladies aiguës, toutes les facultés de l'économie étant employées à la fois à l'accomplissement du travail pathologique, il est bien difficile de provoquer quelque part une mutation qui reste étrangère à ce travail. Les exemples de mutation affective coexis-

tante sont communs : chacun de nous en voit
beaucoup dans sa pratique, surtout quand il s'agit
d'une maladie très-opiniâtre. Supposez une affection cancéreuse pour laquelle on prescrit des arse-
nicaux à l'intérieur; l'intoxication arsenicale est
aisément obtenue; mais le cancer et sa cause dynamique n'en sont nullement influencés, dans l'immense majorité des cas.

2° La maladie du remède peut être coexistante
dans ses commencements, et s'établir de la même
façon que si elle eût été sollicitée chez un sujet bien
portant; ce n'est que plus tard qu'elle modifie le
fait morbide antérieur, en se confondant avec lui.
La chose se passe ainsi dans plusieurs circonstances :
une mutation excitante naît et dure quelque temps
chez un individu scrofuleux, sans que les deux
maladies influent mutuellement l'une sur l'autre;
vient enfin un moment où l'excitation entraîne
l'affection scrofuleuse vers des voies de solution et
de crise, ou bien, quand l'indication a été mal
saisie, l'état du sujet s'aggrave sous l'influence de
la mutation affective : preuve, dans les deux cas,
d'une combinaison réciproque.

3° La maladie du remède est empêchée par l'autre.
Cela arrive lorsque, l'état morbide mettant obstacle
à l'opération médicamenteuse, la mutation affective
avorte. (Effets nuls de l'opium quand le système
est fortement engagé dans un ordre de mouvements qui le rendent insensible à cette provocation,
tétanos, choléra asiatique, etc.) Il est d'autres cas
que je puis rapprocher de ceux-là et dans lesquels

la mutation affective dévie, prend des allures exceptionnelles : ainsi, le mercure doux, administré comme purgatif et avec les conditions voulues pour atteindre ce but, peut ne pas vaincre la constipation et porte son activité sur la muqueuse buccale et les glandes salivaires.

4° La mutation est seulement retardée par l'état morbide. Les obstacles qui s'opposaient à sa réalisation venant à être surmontés, le médicament développe son activité enrayée. Quel que soit le temps écoulé, cet effet doit être rapporté à sa véritable cause. Je citais tout-à-l'heure des faits d'insensibilité par rapport à l'opium ; on a vu dans quelques-unes de ces observations un narcotisme profond et quelquefois inquiétant se déclarer plus tard, lorsque, le mal perdant sa violence, l'économie s'est retrouvée au milieu de conditions moins anormales. Ce narcotisme apparaît quelquefois assez long-temps après que l'opium a été abandonné ; il ne faut pas méconnaître son origine. Des phénomènes analogues s'observent aussi quand une erreur a été commise dans le mode d'administration. Des pilules de sublimé préparées depuis long-temps n'ont produit d'abord absolument aucun effet, et ont donné lieu, au bout de quelques jours de leur emploi, à un véritable empoisonnement. L'indifférence première était certainement due à la résistance que les pilules trop dures opposaient à l'action dissolvante des sucs gastriques et intestinaux. Cette résistance étant enfin vaincue, le système a été subitement en rapport avec une quantité considérable de sublimé , et l'intoxication a eu lieu.

5° Si l'affection primitive a placé le corps vivant dans un état pathologique qu'une des propriétés du médicament soit capable d'augmenter, la maladie du remède déviera et suivra cette direction. Ceci arrive, par exemple, lorsqu'une subtance susceptible d'exciter, mais douée d'autres vertus que l'on voudrait utiliser, est administrée pendant la période d'éréthisme d'une maladie ; alors un purgatif irrite ou fait vomir ; il purge mal, ou ne purge pas du tout.

6° D'autres fois la maladie du remède a assez d'énergie pour faire taire les symptômes antérieurs ; c'est elle qui absorbe l'autre. Cette absorption peut être provisoire ; plus tard la maladie reparaît, et souvent aggravée. (Inflammation enrayée d'abord par les répercussifs, mais revenant ensuite plus violente qu'auparavant.) La suppression de la phlegmasie sera définitive, si l'action du remède a été suffisamment énergique et assez long-temps continuée.

7° Enfin, les deux maladies s'accordent parfaitement ensemble et agissent dans le même sens pour un résultat donné. Je citerai pour exemple l'effet d'un caustique appliqué sur un abcès gangréneux critique. La gangrène artificielle et la gangrène spontanée concourent à une fonction unique qui sert à juger la maladie. Les cas analogues sont très-communs ; ils se présentent toutes les fois que, par le secours des médicaments, on donne une énergie plus efficace à un mouvement morbide spontané, reconnu salutaire.

Je me contente d'indiquer ici ces diverses possibilités. Je ne puis rien ajouter à ce que j'ai dit touchant les symptômes de la mutation affective , sans tomber dans les descriptions de la pharmacodynamie spéciale. J'ajouterai toutefois, comme dernier trait à mon tableau, que pour diagnostiquer exactement la maladie du remède, il est fort important de séparer ses effets de ceux qui proviennent d'autres impressions modificatrices, elles aussi, de la maladie primitive : ce sont des erreurs de régime , une émotion morale , des influences atmosphériques, des pratiques chirurgicales, etc.

Je me résume en disant que, pour reconnaître les mutations affectives , il faut : 1° de toute nécessité , savoir quels changements le médicament prescrit est susceptible de provoquer ; 2° rechercher en quoi l'état actuel du sujet a pu faire varier ces changements ; 3° distinguer la mutation affective de ce qui dépend des autres influences extérieures auxquelles le malade a été soumis ; 4° enfin , ne pas la confondre avec les effets qui sont l'ouvrage de la nature agissant spontanément. Telles sont les bases de l'art de diagnostiquer les mutations affectives appréciables.

§ II. — *Pronostic.*

Le pronostic de la mutation affective a deux objets : on cherche à prévoir son influence probable sur la maladie primitive , et , ce point déterminé ,

on se demande ensuite quelles seront pour l'individu
la durée et les conséquences de cette mutation.
J'indiquerai bientôt, ce qui résoudra le premier
problème, les caractères appartenant à la mutation
thérapeutique ou médicatrice. Quant à la maladie
du remède considérée isolément et comme un état
morbide ordinaire, son pronostic doit varier selon
l'espèce médicamenteuse. Ne pouvant l'étudier ici
à ce point de vue, je me contenterai de donner
quelques généralités.

La maladie du médicament, provoquée par un
praticien habile, a le plus souvent de faibles racines
dans l'économie; sa cause est extérieure, imper-
manente, et perd facilement son activité.

Que le système vivant cède, ou bien qu'il réa-
gisse, il est aisé, dans l'immense majorité des cas,
de régler la provocation, de manière à ne pas exposer
le sujet à des risques sérieux, et à conserver à la
maladie du remède son caractère provisoire. Ne
nous y trompons pas, ce qu'il y a de permanent
et de durable dans une médication doit appartenir
à l'effet extrême et définitif, qui est le soulagement ou la guérison. Les effets intermédiaires,
causes par rapport à ce dernier, doivent être passa-
gers, à moins de nécessité commandée par l'habitude ou par le besoin de combattre incessamment
des prédispositions morbides sans cesse renaissantes.
Les maladies du remède toujours entretenues font
exception; elles sont l'équivalent de ces maladies
salutaires que la nature provoque et conserve dans
l'intérêt du système. Artificielles dans le prin-

9

cipe, elles ne tardent pas à se trouver mêlées à un
travail spontané, et de cette association résulte une
fonction liée à la santé du sujet, et qu'il serait dangereux de supprimer. On comprend sans peine que
les mutations affectives destinées à devenir durables
doivent être réglées de façon à ce qu'elles ne puissent pas nuire, et que l'incommodité qui en résulte
pour l'individu soit très-supportable. Je citerai
comme exemples l'établissement et l'entretien, à
l'aide des médicaments, de suppurations extérieures,
d'hémorrhoïdes, de flux divers, etc., dont l'existence est jugée salutaire dans les conditions particulières où se trouve l'individu.

Mais ordinairement, ainsi qu'on l'a vu, la mutation affective est un fait transitoire. Or, comme
le plus fréquemment il est inutile de s'élever jusqu'aux doses toxiques pour parvenir à l'effet thérapeutique, il en résulte que la maladie du remède
prend rarement des proportions dangereuses. Cela
peut arriver toutefois par impéritie, ou lorsque le
corps vivant se trouve doué d'une susceptibilité
idiosyncrasique impossible à prévoir, et qui a dé-
joué toutes les précautions de la prudence; alors
la mutation devient une maladie analogue à celles
qui succèdent à un empoisonnement.

Les cas où, de propos délibéré, on s'expose à
de pareilles conséquences, quoique très-rares, se
présentent pourtant quelquefois; alors le praticien
hardi, sans cesser d'être sage, court sciemment le
risque de dépasser le but, et prescrit des médicaments
capables de compromettre la santé et même la vie.

L'état désespéré du malade justifie seul de semblables entreprises. La seule chance est de provoquer une révolution profonde dans laquelle le sujet n'ayant rien à perdre ne pourra que gagner. Qui est certain de n'avoir jamais en pareille occurrence exalté la mutation affective jusqu'à une intoxication mortelle? Le pronostic de la maladie du remède qui peut aller jusqu'à ces limites, est évidemment fort grave; mais comme il l'est encore moins que celui que l'on tire de l'état du patient, on fait bien de soumettre ce dernier aux chances d'une semblable éventualité.

Ces dangers prochains ne se présentent guère que dans les mutations affectives aiguës; ils sont rares dans les mutations chroniques. Celles-ci ne menacent pas l'existence actuellement; mais elles ont des inconvénients durables, qui, dans les cas les plus malheureux, vont jusqu'à l'incurabilité. Cela se comprend: le médicament administré pour obtenir des effets aigus est donné à doses relativement considérables; il agit par des attaques vives qui surprennent le système et quelquefois le trouvent sans défense. Les choses se passent différemment quand on provoque une mutation chronique: la substance est prescrite en petites quantités d'abord; celles-ci sont augmentées progressivement. Chacune de ces provocations partielles est modérée, les réponses vitales le sont aussi: cette modération est quelquefois décevante. Le stimulus médicamenteux assidûment présenté agit en silence, mais profondément. Les habitudes hygides fléchissent insensiblement et sont peu à peu remplacées par des habitudes pathologiques : de là, le caractère fixe et parfois opiniâtre de la maladie du remède. Ce résultat possible doit être prévu, et le praticien y portera d'autant plus de soin que l'apparente innocuité des commencements l'invite à ne pas s'inquiéter des suites. La mutation affective chronique peut d'ailleurs devenir aiguë quand la sensibilité du système, n'importe le motif, est trop fortement provoquée. Fréquemment cette transformation arrive, parce que les dernières doses sont l'analogue des dernières gouttes d'eau qui font verser un vase déjà plein. C'est toujours, du reste, un événement fâcheux ; la maladie du remède, favorisée par les prédispositions acquises, tend à s'exagérer et devient hostile.

§ III. — *Traitement de la maladie du remède.*

Cette thérapeutique est, comme celle des autres maladies, prophylactique ou curative. Le plus souvent l'obligation de recourir à un traitement curatif annonce qu'on a commis une erreur dans l'indication, ou bien que la prophylaxie a été négligée : celle-ci est, sans contredit, la partie la plus importante. Le praticien est tombé dans une faute quand il laisse naître des scènes morbides médicamenteuses qui n'ont pas d'utilité, et qu'il pouvait épargner au malade.

Une prudente administration est toute la prophylaxie de la maladie du remède; quelquefois il faut préalablement avoir recours à une préparation convenable du sujet, et souvent il est nécessaire d'employer des correctifs capables de neutraliser une qualité vicieuse de la substance. Lorsque le médecin devra soumettre son patient à une mutation affective un peu sérieuse, il fera bien d'en prévenir qui de droit, afin qu'on ne l'accuse pas d'imprévoyance.

Le traitement curatif de la maladie du remède est analogue à celui des maladies par intoxication. On fait disparaître la substance par les moyens évacuants ; on la délaie, on la neutralise, si on arrive à temps et si la chose est possible. Cette indication remplie, on satisfait aux autres, conformément aux préceptes de la thérapeutique générale. Dans les cas peu graves, la méthode expectante est de mise et réussit ordinairement ; l'agissante sera employée selon l'urgence. Mais, avant de chercher à supprimer une maladie du remède, le praticien appliquera son savoir et son expérience à la pondération des avantages et des inconvénients ; il ne compromettra pas le succès de la mutation artificielle, en atténuant ou faisant cesser trop tôt un travail qui, pour devenir utile, doit avoir un degré convenable de vigueur et de durée.

Aux yeux des homœopathes, le traitement de la maladie du remède se fait par la provocation d'une autre maladie semblable, conformément aux principes de la doctrine ; ils assurent avoir à leur disposition des substances appropriées à ce genre d'effets. Ce traitement se composerait d'antidotes agissant par substitution. En supposant toujours démontrée la vérité des faits allégués, on remarque que c'est encore la même affectation de ne considérer qu'un

côté étroit de la thérapeutique, et de négliger une
foule de ressources dont cette science, autrement
vaste, réclame et sanctionne l'utile intervention.

Je crois avoir donné, dans l'exposé qui précède,
une idée suffisante de la mutation affective étudiée
dans ses phénomènes les plus généraux. Il me reste
maintenant à suivre le médicament dans le sein de
l'organisme, et à rechercher ce qu'il devient : ceci
est la phase dernière du travail dynamique dont
j'esquisse le tableau.

ART. IV. — *Du médicament pendant et après la
mutation affective.*

Un stimulus mis en rapport avec le système
vivant finit par être assimilé, neutralisé ou éliminé ;
il en est ainsi du médicament. Si celui-ci ne rencontre pas des circonstances favorables à l'exercice
de son activité, la mutation affective est nulle. Les
seuls phénomènes qui ont lieu sont les actes nécessaires pour les résultats que je viens d'indiquer. Une
substance, par exemple, donnée à doses trop mini-
mes n'amène aucun signe d'affection, mais suscite
seulement un travail hygide d'assimilation, de neutralisation ou d'élimination.

Dans les cas où cette substance est sentie en tant
que médicament, les scènes qui surviennent présentent également une série de mouvements dirigés
vers elle, tendant à nous soustraire à son action
quand elle est hostile, à nous l'associer quand elle
n'est pas réfractaire. Ces mouvements, suscités par
un instinct aveugle, en rapport avec les facultés de

la force qui nous anime et les propriétés de l'agrégat matériel, n'ont pas toujours, il s'en faut, le même caractère, la même physionomie. L'opération qui les réunit est bien ou mal ordonnée ; elle atteint son but en tout ou seulement en partie ; elle est impuissante, les phénomènes de sympathie et de souffrance y dominent.

L'agent pharmacologique est-il doué de qualités qui le rendent aisément assimilable, son association avec les parties vivantes est facile ; la rencontre qui la précède est pacifique ; la sensibilité même en est agréablement affectée. Exemple : un cataplasme émollient, un liquide de même nature mis en rapport avec une surface enflammée.

Si le stimulus est décidément réfractaire, il survient une lutte qui prend des proportions quelquefois considérables et un caractère pathologique prononcé ; c'est une réaction éliminatoire dont le succès est plus ou moins complet. La réaction atteint son but lorsqu'un médicament introduit dans l'estomac est expulsé par les vomissements.

Un caustique placé sur la peau n'est neutralisé qu'au prix d'une mortification du tissu attaqué. Il faut une suppuration d'une certaine durée et une cicatrisation pour réparer le dommage introduit.

La réaction qui succède à l'application d'un rubéfiant est impuissante contre ce stimulus hostile. Si celui-ci est laissé sur la peau, il se comporte comme un vésicant et même comme un caustique. Les facultés de la partie ainsi attaquée ne permettent pas une résistance plus efficace.

On reconnaît donc, dans les mutations affectives de ce genre, des phénomènes de souffrance, des phénomènes de conservation ; ils sont mêlés et confondus dans des proportions très-variées. Selon que les uns ou les autres dominent, la réaction mérite plus ou moins l'épithète de synergique.

Mais, dans tous les cas, lorsque le corps vivant, aidé par l'art ou spontanément, prend le dessus sur le stimulus réfractaire, il finit par résister à son activité et se place tôt ou tard par rapport à lui dans un état complet d'indifférence.

Je signale, en passant, les éliminations qui se font sur la prescription du médecin, lorsque le médicament est placé extérieurement. L'époque de ces éliminations n'est pas indifférente ; elle varie selon l'énergie de la substance et l'intensité de l'effet que l'on veut produire. Il est des agents qu'on ne pourrait pas laisser impunément sur la partie, un rubéfiant, un vésicant, etc., par exemple.

Je vais seulement parler de ce qui se passe relativement aux portions absorbées ou introduites au sein de l'économie par les ouvertures naturelles.

Je remarque d'abord que la présence matérielle du médicament, indispensable pour la synergie dont il est l'objet, ne l'est plus, eu égard aux affections nées sous l'influence d'un contact suffisamment prolongé. Ces affections durent encore quelque temps lorsque le stimulus n'agit plus ou est éliminé : ainsi, la douleur, la réaction amenées par un sinapisme persistent après l'enlèvement de ce dernier. Une fois l'impulsion donnée, le médicament devient inutile, quant aux effets que cette impulsion est capable de produire : ainsi, la période d'élimination, de neutralisation, peut avoir lieu avant ou pendant le développement de la mutation affective.

L'élimination ne se fait pas lorsque la substance est assimilable et s'assimile effectivement ; cependant la mutation affective peut exister même dans ce cas. Je m'explique : si, dès que le médicament est mis en contact avec une surface vivante, il est digéré, et que les phénomènes subséquents n'offrent que ce qui se passe dans l'assimilation hygiénique, alors il n'y a point de médicament et partant point de mutation affective possible ; mais si, avant que la substance soit complètement assimilée, elle développe des vertus spéciales suivies d'effets qui ne se montrent pas dans une digestion ordinaire, ces effets sont pharmacodynamiques et le médicament s'est montré. Une digestion entière et sans mélange est donc la négation de toute qualité médicamenteuse, ou bien annonce que cette qualité a disparu. Voilà pourquoi les substances nutritives ne sont qu'alimentaires quand elles sont convenablement introduites dans des voies digestives saines. Alors elles font partie du régime et appartiennent plutôt à la thérapeutique hygiénique qu'à la thérapeutique pharmacologique. Une boisson mucilagineuse, le lait, le petit-lait, etc., introduits dans un estomac irrité, exercent d'abord sur cet organe malade une action émolliente par laquelle la sensibilité locale tend à s'émousser. Ce mode

d'influence est pharmacodynamique. Puis ces substances sont digérées ; dès cet instant, elles ont cessé
d'être médicament pour devenir aliment. On comprend ainsi comment un même agent appartient à
l'hygiène, en tant qu'il se prête aux assimilations
digestives, et à la pharmacologie, s'il est susceptible
de provoquer des phénomènes utiles d'un autre
genre.

Un agent médicamenteux est neutralisé de trois
manières ; il peut l'être par assimilation, ainsi que
je viens de le dire, si ce qu'il y a d'actif en lui est
assimilable ; il l'est par décomposition lorsque,
dans les contacts successifs qu'il éprouve au milieu
de nos parties, il est dépouillé des propriétés physico-
chimiques dont sa vertu dépend ; enfin, il y a une
troisième espèce de neutralisation dans laquelle la
substance, conservant plus ou moins son intégrité,
devient par rapport au système vivant comme si
elle était inerte. Alors, soit assuétude, soit par
l'effet de sécrétions isolantes et protégeant nos
parties contre elle, cette substance perd le pouvoir
d'attaquer la sensibilité. Sa présence est devenue
indifférente, et elle peut rester en cet état pendant
un temps considérable et même toujours.

L'élimination suit la neutralisation ou s'établit
d'emblée ; elle s'effectue de deux manières : par
expulsion directe, ou après absorption et sécrétion.

L'expulsion directe a lieu quand la substance a
été introduite dans une cavité contractile (estomac,
intestin, vessie). Cette substance est chassée en
totalité ou en partie, après un séjour dont la durée

varie beaucoup. Ce mode d'élimination est spontané, ou provoqué par le praticien.

Dans l'expulsion indirecte, le médicament absorbé parcourt les secondes voies, en subissant les décompositions dont sa nature chimique le rend susceptible ; il est ensuite saisi par un organe excréteur qui le porte au-dehors. Il arrive assez souvent , et la thérapeutique tire bon parti de cette circonstance, que, par suite d'une véritable *élection,* un médicament se dirige vers un émonctoire plutôt que vers un autre (glandes salivaires pour le mercure, reins pour les agents diurétiques, etc., etc.).

Tels sont les modes à l'aide desquels le système vivant se débarrasse des stimulus pharmacodynamiques. Ces modes s'associent entre eux, s'établissent isolément d'une manière plus ou moins exclusive, selon les besoins suscités par le médicament , ou les facilités que présente l'état actuel du corps. La pharmacodynamie spéciale expose ce qui se passe le plus ordinairement au sujet des diverses espèces médicamenteuses.

Dans le présent chapitre , j'ai défini la mutation affective, j'ai signalé les faits qui doivent forcer à l'admettre. Après l'avoir étudiée dans ses phénomènes préparateurs et constitutifs , j'ai suivi l'agent pharmacodynamique en m'enquérant, autant que possible , de ce qu'il devient jusqu'à ce qu'il perde son activité par élimination ou neutralisation. Maintenant que la mutation affective a été envisagée dans sa généralité la plus élevée, je dois accorder de l'attention à quelques considérations qui s'y rapportent, et qui permettront de la connaître mieux en elle-même et par rapport à son but qui est l'effet thérapeutique.

CHAPITRE CINQUIÈME.

—

MUTATION AFFECTIVE CONSIDÉRÉE RELATIVEMENT A SON SIÉGE.

—

Il est admis en physiologie qu'un évènement vital quelconque ne peut s'accomplir sans que la partie où il se passe soit en communion avec le reste du corps. Rien, en effet, n'est isolé dans le système. La force centrale, présente partout, unit les portions diverses de l'agrégat ; un organe ne sent, ne se meut, n'agit que par elle. A ce compte, toutes les mutations affectives ont une cause générale ; car la plus bornée dans ses limites exige la coopération de l'ensemble. Mais ce genre de généralisation, par cela seul qu'on le retrouve dans tous les faits dynamiques, ne peut servir à les distinguer entre eux. Il est donc toujours sous-entendu, et si la notion du siége représente quelque chose d'utile, comme cela est incontestable, c'est ailleurs qu'il faut la chercher.

Le siége de la mutation affective comme celui de toutes les opérations dynamiques, se détermine par l'indication du lieu où se passent les effets les plus

importants. Ces phénomènes sont latents, ou bien
ils se résolvent en scènes appréciables et variant
selon les facultés dévolues aux organes qui en sont
le théâtre. Rechercher le siége des effets latents est
une entreprise impossible. Quant aux actes susceptibles de tomber sous les sens, nous pouvons les
limiter topographiquement, et on doit le faire dans
l'intérêt de la science et de l'art.

La mutation affective se compose donc d'évènements localisables et d'autres qui ne le sont pas.
Déterminer ces choses dans l'ordre de leur succession et de leur influence réciproque, c'est exposer
les notions relatives au siége, autant que cela est
permis dans l'état actuel de nos connaissances.

Etudions les mutations affectives, d'après cette
idée, dans les éléments du système et dans ses
parties constituées.

Art. Ier. — *Eléments du système modifiés par les
médicaments.*

Il est fort utile de savoir que quoique les médicaments agissent sur tous les éléments du corps à
la fois, leur activité peut se porter d'une manière
plus spéciale sur les facultés, sur les tissus, sur
les liquides. La pharmacodynamie apprécie autant
que possible la nature, le siége des modifications
observées.

Certes, la faculté et son *substratum* organisé sont
inséparables en réalité. Le seul moyen d'atteindre
la première est d'agir sur le substratum. C'est
à celui-ci que nous rapportons, c'est dans lui que

nous trouvons les symptômes indiquant que la faculté a été impressionnée. D'un autre côté, il faut bien se garder d'isoler dans le corps les parties solides et les parties liquides, de refuser la vie aux unes et de l'accorder aux autres. Ainsi que cela a été exposé plus haut, la pharmacodynamie, subissant le joug des doctrines dominantes, n'a admis, selon le temps, que des modifications primitivement humorales ou des modifications primitivement organiques. Ces idées étroites ne sont maintenant adoptées que par les médecins retardataires. La vraie physiologie a toujours repoussé ces théories anthropologiques basées sur une association impossible de masses inertes et de masses vivantes. Pour elle, l'homme est un assemblage de tissus et de fluides animés et organisés par une force qui trouve en eux les moyens de réaliser et d'exprimer ses affections.

Quand je parlerai de l'action des médicaments sur les organes ou sur les appareils, il est bien entendu que je désignerai par là l'ensemble des éléments qui les constituent : liquides, solides et facultés.

Toutefois l'expérience prouve que, dans certains effets médicamenteux, l'agrégat vivant est principalement modifié, ou dans ses facultés, ou dans ses humeurs, ou dans ses tissus. La connaissance de cette spécialité d'action est utile en pratique. Les maladies présentant aussi des altérations pareillement plus prononcées dans chacune de ces parties, il est avantageux de se servir d'agents dont l'influence se porte particulièrement de l'un ou de l'autre côté.

§ Ier. *Action des médicaments sur les facultés.*

Une substance qui n'agirait pas sur une faculté vitale serait complètement inerte, et ne mériterait pas d'être appelée *médicament*. Les médicaments, comme tous les stimulus dont l'activité est sentie, s'exercent donc sur les facultés. Mais il est des mutations affectives qui ne vont pas au-delà d'une impulsion imprimée à la cause dynamique ; du moins rien de nouveau survenu dans les liquides, dans les solides, n'est appréciable. L'effet thérapeutique a lieu sans que l'agrégat matériel présente préalablement un changement quelconque qui puisse l'expliquer. N'y a-t-il en réalité rien de ce genre ? Ou bien ce qui se passe se dérobe-t-il à nos investigations par sa ténuité ? Chacun peut là-dessus adopter l'opinion qu'il voudra. Toujours est-il que, dans l'état actuel de la science, ces altérations dans les fluides et les liquides n'existent pas pour nous, et que nous ne pouvons leur donner une place dans une théorie exacte.

Ne croyez pas que cette circonstance d'influencer le système vivant, sans modifier d'une manière sensible la composition moléculaire du corps, amène nécessairement avec elle des effets petits ou médiocres. Ces effets, au contraire, sont souvent considérables, et peuvent se porter jusqu'aux extrêmes en mal ou en bien. Ils donnent la mort ou ils produisent les cures les plus héroïques ; et cela, je le répète, sans que l'œil de l'anatomiste le plus exercé, aidé des instruments les plus délicats, puisse apercevoir la moindre modification dans la structure du corps.

Rien de plus aisé que de fournir des observations à l'appui de ce que j'avance. Pour peu que l'on soit au courant des faits toxicologiques, on se rappellera que l'acide cyanhydrique tue presque instantanément, sans laisser sur l'agrégat matériel aucune trace de son influence délétère. D'autres poisons, employés comme cet acide en qualité de médicaments, seraient susceptibles d'entraîner des catastrophes ayant le même caractère, si l'on se trompait dans le mode d'administration.

Le lecteur trouvera sans peine des exemples d'effets thérapeutiques puissants, obtenus à l'aide de mutations affectives dans lesquelles les facultés seules sont modifiées. Je lui rappellerai, au besoin, ces orages hystériques violents que l'éther, même seulement respiré, fait disparaître comme par enchantement, ces névralgies atroces que nous dissipons par les narcotiques, ces accès pernicieux dont le retour serait certainement mortel, et que préviennent quelques doses de quinquina, etc., etc. Où sont les modifications anatomiques qui expliquent de semblables résultats? A-t-il pu s'en former d'ailleurs de quelque importance, dans l'intervalle parfois si court qui a séparé l'administration de la substance de l'effet curateur?

Pour tout esprit raisonnable, les mutations affectives qui nuisent, celles qui guérissent dans des circonstances pareilles, se passent certainement, quant à leurs phénomènes constitutifs les plus essentiels dans cette partie du système qui est invisible, intangible, qui agit le plus d'après des lois autres que celles de la matière, c'est-à-dire dans le dynamisme, dans les facultés. Du reste, s'il est incontestable, comme je le crois, que beaucoup de maladies spontanées s'exercent principalement dans cette sphère vitale, pourquoi ne pas admettre que les mutations affectives, qui ont tant d'analogies avec les évènements pathologiques, sont susceptibles d'offrir un semblable caractère? N'est-il pas naturel qu'il existe des médicaments à action essentiellement dynamique, répondant à des affections morbides ayant un caractère également dynamique? Ces idées se soutiennent réciproquement, l'admission de l'une entraîne celle de l'autre. Elles sont, du reste, chacune dans sa catégorie, prouvées par les faits bien observés.

Il y a donc des mutations affectives qui produisent leur effet thérapeutique, sans intéresser sensiblement les liquides et les solides; elles accomplissent ordinairement leur évolution assez promptement, et se dissipent peu de temps après qu'on a cessé l'administration de la substance qui les a provoquées. Comme elles ne laissent dans le corps vivant aucun point d'appui fixe et durable qui le sollicite à persister dans l'ordre des mouvements artificiels qu'il vient de subir, et que d'ailleurs l'habitude, phénomène essentiellement vital, atténue très-facilement la susceptibilité du système à s'affecter de cette manière, il en résulte que ces mutations affectives ont des effets thérapeutiques palliatifs, ou

bien qu'elles guérissent particulièrement les maladies
qui n'ont pas eu le temps de pousser de profondes
racines. Lorsque, au contraire, le mal est opiniâtre
et dure depuis long-temps, il est rare que l'agrégat
matériel ne présente pas des altérations. Celles-ci,
en leur qualité de causes ou d'effets par rapport à
l'affection morbide, sont des sujets d'indication que
l'on remplit à l'aide de médicaments modificateurs
des tissus et des fluides.

§ II. — *Action des médicaments sur les solides.*

Avec les réserves faites précédemment sur la nécessité d'une impression sentie par les facultés vitales,
et de la participation des humeurs dans la réalisation
des effets, on peut admettre que certaines mutations
affectives altèrent la trame organique d'une manière
dont il faut tenir particulièrement compte pour
l'explication des résultats thérapeutiques. Beaucoup
de ces résultats sont obtenus à la condition qu'on
augmentera ou diminuera la densité des solides,
qu'on y provoquera des fluxions, des phlegmasies,
qu'on leur fera subir des solutions de continuité, etc.
La pharmacodynamie nous présente de nombreux
agents susceptibles de remplir ces intentions. L'action salutaire des astringents, des rubéfiants, des
caustiques, des émollients, etc., serait incompréhensible, si nous négligions les mutations introduites par ces médicaments dans les tissus.

Fréquemment il y a lieu d'adopter des interprétations de ce genre; mais cela est moins commun

que ne le supposent les partisans des opinions orga-
niciennes.

Si l'on confondait ce qui appartient à la mutation
affective avec ce qui revient à l'effet thérapeutique,
il en résulterait que la guérison de toutes les maladies s'accompagnant de lésions dans les solides, et
ces maladies sont nombreuses, serait toujours précédée par une mutation affective organique, explicative de l'évènement. On s'éloignerait souvent de
la vérité en pensant ainsi.

Les scènes réparatrices de nos tissus malades
sont, il ne faut pas l'oublier, des phénomènes thérapeutiques. La mutation affective, on s'en souvient
aussi, doit être cherchée dans les actes antérieurs
qui ont préparé, favorisé ou décidé les évènements
salutaires. Examinons, d'après ce principe, ce qui
se passe dans le traitement pharmacodynamique
d'une lésion d'organe.

Soit un ulcère : s'il est enflammé, ou s'il présente
une mollesse atonique, et que je dissipe ce genre
d'obstacle à la cicatrisation, par des applications
émollientes dans le premier cas, astringentes ou
cathérétiques dans le second, j'aurai fait subir aux
tissus un changement anatomique qui certainement
aura contribué à la guérison. Evidemment alors la
mutation affective sera principalement organique.

Mais si l'ulcère ne présente, dans la conformation
des parties, aucun vice qui soit sujet d'indication ; s'il persiste seulement parce que les facultés
vitales sont lésées, les médicaments qui rétabliront
ces facultés dans le mode nécessaire à la cicatrisation

agiront par influence dynamique, et la mutation
affective sera vitale : c'est ce qui a lieu lorsqu'une
application mercurielle guérit en qualité d'anti-syphilitique. Effectivement, avant la période de réparation, il ne se passe absolument rien d'appréciable
anatomiquement qui puisse donner la raison des
changements heureux survenus ; car, je le répète,
les phénomènes plastiques qui constituent cette
période de réparation sont médicateurs et font
partie de l'effet thérapeutique.

La qualité vitale de la mutation affective est encore bien plus évidente quand la cicatrisation de
l'ulcère succède à l'administration intérieure du
mercure. Tout ce qu'on peut imaginer touchant
l'action de cet agent sur les solides est complètement
hypothétique. Une seule chose est démontrée : c'est
que le système vivant a acquis, d'une façon qui
nous est inconnue, la puissance de réparer les lésions matérielles nées sous l'influence de la cause
morbide syphilitique.

En résumé, reconnaissons qu'un effet thérapeutique se réalisant par des actes plastiques, organiques, ne suppose pas nécessairement une mutation
affective ayant semblable caractère, au moins d'une
manière sensible. De même il est des mutations
affectives, à cachet matériel incontestable, qui
produisent des effets thérapeutiques essentiellement
dynamiques : tel est, par exemple, un vésicatoire
faisant cesser une douleur simple. Selon les circonstances, il convient de provoquer l'une ou l'autre
de ces mutations affectives.

Notre aptitude à faire naître des changements pharmacodynamiques dans les solides, est grande quand l'organe est à la portée de nos moyens artificiels d'action. L'étendue de notre pouvoir varie aussi selon la structure anatomique. Ce sont les parties riches en nerfs, en vaisseaux (peau, muqueuses, parenchymes mous, tissu cellulaire) dont les modifications organiques sont le plus variées et le plus faciles à obtenir. Nous nous adressons, à moins de nécessité contraire, à ces tissus pour les mutations affectives de ce genre.

On a plus de chances de succès quand on agit sur une surface aisément accessible, que lorsqu'on désire modifier un organe profondément situé. Il est pour la même raison plus facile de régler la mutation affective et de la maintenir dans les limites convenables.

Veut-on atteindre un viscère, un tissu plus ou moins éloignés du lieu où le médicament est appliqué, introduit, l'action se divise, perd de son énergie, et généralement on n'est pas aussi sûr de la réussite ; toutefois celle-ci est probable dans beaucoup de circonstances. L'agent pharmacologique est alors absorbé, ou bien il provoque des irradiations dynamiques. Dans certains cas connus d'avance, l'absorption porte la substance presque tout entière sur l'organe à modifier. L'irradiation dynamique s'exerce d'organe à organe, ou bien elle est le produit d'une mutation générale d'abord et puis localisée. J'indique seulement ici ces points de physiologie pharmacologique, bientôt j'en ferai l'objet d'un examen spécial.

§ III. — *Action des médicaments sur les liquides.*

De tout temps on a reconnu que certains médicaments étaient doués de la propriété spéciale de modifier le sang, la lymphe, les fluides sécrétés ou excrétés. Cette idée est vraie et repose sur des faits positifs.

Dans les maladies spontanées, comme dans certaines mutations affectives, il y a, par exemple, antagonisme entre les liquides blancs et les liquides rouges : les uns s'appauvrissent quand les autres prédominent, et réciproquement. L'usage prolongé des médicaments aqueux, émollients, augmente la proportion des humeurs lymphatiques et diminue celle des parties colorées du sang ; les toniques, au contraire, en perfectionnant les digestions et les nutritions, augmentent la quantité des globules. Le fer, véritable tonique hématosique, est regardé, avec raison, comme donnant au liquide sanguin plus de matière colorante et de vitalité.

Certainement les solides ne sont pas étrangers à ces évènements ; et, par exemple, personne ne soutiendra que les organes préposés à la formation du sang, que le cœur, les artères, les veines, chargés de sa distribution, ne ressentent pas l'impulsion de la vertu ferrugineuse, et ne sont pour rien dans les changements dynamiques observés. Il faut convenir cependant que ces changements sont plus appréciables dans la partie liquide que dans la partie solide de l'appareil vasculaire ; et c'est de ce point de vue que l'expression *toniques du sang*, par laquelle on a désigné les ferrugineux, est justifiable.

Il y a par conséquent des médicaments dont les effets se réalisent d'une manière prononcée et utile dans les liquides. Cette propriété mérite d'être prise en considération ; elle a une importance scientifique et pratique que la pharmacodynamie générale doit apprécier, et que la pharmacodynamie spéciale fait connaître dans les détails.

L'influence des médicaments se montre également dans les produits fluides sécrétés. Cette influence a lieu de deux manières ; elle s'exerce principalement : 1º en déplaçant ces fluides ; 2º en modifiant leur nature chimico-vitale.

Les substances qui accroissent fortement les sécrétions et les excrétions, accélèrent l'absorption des fluides épanchés dans les cavités ou infiltrés dans les tissus ; de là, des déplacements qui donnent à certaines mutations affectives un caractère spécial et une utilité manifeste. Un purgatif, un diurétique, un sudorifique, etc., font disparaître, chacun par la voie qui lui est propre, ces sortes d'accumulations ou d'infiltrations, et servent puissamment au soulagement, à la guérison des affections morbides qui les ont produites : c'est ainsi que l'évacuation de la matière d'une anasarque, d'une ascite, par les urines, les garde-robes, est un évènement d'une haute importance dans le traitement de l'hydropisie.

D'autres fois c'est la nature chimico-vitale, c'est la quantité du liquide que nous voulons mo-

difier dans l'intérêt d'un effet thérapeutique. Les
anciens étaient convaincus que la pharmacodynamie
possédait les moyens d'augmenter la sécrétion de la
bile, de donner à ce liquide des qualités favorables
à la guérison de certaines maladies. Cette opinion
est restée dans l'esprit des vrais praticiens, malgré
les attaques dont elle a été l'objet. Le calomel, la
magnésie, l'aloès, les chicoracées, etc., doivent
certainement une partie de leurs effets salutaires à
leur action sur le foie, considéré en tant qu'organe
de sécrétion.

Les médicamentations par les alcalis accroissent
la quantité de l'urine et la rendent incontestablement alcaline. On a observé que cette circonstance
était favorable au traitement de la gravelle, de certains catarrhes vésicaux, de la goutte, etc. Ce sont
là autant de particularités intéressantes dont la
pharmacodynamie fait son profit pour l'étude des
effets de ses agents.

J'ai démontré, je crois, suffisamment la possibilité des mutations affectives dans lesquelles tantôt
le fait dynamique, tantôt le fait organique, mérite
d'être pris en considération particulière ; mais, si
l'on y réfléchit bien, ce point pharmacodynamique
n'acquiert toute son importance que dans les détails
de la science, lorsqu'il s'agit de faire connaître les
vertus dont les espèces médicamenteuses sont douées.
Maintenant je dois me borner à une simple consta-
tation ; car on ne peut en déduire rien de sérieux
pour la pharmacologie générale, si ce n'est que

tous les éléments du système concourent , selon des proportions qui ne sont pas toujours les mêmes, à la production , à la manifestation des affections pharmacodynamiques.

Effectivement, ce que je viens de dire n'ôte et n'ajoute rien à la théorie déjà exposée de l'action médicamenteuse ; celle-ci est toujours dynamique dans son point de départ essentiel. Les organes ne sont que les instruments à l'aide desquels cette activité est sentie et peut provoquer ses conséquences. Il est tout simple que , selon les circonstances , la partie spécialement vitale de la mutation affective occupe le premier rang et domine les scènes dynamico-organiques , ou bien que celles-ci , se prononçant davantage et ayant une utilité évidente , attirent principalement l'attention. Ce sont-là des variations du plus au moins que l'on note avec intérêt, dont on utilise la connaissance en pratique , lorsque l'indication se tire de l'état des facultés vitales, de l'état des solides, de l'état des liquides ; mais il est impossible d'établir là-dessus , entre les mutations affectives, des distinctions fondamentales relativement au lieu où elles s'accomplissent particulièrement.

Il est une autre manière moins subtile , par conséquent plus aisée , plus utile , d'envisager le siége de ce phénomène.

ART. II. — *Parties constituées du système vivant ,
modifiées par les médicaments.*

Je considère actuellement les parties élémentaires

du corps, non pas d'une manière analytique et chacune séparément, mais réunies et formant ce tout organico-vital que les êtres animés nous présentent. Je rechercherai dans quelles limites peuvent se renfermer les diverses mutations affectives.

Il faut se souvenir que ces mutations sont précédées d'un contact matériel et d'une perception efficace.

Le contact s'effectue à l'endroit de l'application, et partout où les molécules de la substance sont transportées par l'imbibition et l'absorption; il donne lieu à des impressions directes. Il y a de plus des impressions indirectes ou par réflexion, s'établissant à l'aide des irradiations dynamiques. Toutes ces impressions, en s'ajoutant, ont une résultante qui est la cause prochaine des mutations affectives.

Celles-ci sont donc toujours primitivement locales; mais elles ne le sont pas de la même manière. Dans les unes, les impressions directes ou par réflexion demeurent latentes; on n'a la certitude de leur existence que par les effets subséquents : ainsi, un médicament opiacé peut ne laisser aucune trace de son activité sur la surface d'application, et cependant être suivi d'une mutation affective narcotique bien prononcée. En d'autres circonstances, les contacts matériels ou dynamiques provoquent des sensations ou d'autres changements appréciables dans les parties primitivement attaquées, avant de donner lieu au reste de la mutation affective : tel serait un sinapisme, cause par son effet local d'une réaction par excitation.

On le voit, à des impressions latentes succède
une mutation affective qui ne l'est pas; ou bien les
impressions et plusieurs des phénomènes consécutifs sont également aperçus. Il y a dans l'action
locale du médicament des choses tantôt utiles ,
tantôt inutiles , tantôt funestes. Connaissons ces
possibilités afin de ne provoquer que ce qui convient.

Si la mutation affective , dans ses effets , ne dépasse pas la limite des lieux impressionnés directement, ou par réflexion , elle reste *locale* et est
caractérisée par cette épithète.

Les impressions sont-elles perçues de manière à
ce que l'ensemble du système soit modifié , la mutation affective est *générale*. Le travail qui s'établit
alors est appréciable ou ne l'est pas , comme je l'ai
dit au chapitre précédent. Dans les deux cas il peut,
ou bien ne pas perdre son caractère de généralisation en affectant à peu près également l'économie
entière, ou bien il se fixe plus spécialement dans une
partie distincte, pour former une mutation affective
locale en retour ou *localisée*.

La mutation affective constituée par tous les phénomènes qui sont de son ressort , présente donc :
1° une période locale ; 2° une période générale ;
3° une localisation. Très-fréquemment elle ne poursuit pas la totalité de cette évolution : alors elle est
générale ou simplement locale. La mutation localisée suppose les deux précédentes, comme la mutation générale implique nécessairement une scène
locale sensible ou non. Ces périodes sont cause l'une

par rapport à l'autre, dans l'ordre selon lequel je les ai énumérées.

Après ce coup-d'œil jeté sur les mutations affectives considérées sous le rapport du siége ou du mode de développement, il sera utile d'étudier séparément ce qu'elles présentent d'important dans chacun des aspects que je viens de caractériser.

§ Ier. — *Mutation affective locale.*

C'est celle qui se passe dans les lieux où se font sentir les premières impressions médicamenteuses. Elle reste seule ou est suivie d'une affection générale. Il convient donc de l'étudier en elle-même et dans ses rapports avec les phénomènes subséquents, c'est-à-dire comme effet d'abord et comme pouvant devenir cause à son tour.

Les médicaments agissent, par contact matériel ou par irradiation dynamique.

Le contact matériel se multiplie par suite de l'absorption, laquelle n'a de prise que sur les molécules portées à une extrême ténuité. La division de la substance dans une grande quantité d'excipient et son application en cet état sur une surface étendue, sa solubilité dans les fluides du corps, la placent dans des conditions physiques favorables à la pénétration. Il est évident que cette atténuation diminue l'activité du stimulus sur le lieu où on le dépose. Aussi est-ce là un moyen souvent employé pour éviter les réactions locales et dissimuler la première période de la mutation affective.

Par contre, si nous voulons avoir un effet borné

à la surface d'application, nous concentrons la substance, et nous la divisons médiocrement afin d'empêcher son absorption.

Toutefois ne croyons pas que, dès l'instant qu'il y a pénétration, les mutations affectives perdent nécessairement leur caractère local. Il en est qui exigent une introduction matérielle ou une influence dynamique, et restent pourtant locales si elles ne s'accompagnent d'aucun phénomène d'ensemble, soit médicamenteux, soit thérapeutique.

Dans ces cas, comme dans tous ceux où il y a en même temps contact matériel et irradiation, il est très-difficile de préciser la part causale de chacun de ces phénomènes, surtout lorsque la mutation affective se limite dans les environs du lieu de l'application. Ainsi, quand on guérit la névralgie d'un nerf sous-cutané par l'apposition d'un narcotique dans le lieu le plus proche, on ne peut pas affirmer que l'influence dynamique à distance n'est pour rien dans l'évènement; d'un autre côté, il est très-probable qu'une partie de la substance, pour si minime qu'on la voudra, a pénétré jusqu'au nerf malade.

Mais lorsque les effets se montrent promptement et dans des organes éloignés, on est autorisé à affirmer que l'absorption n'a pas pu y transporter le médicament. La mutation affective, qui arrête brusquement une métrorrhagie, par exemple, à la suite de l'ingestion d'une cuillerée de potion astringente, s'est positivement fait sentir de l'estomac à l'utérus par irradiation dynamique.

Il est donc important de savoir les divers modes d'agir de l'irradiation dynamique, de l'imbibition et de l'absorption, pour nous rendre compte des espèces de mutations affectives locales dont l'admission est utile en pratique.

Je reconnais des mutations affectives locales s'exerçant dans le lieu même de l'application ou dans son voisinage immédiat : je les appelle *mutations affectives par pansement*. D'autres attaquent des parties plus ou moins éloignées. Parmi elles, il en est dans lesquelles le transport matériel de la substance joue le principal rôle : ce sont les *mutations affectives locales par absorption*. Il en est enfin dans lequel le fait de pénétration est principalement dynamique : ce sont les *mutations affectives locales par irradiation vitale*.

Il serait hardi d'affirmer l'exclusion absolue de l'un de ces procédés dans un cas quelconque. Je crois être dans le vrai en soutenant que partout et toujours il y a plus ou moins d'imbibition, d'absorption et d'irradiation. Seulement un de ces phénomènes domine selon les circonstances, et devient ainsi la principale cause. Mais jamais, selon moi, on ne peut péremptoirement démontrer qu'il existe seul.

Prenons le cas le plus simple, une mutation affective par pansement : n'est-il pas certain que la substance passe au-delà de la surface d'application quand elle est soluble? Et si elle est insoluble, n'est-il pas probable qu'une partie minime, une émanation si l'on veut, a pénétré dans les parties au moins les plus voisines?

L'irradiation dynamique s'exerçant dans un rayon borné me paraît encore établie sur des motifs plus plausibles. Il est bien difficile de supposer qu'elle ne se fait pas sentir aux parties contiguës à celles avec lesquelles le médicament est en contact immédiat. Une molécule vivante ne reste pas tout-à-fait étrangère à la mutation subie par sa voisine. Il y a alors une espèce de contagion qui s'établit de proche en proche, véritable propagation allant en s'affaiblissant à mesure que le cercle s'agrandit, jusqu'à ce qu'enfin le mouvement soit épuisé. C'est ainsi que je me rends compte de l'action sédative d'un cataplasme émollient placé sur un phlegmon. Cette action, se propageant dans un cercle restreint, est due tout à la fois à l'imbibition physique, à l'absorption et à l'irradiation vitale. La mutation affective astringente locale, provoquée par l'oxyde rouge de fer, est précédée des mêmes phénomènes, bien que cependant l'absorption par suite de l'insolubilité de la substance soit ici réduite à de très-minces proportions.

La conclusion pratique de ce que je viens de dire est qu'on peut obtenir des mutations affectives de voisinage ou de contiguité, bien que l'agent n'offre pas des conditions favorables à l'absorption ; celle-ci étant pourtant, on le conçoit, une circonstance très-propre à étendre et à augmenter l'effet.

Je viens de supposer que les parties avoisinant la surface d'application ont une égale aptitude à transporter le médicament ou à propager dynami-

quement les impressions reçues par cette surface :
la chose n'arrive pas toujours ainsi.

Tout le monde sait que l'absorption est favorisée
par la présence des vaisseaux lymphatiques et des
veines. Lorsqu'il s'agit d'établir des mutations médicamenteuses dans un organe, il sera utile, après
avoir usé des moyens physiques susceptibles de favoriser la pénétration de l'agent, de placer celui-ci
sur un lieu communiquant avec cet organe à l'aide
de courants lymphatiques ou veineux.

Quant à l'irradiation dynamique, l'expérience
a également prouvé qu'il est des tissus doués de
facultés vitales qui les rendent particulièrement
aptes à servir de voie à cette irradiation, laquelle
alors se dirige d'un côté plutôt que d'un autre.

Ainsi, il est des liens anatomiques servant de véritables conducteurs : tels sont les nerfs. N'oublions
pas cette particularité quand nous voudrons obtenir
certaines mutations affectives locales que je propose
de nommer *mutations affectives par connexion anatomique*. Cela nous permet d'expliquer, par exemple,
pourquoi, dans le but de dissiper une douleur, il est
avantageux de placer l'agent pharmacologique le
plus près possible du tronc nerveux dont les rami-
fications se distribuent dans la partie souffrante.

Il est aussi démontré qu'une impression médicamenteuse portée sur un organe faisant partie d'un
appareil de fonction sera, tout égal d'ailleurs, ressentie par les autres organes composant cet appareil. Il existe entre les parties agissant ensemble ou
successivement une harmonie préétablie, renforcée

par l'habitude, harmonie au moyen de laquelle
elles sont jusqu'à un certain point solidaires. En
profitant de ce privilége, on obtient des mutations affectives locales que l'on peut appeler *par
connexion fonctionnelle*. Je citerai pour exemple
la titillation de la pituitaire à l'aide de vapeurs ou
de poudres irritantes dans les cas où l'on veut provoquer l'action expulsive des organes respiratoires.
Pareillement on sait que les purgatifs ont un succès
plus complet lorsqu'on les met en rapport avec l'estomac que quand on les administre par la peau, etc.
La communication à l'intestin de cette action spéciale portée sur l'estomac est, à mes yeux, incontestable et entre certainement pour sa part dans la
production de l'effet. Je rappelle à ceux qui vou-
draient la nier les cas de purgation observée lors
même que le médicament a été rejeté par le vomissement. Ce sont des connexions fonctionnelles qui
expliquent ces aptitudes particulières.

Un autre genre d'irradiation dynamique est la
sympathie. Ici les voies de communication sont inconnues. Le fait sympathique se constate expérimentalement et ne s'explique pas. Le praticien
versé dans la physiologie de l'homme sain ou malade, utilise cette donnée empirique pour provoquer
des *mutations affectives locales sympathiques*. C'est
par les sympathies qu'on explique certaines amau-
roses, certaines ophthalmies dépendant d'un état
morbide abdominal. C'est aussi par les sympathies
qu'une mutation affective provoquée dans l'organe primitivement atteint se fait sentir consécuti-

11

vement à l'œil malade, et peut devenir thérapeutique.

Enfin, il est des mutations affectives locales dont on ne peut se rendre compte à moins d'admettre dans le système vivant la faculté de concentrer l'action du médicament sur un organe donné. Ainsi, plusieurs substances, quel que soit le lieu de leur application, ont une tendance évidente à provoquer les mêmes effets : tartre stibié pour l'estomac, mercure pour les glandes salivaires, etc., etc. Faute de pouvoir mieux caractériser cette propriété singulière, on a appelé les médicaments qui la présentent des *spécifiques* d'organes. La mutation affective locale obtenue avec eux serait convenablement caractérisée par l'épithète d'*élective*.

On se rappelle ce que j'ai dit touchant le genre d'élimination de plusieurs médicaments qui sont expulsés de l'économie par tel émonctoire ou par tel autre. Les organes qui font partie de cet appareil excréteur subissent alors un accroissement d'action, lequel, quand il est suffisamment énergique, constitue une espèce à part de *mutation affective locale élective*.

Tels sont les principaux modes de mutation affective locale. L'irradiation dynamique et la pénétration matérielle y remplissent tour-à-tour le premier rôle et se réunissent pour les produire avec des nuances très-variées, selon les cas. On profite des notions anatomiques et physiologiques connues pour augmenter l'intensité du phénomène dont on a principalement besoin.

Ces premiers évènements peuvent s'accomplir d'une manière silencieuse, et alors la mutation affective, pour être manifeste, exige l'apparition de symptômes généraux. Mais très-souvent il existe seulement des scènes locales, susceptibles d'être efficaces par elles-mêmes pour la curation des maladies, lorsque les mutations thérapeutiques doivent être locales aussi. Tout se passe comme partout ailleurs, avec cette seule différence que le système vivant, dans son ensemble, reste, en apparence du moins, tel qu'il était auparavant. On retrouve dans ces mutations affectives les qualités que j'ai reconnues à cette opération pharmacodynamique dans le chapitre précédent. Elles sont latentes ou appréciables, et constituées par une période préparatoire, par une autre de réalisation dont les phases de développement, de terminaison, sont également semblables à celles dont j'ai déjà parlé. Tout cela s'exécute à l'aide des facultés dévolues aux parties impressionnées.

La mutation affective locale avorte, ou n'est que le commencement d'une mutation générale, lorsque les phénomènes préliminaires (pénétration matérielle, influences dynamiques) existent seuls sans que la partie soit notablement modifiée. La présence d'un travail exprimé par des symptômes ou bien, quand il est latent, par des effets thérapeutiques, est nécessaire pour que la mutation affective locale existe. Celle-ci peut devenir à son tour cause d'une affection de l'ensemble. Alors on a une mutation générale provoquée par une mutation locale complète.

Ainsi, l'action locale des médicaments peut se
présenter sous trois aspects : 1° elle prépare une
modification d'ensemble, et n'aurait rien d'utile si
elle ne parvenait pas à ce but ; 2° elle est constituée
par un travail local qui suffit à l'effet thérapeutique désiré ; 3° le travail local suscite une mutation du corps entier, tantôt inutile, tantôt funeste,
mais quelquefois salutaire. Telle est la filiation de
ces phénomènes dont l'étude va être poursuivie à
propos de la mutation affective générale.

§ II. — *Mutation affective générale.*

Cette mutation se suppose rationnellement lorsqu'elle a produit des effets thérapeutiques d'ensemble, ou bien elle se reconnaît par des symptômes indiquant que les facultés centrales (innervation, circulation, calorification) s'exercent
autrement qu'auparavant.

Elle s'établit, comme je l'indiquais tout-à-l'heure,
de deux façons : immédiatement, d'emblée, si les
scènes locales sont réduites aux proportions de phénomènes simplement préparatoires et ne présentent
aucun changement méritant d'être pris en considération. Cette mutation affective générale, que j'appelle
immédiate, s'observe toutes les fois que la substance
exerce son activité, sans attaquer au préalable
d'une manière sensible les parties en rapport avec
elle. C'est ainsi que l'opium, le mercure, etc., modifient très-souvent le corps vivant dans son entier,
avec une tolérance parfaite de la part des surfaces
d'application.

Je nomme *médiate* la mutation affective générale qui reconnaît pour cause un travail local manifeste : effets consécutifs des vésicatoires, des émétiques, des purgatifs, etc.

Cette distinction n'est que relative, car, ainsi que je l'ai établi, toutes les mutations sont précédées d'impressions locales. Seulement celles-ci ne sont pas toujours assez énergiques pour amener une notable modification dans les lieux où elles s'exercent. A ce point de vue, il n'est pas de mutation générale qui ne soit médiate.

L'irradiation dynamique est la principale cause à laquelle on peut rapporter la mutation affective générale lorsque l'agent n'est pas sensiblement absorbé. Tels sont les cas où, comme on l'assure, une dose de quinquina a guéri une fièvre intermittente, bien que le remède, quelque temps après son ingestion, ait été vomi en entier.

Le plus souvent une absorption plus ou moins complète du médicament est nécessaire au développement des effets pharmacodynamiques généraux.

Il y a fréquemment indication d'obtenir une mutation générale sans léser en rien les surfaces d'application et de transport. Dans ce cas, on choisit une substance incapable d'irriter les tissus, ou bien, si elle a des propriétés irritantes, on l'éparpille sur une large étendue ; on la suspend, et mieux on la dissout dans un véhicule correctif ; on prescrit de petites doses chaque fois ; on favorise en un mot son absorption, de manière à ce qu'elle ne séjourne pas long-temps sur la partie. Si l'on réussit, et la chose est souvent aisée, l'action locale passe inaperçue.

L'expérience du passé ou l'apparition de quelques symptômes d'ensemble font connaître qu'une quantité suffisante de la substance a été introduite. On est exposé à se tromper malgré les enseignements acquis sur les doses et le mode d'administration reconnus les meilleurs, quand la mutation affective doit être latente. A la suite d'une erreur de ce genre, il survient des symptômes locaux ou généraux, dont le moindre défaut est l'inutilité. Aussi, dans le doute, si la substance est énergique et que rien ne presse, vaut-il mieux marcher lentement vers le but que de s'exposer à le manquer ou à le dépasser en voulant l'atteindre trop tôt. Je donnerai du reste plus tard les règles qui doivent diriger dans ce mode de médicamentation.

La mutation affective générale est médiate de deux manières. 1° L'affection de tout le système est de même nature que la mutation locale; celle-ci se généralise et se propage par une espèce de diffusion : telle est une excitation de tout le système causée par une excitation locale. 2° L'affection locale n'est pas susceptible de généralisation ; elle en provoque une autre qui diffère selon la manière avec laquelle elle est sentie et les dispositions vitales existant actuellement : c'est la mutation affective générale indirecte. Je cite, comme exemple, l'effet affaiblissant qui succède à l'action d'un purgatif, d'un émétique, etc.

Enfin, on observe des mutations générales dans

lesquelles les actions diffusive ou indirecte ne suffisent pas à l'explication de la totalité des phénomènes. Il faut admettre également qu'une portion du médicament a agi sur l'ensemble des forces, après absorption. Ainsi, un bain médicamenteux est suivi de phénomènes provenant de la modification éprouvée par le tégument, et d'autres qui dépendent de l'introduction silencieuse de la substance dissoute dans l'eau de ce bain.

Quel que soit le mode selon lequel la mutation affective générale s'établit, elle poursuit et termine son évolution sans peser sur un organe plutôt que sur un autre, ou bien ses effets portent d'une manière notable sur une partie : dans ce dernier cas, la mutation affective est dite localisée.

§ III. — *Mutation affective localisée.*

Une foule de localisations sont possibles après une mutation générale. Je ne puis parler ici de tous les évènements de ce genre dont les maladresses pratiques et les bizarreries idiosyncrasiques accroissent singulièrement le chiffre ; j'exposerai seulement la manière selon laquelle les localisations s'établissent : cela suffira pour la connaissance de ce phénomène et l'intelligence des règles cliniques que je donnerai plus tard à son sujet.

Evidemment les localisations pharmacodynamiques sont l'analogue de celles qui surviennent après une affection générale spontanée. Il n'y a pas de différence fondamentale entre une phlegmasie, une hémorrhagie succédant à une fièvre inflammatoire,

ét les mêmes accidents survenant après une excitation d'ensemble provoquée par des médicaments.
Sauf la cause provocatrice, tout est pareil de part
et d'autre. Les affections du corps entier tendent à
peser tôt ou tard d'un côté plutôt que d'un autre.
La localisation est cette tendance passée en acte ;
c'est la manifestation plus marquée dans un appareil ou dans un organe de l'état nouveau dans
lequel se trouve le système.

Les localisations traduisent donc, par la nature
des lésions qui les constituent, celle du mouvement d'où elles dérivent ; une affection excitante
sera suivie d'irritation, de phlegmasie, de fluxion,
d'hémorrhagie active, etc. Une affection asthénique
produira des scènes locales de collapsus, de phlegmasie à mauvais caractère, de gangrène, etc. ;
tout cela peut être l'effet d'une cause artificielle
pharmacodynamique, comme d'une cause morbide
quelconque extérieure ou intérieure.

Il est ordinairement facile de distinguer la mutation affective locale de la mutation localisée. Celle-
ci suppose toujours l'existence préalable d'une modification des facultés générales du système ; l'autre
peut être suivie, mais n'est pas précédée d'évènements de ce genre. La mutation locale survient peu
de temps après l'administration de la substance ; la
localisation exige un intervalle relativement plus
long, qui est consacré à l'accomplissement des phénomènes souvent complexes dont elle a besoin pour
se produire.

Ne confondons pas avec la localisation la mutation locale que j'ai appelée élective, pas plus que celle qui est uniquement la conséquence de l'élimination d'un médicament. On reconnaît toujours les mutations locales à cette circonstance que le système ne témoigne ni par des symptômes, ni par des effets thérapeutiques, qu'il a été modifié dans sa totalité.

Les localisations pharmacodynamiques se comportent, ai-je dit, comme celles qui proviennent d'une mutation morbide spontanée. De même que celle-ci peut porter son effort sur la lésion primitive qui l'a provoquée, ainsi une réaction d'ensemble d'origine médicamenteuse peut donner plus d'énergie à la mutation locale dont elle est la conséquence. Une irritation violente amenée par un caustique, un rubéfiant, un vésicant, etc., s'accroîtra et prendra même un fâcheux caractère par l'influence en retour de l'affection générale qu'elle aura soulevée dans le système.

La mutation locale est donc capable d'attirer sur elle les mouvements localisateurs. Dans ce cas, le siége des deux affections locale et localisée, est identique; ce n'est pas une raison pour les confondre.

Ce fait se rattache à la loi pathologique d'après laquelle une réaction générale est plus vivement sentie, tout étant égal d'ailleurs, sur les parties de l'économie rendues infirmes par une cause quelconque.

En conséquence de cette même loi, les localisations se réalisent de préférence sur les organes les moins sains, pourvu qu'ils soient suffisamment éle-

vés en sensibilité : ceci est d'une grande importance
dans la pratique pharmacodynamique. On ne doit
pas oublier par exemple qu'une mutation affective
portera particulièrement sur les poumons chez les
individus dont la poitrine est faible , et qu'en
général les parties malades sont celles qui attirent
sur elles les effets des provocations auxquelles le
système vivant est exposé. Le praticien fait son
profit de ces données physiologiques et se comporte
différemment, selon l'utilité ou l'inconvénient qu'il
y a à favoriser cette tendance. On s'explique ainsi
pourquoi la même mutation affective est tantôt
funeste, tantôt salutaire.

Un traitement tonique général augmente l'irritabilité morbide d'un viscère porté à l'inflammation;
il dissipe, au contraire, celle d'un organe atteint
de langueur asthénique. La localisation, dans les
deux cas , est appelée sur la partie infirme ; mais
elle y provoque des effets différents parce que la
cause de l'état morbide n'est pas la même.

Les mutations affectives générales ont , par elles-
mêmes , des tendances qui permettent de prévoir
certaines localisations. Celles qui affectent principalement le système des vaisseaux sanguins amènent
des pléthores , des phlegmasies , des anémies locales ,
des hémorrhagies actives ou passives ; celles qui
portent sur les facultés sensitives et motrices sont
suivies de douleurs , de spasmes , de contractions ,
de débilités , de paralysies. Mais les médicaments
ne provoquent pas toujours exactement la mutation
affective désirée.

Selon le mode d'administration et les prédispositions du sujet, ils impressionnent souvent l'économie d'une façon autre que celle qui les caractérise dans une classification pharmacodynamique. Il en résulte que tel agent dit nervin suscite des effets vasculaires ; tel autre dit tonique sanguin amène des scènes d'irritabilité nerveuse, etc. Prescrits mal-à-propos, le fer augmente cette irritabilité ; l'opium, le narcotique par excellence, excite l'appareil des vaisseaux et donne lieu à des congestions sthéniques.

Il est souvent difficile de distinguer dans les localisations ce qui est le fait du médicament et ce qui est le fait de la maladie. Cela arrive lorsque la maladie du remède se confond avec la maladie primitive, chose qui, ainsi qu'on l'a vu, se présente fort souvent. Alors la localisation provient d'un mouvement unique, mais dont la cause est double ; et chacune de ces causes entre, selon les cas, pour une part plus ou moins grande, dans la production de l'effet survenu. Si l'on veut apprécier ce qui leur revient, il est indispensable de savoir d'une part les tendances actuelles du corps vivant, et de l'autre en quoi ces tendances ont pu être modifiées par l'intervention du médicament. Un exemple donnera l'idée du genre de raisonnement qu'il faut faire en pareille circonstance.

Un individu est atteint d'une fièvre adynamique ; on lui applique un ou plusieurs vésicatoires. Sous l'influence de ce moyen pharmacodynamique l'excitation fébrile augmente, et, au bout de quelques jours, les plaies artificielles se gangrènent. D'où vient

cette espèce de localisation , du médicament ou de
la maladie primitive ? Voici comment on peut essayer
de résoudre ce problème.

Un vésicatoire convenablement appliqué dans les
circonstances ordinaires n'est pas suivi de gangrène.
Celle-ci provient donc essentiellement , dans le cas
cité, d'une fâcheuse disposition du corps vivant, que
révèle du reste , d'une manière incontestable , l'état
adynamique dans lequel il est plongé. Mais le vésicatoire, par irritation ou par l'introduction d'un
principe septique , abat encore davantage les forces
du sujet, et ajoute par conséquent à l'asthénie des
solides et des liquides qui prépare à la gangrène. En
conséquence , la phlegmasie cutanée a augmenté la
disposition existant déjà aux manifestations gangré-
neuses. Bien plus , aucune gangrène , selon toutes
les probabilités , ne serait survenue si la plaie artificielle n'avait pas fourni un lieu favorable à son
établissement. Donc le vésicatoire a été aussi cause
déterminante , en plaçant le tégument dans des
conditions favorables à la mortification. En conséquence , le vésicatoire et la maladie primitive ont
concouru à produire la gangrène. La maladie
primitive a donné la prédisposition ; le vésicatoire a été cause auxiliaire et déterminante, et il
explique de plus pourquoi l'escharre s'est formée
à l'endroit de l'application du médicament plutôt
qu'ailleurs.

Il est inutile de multiplier les exemples de ce
genre ; il me suffit du précédent pour montrer comment il faut interpréter les phénomènes lorsque la

mutation affective et la maladie se réunissent pour
produire des localisations.

D'autres effets se présentent à peu près toujours
les mêmes lorsqu'on a administré certains médicaments. On est alors obligé d'admettre qu'ils dépendent en majeure partie d'une propriété inhérente
à ces médicaments. Ainsi, la pharmacodynamie
nous apprend que telle substance donnée jusqu'à
saturation fait naître une cachexie avec des localisations spéciales : le mercure provoque des saliva-
tions, des stomatites, des ulcérations, des éruptions
cutanées ; l'iode atrophie les glandes lymphatiques ; le quinquina amène des irritations nerveuses ;
l'opium affaiblit le centre cérébro-spinal, etc. Ces
localisations, bien que pouvant être modifiées par
l'état présent du sujet, oscillent pourtant entre des
limites assez rapprochées, et présentent ordinairement un siége et une physionomie de prédilection.

Après avoir ainsi apprécié les influences individuelles ou médicamenteuses qui président aux localisations, je vais dire comment celles-ci se comportent
habituellement par rapport à la mutation affective
générale qui les a produites.

La localisation est par rapport à l'affection de l'ensemble un symptôme qui en révèle l'accroissement
d'intensité et les transformations possibles. C'est
un pas nouveau fait dans l'ordre d'évolution des
phénomènes. Habituellement des vomissements ne
se montrent pas après l'administration d'un peu de
substance opiacée ; leur apparition annonce une
narcotisation plus avancée. On conçoit que le corps

saturé d'un médicament doit subir des changements
qui ne sont pas ceux que l'on observe lorsque les
doses sont petites et peu nombreuses. La maladie
du remède prend des caractères divers dans chacune
des phases qu'elle peut parcourir ; elle ne diffère
pas seulement par le degré. Le quinquina cesse
d'être tonique, il est même suivi d'effets adynami-
ques, s'il est administré à doses exagérées.

La localisation suffisamment intense est le point
de départ d'une réaction nouvelle, dont les conséquences s'ajoutent à celles qui existent déjà.
De là, pour la maladie du remède, un motif de
durée et de complications qu'il ne faut pas perdre
de vue en pratique. Une stomatite violente due à la
mercurialisation peut s'accompagner de désordres
locaux qui deviennent, à leur tour, cause d'une
affection générale morbide nouvelle, provoquée
certainement, quoique d'une manière médiate, par
le médicament administré.

D'autres fois la localisation met fin à la mutation
ou la diminue notablement. Ceci arrive quand elle
remplit le rôle de crise par rapport à cette mutation.
Alors les localisations sont résolutives : telles sont
des sueurs, des urines abondantes, qui terminent
une excitation pharmacodynamique.

Il est donc essentiel de distinguer les localisations
synergiques, produit d'un mouvement médicateur, et
les localisations sympathiques qui sont l'expression
de la souffrance du système en butte à l'action d'une
cause nuisible. Celles-ci seront soigneusement évi-
tées toutes les fois qu'on ne pourra en retirer aucun

avantage thérapeutique ; il est toujours prudent de s'en méfier.

Les études de mutation affective auxquelles je viens de me livrer, avaient pour objet de la faire connaître dans ses aspects les plus importants, sans indiquer le parti que l'on peut en retirer pour le soulagement ou la curation des maladies. Je juge maintenant indispensable de parler de l'effet thérapeutique considéré également, abstraction faite de la mutation qui l'a précédée. Ce second travail accompli, il me sera aisé d'apprécier les rapports qui unissent les deux ordres de phénomènes, et de formuler les règles relatives à l'art de provoquer des mutations affectives médicatrices.

CHAPITRE SIXIÈME.

—

EFFET THÉRAPEUTIQUE.

—

Le lecteur se rappelle que les effets thérapeutiques constituent la fonction par laquelle le système vivant, affecté par le médicament, utilise cette affection pour prévenir, soulager ou guérir les maladies. En d'autres termes, c'est la mutation affective mise en œuvre en tout ou en partie par la faculté médicatrice, et satisfaisant, en vertu de cette intervention, des besoins qui lui sont antérieurs et que par conséquent elle n'a pas créés. Je distingue ainsi les efforts médicateurs destinés à l'élimination ou à la neutralisation du médicament, de ceux qui, favorisés par l'influence de ce médicament, accomplissent d'autres synergies. Ceux-là font partie de la mutation affective; les derniers seuls appartiennent à l'effet thérapeutique.

De même que des phénomènes semblables à ceux de la mutation affective peuvent être le produit d'impulsions qui ne sont pas pharmacologiques, ainsi les phénomènes de l'effet thérapeutique ne se distinguent, absolument parlant, que par leur cause extérieure, des autres mouvements dynamiques ayant même but. Tous les actes dont le système dispose contre les agents pathologiques, et leurs conséquences, se ressemblent. C'est toujours la tendance à rappeler les fonctions dans leur voie normale, à agir pour le bien-être et la longévité.

L'effet thérapeutique va au-devant d'une nécessité produite par l'état pathologique, et répond par conséquent à une indication.

Mais il y a beaucoup d'indications impossibles à remplir par les mutations affectives connues. Il en est d'autres que des moyens thérapeutiques hygiéniques ou chirurgicaux remplissent mieux. C'est au praticien à choisir ce qui lui offre les meilleures chances de succès.

On peut dire d'une manière générale que l'indication du médicament se révèle lorsque, l'insuffi-

sance de la faculté médicatrice, seule ou aidée par
des actions hygiéniques, étant démontrée, il y a
lieu d'espérer que d'autres mutations dynamiques
plus énergiques donneront à cette faculté la puissance qui lui manque.

Guérir par l'hygiène est, tout égal d'ailleurs, le
mode le plus souhaitable. L'hygiène, du reste, est
toujours indiquée, et l'observance de ses préceptes
est nécessaire dans tous les cas.

La pharmacodynamie fournit ensuite le concours
de ses mutations affectives.

On s'adresse enfin à la chirurgie pour les indications exigeant des procédés d'une nature mécanique
ou chimique.

Dans le langage de l'école, la matière de l'hygiène comprend des stimulus qu'on a long-temps
appelés *non naturels*, pour indiquer qu'extérieurs
au corps vivant, ils ne font pas partie de sa nature
propre, au moment où ils sont employés. Mais, relativement aux autres agents, ils sont sans contredit
les moins *non naturels*, car il en est qui finissent
par devenir notre substance, et tous sollicitent le
système dans le sens de ses actions les plus normales, les plus nécessaires. La matière pharmaceutique s'écarte notablement de ce type; le plus
souvent elle ne s'assimile pas à nous, et provoque
des fonctions extraordinaires, se passant néanmoins
dans la sphère dynamique, qui spécifie, caractérise
les individus vivants. La matière chirurgicale est
encore plus étrangère aux facultés qu'elle doit modifier, puisque ses effets immédiats sont de l'ordre

12

brut. Parmi les trois séries de modificateurs que
nous utilisons, elle peut donc être regardée comme
étant la plus *non naturelle*.

Je dois seulement parler ici des services que rendent les médicaments. Recherchons comment il est
possible de les obtenir.

L'indication est fournie au médecin par la thérapeutique. Celle-ci montre le but qu'il faut atteindre. La pharmacodynamie fournit son contingent de moyens, et enseigne à s'en servir convenablement.

Le pharmacodynamiste agit comme auxiliaire du
thérapeutiste. Le choix du médicament et le mode
d'administration, voilà seulement ce dont il a à
répondre, voilà ce qu'il se contente de faire connaître. Le problème de l'effet thérapeutique est
donc un problème mixte qui se pose et se résout
par les secours combinés de la thérapeutique et
de la pharmacodynamie. C'est le trait d'union qui
unit ces deux sciences évidemment inséparables au
moins en pratique, parce qu'elles s'y complètent
mutuellement.

Du point de vue spéculatif, il n'en est pas de
même. La pharmacodynamie doit rester sur son
terrain propre, et admettre comme connu ce qui,
tout en l'intéressant, ne lui appartient cependant
pas. Ainsi, je ne discuterai pas les indications; je
les emprunterai à la thérapeutique toutes formulées.
Il sera seulement question de l'art de les remplir
avantageusement avec les médicaments. En d'autres
termes, je dirai comment il convient de provoquer

et de régler les mutations affectives, pour qu'elles aboutissent à un résultat favorable.

Avant d'entamer ce sujet, je vais arrêter un instant l'attention du lecteur sur la fonction médicatrice ; je la considérerai ensuite dans ses aspects les plus importants, les plus caractéristiques.

La fonction médicatrice se révèle par l'effet thérapeutique. Ce dernier en est le symptôme pathognomonique et la résume tout entière. Aussi n'y a-t-il aucun inconvénient à accorder le même sens à ces deux expressions que je me propose d'employer indifféremment. La fonction médicatrice, conséquence ou transformation de la mutation affective, en renferme une partie, celle qui a contribué à la produire.

Quant à la cause prochaine, efficiente de la mutation salutaire, elle se dérobe à l'investigation directe, ainsi que celle de tous les faits vitaux ; on ne la connaît que par ses précédents et ses résultats appréciables. Nous avons l'espérance plus ou moins fondée de la mettre en jeu, en prenant certaines précautions connues ; mais la certitude du succès n'est acquise que lorsque la maladie subit ou a subi le changement désiré ; encore faut-il être sûr que, sans le médicament, ce changement n'aurait pas eu lieu.

L'appréciation des causes préparatoires et déterminantes de la fonction médicatrice appartient à la pharmacodynamie : c'est la face pharmacologique du problème. L'appréciation des conséquences est du ressort d'une autre science : c'en est la face thérapeutique. Les suites de cette fonction m'occuperont donc le moins possible ; les faits antérieurs, au contraire, seront soigneusement examinés ; ils constituent l'objet essentiel d'un livre de la nature de celui-ci.

La question de convenance ou de disconvenance des effets thérapeutiques, par rapport au bien-être ou à la longévité des malades, ne pouvant pas être discutée ici, je suppose que la thérapeutique s'est prononcée là-dessus, et j'admettrai seulement des résultats médicateurs bons et valables. Je me contenterai d'indiquer en quoi ils consistent; puis j'étudierai les rapports existant entre ces effets thérapeutiques et la mutation affective.

Pour bien comprendre ce que j'ai à dire sur ce sujet, on se rappellera que la mutation affective et la mutation thérapeutique sont deux phases, deux aspects différents d'une opération continue qui est la médication. Il est donc bien facile de confondre mal-à-propos leurs phénomènes respectifs. De tout temps cette erreur a été commise, et elle est encore fort commune aujourd'hui. Nous voyons très souvent le fait de mutation affective érigé en fait thérapeutique.

Le mal ne serait pas grand, et la philosophie seule aurait droit de remontrance, s'il s'agissait seulement d'une faute de spéculation pure, consistant à prendre le moyen pour le but, la cause pour l'effet. Malheureusement, et cela arrive plus souvent qu'on ne croit, l'erreur pratique suit presque toujours l'erreur théorique, et alors les conséquences peuvent devenir fâcheuses.

Ainsi, professer l'identité du fait de mutation affective avec le fait thérapeutique, c'est admettre qu'il suffit d'obtenir le premier pour avoir le second. Il est positif cependant que toute mutation affective, même parvenue à son développement complet, peut n'être suivie d'aucune synergie médicatrice.

On réussit sans peine, par exemple, à purger, à narcotiser, etc., etc.; mais rendre cette purgation, cette narcotisation, etc., favorables au malade, est une entreprise autrement difficile. Que sera-ce si l'utilité de tel phénomène de mutation affective est admise par erreur ? Cette illusion n'est pas rare aujourd'hui que la tendance des esprits est de rapporter, autant qu'on le peut, les effets vitaux à une cause visible. Avec de semblables idées, le danger pratique de la confusion contre laquelle je m'élève saute à tous les yeux. Sur la foi de sa théorie, le praticien s'efforcera, par tous les moyens, de provoquer le phénomène de mutation affective qu'il croira indispensable, et qui cependant, en réalité, est inutile, s'il n'est pas pire.

Des fautes de ce genre, long-temps consacrées comme dogme pratique, sont maintenant unanimement reconnues. Jadis on était convaincu que le mercure devait porter son action sur les glandes salivaires pour devenir anti-syphilitique; et l'on poussait, chez tous les malades, le traitement jusqu'à la salivation. Je pourrais citer plusieurs exemples analogues qui prouveraient également, de la manière la plus péremptoire, qu'en confondant l'effet thérapeutique avec un évènement plus ou

moins saillant de mutation affective, considéré
à tort comme nécessaire, on expose le malade à
des inconvénients réels.

Enfin, dans l'opinion que je combats, le médecin
est instinctivement porté à exagérer l'importance de
la mutation affective ; il en provoque le développement au-delà des besoins ; il méconnaît les avantages de la mutation affective latente ; de là, des
accroissements de dose intempestifs qui font manquer l'effet thérapeutique, incommodent le patient
en pure perte et assez souvent aggravent son état.

Je tiens pour certain que, pour bien connaître
les relations qui existent entre le médicament et ses
résultats salutaires, il faut préalablement distinguer
l'affection qu'il provoque en sa qualité de stimulus
de la fonction curatrice qui se développe en vertu
de cette affection. Alors les deux données du problème étant nettement posées, il est plus aisé de
reconnaître ce qui, dans l'une, convient à l'autre,
ce qui, dans la seconde, appartient à la première.

Cette discussion préparera le lecteur à bien comprendre ce que je dirai touchant le diagnostic de la
fonction médicatrice. Je le prie de se souvenir aussi
que je ne vais pas m'occuper de l'effet curateur,
considéré par rapport à ses conséquences, et abstraction faite de sa cause. C'est, je le répète, la
thérapeutique qui fait le signalement de ce phénomène ainsi envisagé, et en apprécie les avantages
absolus et relatifs pour le sujet. Il s'agit ici seulement de l'effet thérapeutique d'origine médicamenteuse, examiné de manière à ce que l'on puisse

remonter à cette origine. Ainsi, l'étude pharmacodynamique de la fonction médicatrice a pour but
d'établir les relations qui unissent les révolutions
morbides salutaires aux mutations affectives.

Mais pour parvenir à l'étiologie d'un évènement
quelconque, il faut connaître les qualités qu'il est
susceptible de présenter. Déterminons celles qui
caractérisent les principaux effets thérapeutiques.

CHAPITRE SEPTIÈME.

PRINCIPAUX EFFETS THÉRAPEUTIQUES.

Les distinctions que je propose et que je présente
comme type des effets thérapeutiques le plus souvent recherchés, s'appliquent aussi à des faits qui
sont en dehors de la pharmacodynamie. On obtient
des résultats semblables à ceux que je vais men-
tionner, à l'aide de mutations qui ne sont pas
d'origine médicamenteuse. C'est donc une question
de thérapeutique générale dont j'éclairerai ici le
côté pharmacodynamique, et qui, traitée ainsi,
me permettra de montrer l'étendue de la puissance
bienfaisante des médicaments, et de préparer à l'é-
tude étiologique que j'ai promise.

Toutes les mutations affectives n'ont pas un effet
médicateur pour objet direct et immédiat. Il en

est qu'on institue préalablement pour favoriser ou
rendre possible une autre mutation, laquelle seule
deviendra curative. Je les appelle mutations affectives *préparatoires :* telles sont, par exemple, les
dénudations artificielles nécessaires à l'endermie,
et les pratiques médicamenteuses, purgations ou
autres, que l'on prescrit dans le dessein d'augmenter l'énergie des facultés absorbantes auxquelles
on confie ensuite de nouveaux médicaments destinés
cette fois à imprimer à la maladie des mouvements
salutaires. Ainsi, la mutation affective *préparatoire*
est par elle-même impuissante sur cette maladie,
elle ouvre simplement la porte à d'autres actions
pharmacodynamiques.

Une mutation affective, provoquée par une
seule substance, peut être composée de deux phases
bien distinctes, les phénomènes de la première étant
préparatoires par rapport à ceux de la seconde.
Cela se remarque dans les mutations dont la partie
directement utile est une localisation. Ainsi, l'affection médicamenteuse générale, qui précède certains effets diurétiques, sudorifiques, etc., est souvent inévitable, bien que par elle-même elle n'ait
rien de thérapeutique ; elle est le moyen et non la
partie essentielle de la médication. Dans ces cas,
la mutation affective trouve en elle-même les scènes
préparatoires de l'opération pharmacodynamique,
appelée à remplir l'indication.

Les effets thérapeutiques sont précédés d'une mutation affective efficace. Pour mettre de l'ordre dans
l'exposition que je vais en faire, je propose de les

distinguer 1° d'après le but qu'ils permettent d'atteindre; 2° d'après le siége qu'ils occupent.

ART. Ier. — *But des principaux effets thérapeutiques.*

J'admets des effets thérapeutiques empêchant un état morbide prochain ou éloigné, des effets thérapeutiques dissipant un état morbide actuel.

Les premiers sont prophylactiques.

§ Ier. — *Effets thérapeutiques prophylactiques.*

Ils préviennent les maladies et favorisent, à l'aide de mutations affectives appropriées, les dispositions qui chez un individu tendent à neutraliser, à prévenir les fâcheuses conséquences des provocations morbides intérieures (vices du tempérament, de l'hérédité, etc.), ou extérieures (air malsain, miasmes, contagion, mauvaise alimentation, etc.).

Les soins hygiéniques occupent le premier rang pour ce genre d'action préventive. Toutefois, le secours des médicaments n'est pas à dédaigner lorsqu'il s'agit d'obtenir ce que l'hygiène seule ne pourrait pas donner. Les toniques, assurant et augmentant les effets corroborants d'une alimentation succulente, conviennent lorsque la cause pathologique qui menace est de nature affaiblissante. Les émollients, les tempérants, au contraire, sont prescrits en même temps qu'un régime peu fortifiant quand cette cause est de nature sthénique. On place ainsi le corps vivant dans les meilleures conditions pour résister aux influences malfaisantes.

D'autres fois , le travail médicateur prophylactique exige la suppression de causes matérielles
ou de penchants morbides moins généraux que ceux
dont je viens de parler. Ainsi, les purgations dites
de précaution maintiennent la santé des gros man-
geurs disposés aux dérangements de l'appareil digestif, des gens sujets aux fluxions vers la tête, aux
érysipèles, aux furoncles, etc.

Enfin , il est des fonctions médicatrices prophylactiques qui sont efficaces en détruisant le germe
inconnu de certaines maladies. Celle qu'on obtient
à l'aide du virus vaccin inoculé est, sans contredit,
la plus remarquable de ce genre et la mieux
prouvée.

Les effets thérapeutiques prophylactiques sont
temporaires, lorsque la cause dont ils combattent
les tendances est susceptible de se reconstituer :
telle est celle des maladies que nous pouvons subir
plusieurs fois.

Ils sont définitifs lorsque cette cause est annihilée
à jamais : c'est ce qui a lieu pour l'effet thérapeutique par le virus vaccin. On cite de nombreuses
exceptions à cette règle; mais personne ne nie que,
dans la majeure partie des cas , l'immunité acquise
à l'aide de la vaccine ne soit conservée pendant toute
la durée de l'existence.

D'autres détails sur les fonctions médicatrices
prophylactiques seraient inutiles ici. Leur place
naturelle est marquée dans un traité de thérapeutique. Je m'occuperai plus tard de l'art de provoquer ce genre d'effets.

§ II. — *Effets thérapeutiques des états morbides actuels.*

Ces effets thérapeutiques guérissent en aidant le mouvement morbide ou en l'enrayant; ils terminent et complètent la cure; ils pallient les symptômes incommodes ou funestes des maladies qu'on ne doit pas ou qu'on ne peut pas guérir. J'établis, d'après ces données, des effets thérapeutiques résolutifs, jugulateurs, complémentaires, palliatifs.

A. *Effets thérapeutiques par résolution.* — Ils sont le produit de mutations médicamenteuses favorisant la résolution naturelle des maladies.

Ils comprennent des actes qui entrent dans le plan d'une guérison, ayant pour but la neutralisation, l'expulsion de la cause morbide à la suite d'un travail vital préalable et complet. On les recherche quand la maladie, surveillée et réglée, est susceptible d'être conduite jusqu'au bout avec des avantages qui l'emportent sur ses inconvénients actuels ou futurs. Il y a très-souvent indication d'employer les médicaments pour des effets thérapeutiques *résolutifs*, à cause de l'impuissance où l'on est de diriger efficacement les mouvements pathologiques par le secours unique des agents de l'hygiène. Quelquefois un seul effet de ce genre suffit; d'autres fois il en faut plusieurs. Ils sont, selon le besoin, placés au commencement, pendant le cours ou à la fin des maladies.

Un effet thérapeutique qui favorise l'éruption de la rougeole, par exemple, est suffisant dans la plupart des cas. La nature et les soins de régime font le reste.

De nouveaux évènements font-ils naître la nécessité d'obtenir des actions qui replacent la maladie déviée dans la voie de la résolution, une autre médication est indiquée. C'est ainsi que lorsque l'exanthème rubéolique se supprime, il est indispensable de le rappeler à l'aide d'une mutation affective convenable.

Enfin, au moment des crises, il y a fréquemment indication de terminer l'évolution naturelle de la maladie par des procédés semblables à ceux qu'on observe dans les cas spontanément heureux.

D'après cela, l'effet thérapeutique par résolution n'agit que sur la portion du mouvement morbide qui se détourne de son but. Le reste est l'ouvrage de la faculté médicatrice livrée à ses propres forces et aidée seulement par l'hygiène.

Rappelons-nous que, quelle que soit l'époque, quel que soit le mode de la fonction médicatrice dont je parle, elle a toujours pour résultat de permettre à la maladie de parvenir jusqu'au terme naturel de son évolution. C'est là le caractère distinctif qui la sépare de la suivante.

B. *Effets thérapeutiques par jugulation.* — Une partie de la maladie ou la maladie entière peuvent être inutiles, et même faire courir des dangers au sujet pour le présent ou pour l'avenir. Il y a alors indication de les *supprimer*. Les actions thérapeutiques provoquées dans cette intention sont *jugulatrices*. Les unes font disparaître un élément pathologique particulier, sans déranger notablement le cours de la maladie ; dans ce sens, la jugulation va au secours de la résolution. Ainsi , une douleur trop vive dans une pleurésie est supprimée par des médicaments appropriés (anodins, anti-spasmodiques, etc.). Cet élément disparu, le mouvement morbide prend une direction salutaire ; la nature aidée ou non accomplit le reste de la cure.

Mais l'acte jugulateur fait aussi disparaître une maladie tout entière ; il met alors celle-ci dans l'impossibilité de poursuivre sa marche, en lui substituant des phénomènes différents qui forcent le système vivant à abandonner le travail pathologique entrepris. Tel serait un effet thérapeutique mettant fin à une pneumonie à l'aide d'une intoxication par le tartre stibié. Le caractère fondamental de l'entreprise dont je parle, est de détruire ou de neutraliser la totalité de la cause pathologique sur laquelle on s'exerce.

La jugulation s'établit de deux manières. Il y a le mode direct dans lequel on rend la maladie impossible, soit en supprimant un ou plusieurs de ses éléments nécessaires, soit en ôtant au système les moyens de la réaliser : c'est la jugulation privative ou par privation. Je trouve de plus un mode indirect, dans lequel on arrête la maladie en faisant naître artificiellement une affection qui remplace l'autre par impossibilité de coexistence. Ici, au lieu de retrancher, on ajoute : c'est la *perturbation*. On enraie une phlegmasie par jugulation privative, lorsqu'on s'oppose à la formation de ses actes constitutifs à l'aide d'applications répercussives, de saignées répétées. On la supprime par jugulation perturbatrice, si on l'oblige à céder devant une intoxication qui s'établit souverainement dans le système.

C. *Effets thérapeutiques complémentaires.* — Une maladie peut être guérie en apparence; elle ne le serait pas pourtant en réalité si le sujet était livré à lui-même. Il existe pendant quelque temps encore un état latent qui entretient de fâcheuses dispositions; l'action jugulatrice ou le mouvement résolutif n'ont pas eu un succès complet, ou bien la maladie a laissé après elle des reliquats plus ou moins sérieux; enfin, la convalescence veut être hâtée, assurée, et a ses périls qu'il importe de conjurer. Il faut mettre ordre à toutes ces choses avant de terminer le traitement, et pour cela, on cherche à obtenir des mouvements thérapeutiques médicamenteux, que j'appelle *complémentaires.*

Ces actions ont pour objet le présent ou l'avenir. Dans le premier cas, les indications se tirent de ce qui existe encore (crise à compléter quand elle est insuffisante, à arrêter quand elle devient excessive; enrayer les tendances capables d'amener des rechutes; prévenir les chances mauvaises de telle lésion produite pendant l'évolution de la maladie, etc.).

Les effets complémentaires destinés à influer sur un avenir plus ou moins éloigné, préviennent les récidives ou les maladies restées en germe au sein du système vivant; dans ce cas, ils se confondent avec les prophylactiques dont il a été question.

D. *Effets thérapeutiques par palliation.* — Il y

a des maladies incurables pour le moment ou à jamais. On ne peut agir alors que sur une partie de l'état morbide ; le traitement est *palliatif*.

L'effet thérapeutique par palliation est applicable quand le mal peut se guérir, et quand il est incurable.

Dans le premier cas, on recherche cet effet pour obtenir un soulagement ou pour parer à un accident survenu, en attendant l'époque où la cure définitive pourra être tentée avec efficacité. Dans le second cas, c'est la seule ressource qui reste au praticien.

La mutation thérapeutique dont je parle atteint son but à l'aide de deux procédés. Elle modifie favorablement une portion de la maladie, un symptôme appartenant à cette dernière ou en provenant directement. Elle modère ce symptôme, le fait cesser. C'est ainsi qu'on atténue par les calmants les douleurs d'un cancer, qu'on arrête avec des astringents une hémorrhagie scorbutique, etc.

D'autres fois, le praticien ne pouvant rien sur la maladie et encore moins sur sa cause prochaine (affection), s'attache à modifier le système vivant, afin de le mettre, autant que possible, à l'abri des influences fâcheuses dont l'état morbide est le point de départ. On calme, on prévient les réactions sympathiques ; on rend ainsi moins dangereuses les conséquences funestes de cet état morbide, et ne pouvant mieux, on prolonge la vie du sujet. Le médecin est souvent réduit à cette pratique en présence des lésions organiques incurables. Que faire, par exemple, dans un cas d'anévrysme du cœur

trop avancé pour qu'on puisse espérer de ramener
l'organe à sa structure normale? Par des saignées,
des tempérants, des calmants, un régime doux,
méthodiquement prescrits, nous diminuons la susceptibilité du malade; nous le mettons à même de
sentir moins vivement les incitations provenant
du stimulus indestructible ; nous le dotons d'une
immunité provisoire. C'est là une fonction thérapeutique palliative que je puis nommer *tolératrice*,
car elle remplit des indications tirées de l'état actuel
ou futur de l'économie, et a pour but de faire *tolérer*
un mal indestructible.

Les effets thérapeutiques *palliatifs*, obtenus en
agissant sur les phénomènes constituant proprement
la maladie, sont déjà connus sous le nom de *symp-
tomatiques*.

Les diverses mutations médicatrices dont je viens
de parler, s'accomplissent principalement dans la
totalité ou dans une partie seulement du système
vivant. Il sera utile de les examiner, un moment, du
point de vue de leur siége.

ART. II. — *Siége des effets thérapeutiques.*

Après ce que j'ai dit des mutations affectives, le
lecteur comprendra aisément qu'il existe des effets
thérapeutiques correspondants que l'on peut appeler
locaux, généraux, localisés. Tout le monde, je
crois, est d'accord là-dessus en principe ; mais, dans
l'application, quand il s'agit de caractériser un résultat obtenu, il survient une foule de divergences

selon qu'on raisonne dans l'opinion organicienne ou dans l'opinion vitaliste.

Je vais commencer par citer quelques faits pour lesquels il ne peut y avoir de doutes sérieux.

Un phlegmon traité et guéri à l'aide d'applications émollientes, une diarrhée simple arrêtée par un lavement astringent, une névralgie supprimée par un narcotique placé le plus près possible du nerf douloureux, etc., etc., fournissent des exemples incontestables d'effets thérapeutiques locaux.

Une fièvre d'accès que le quinquina guérit, en offre un d'action curative générale.

L'effet thérapeutique est évidemment localisé, lorsque, au moyen d'un traitement anti-phlogistique d'ensemble, on délivre un organe atteint d'une fluxion inflammatoire.

Mais les maladies n'ont pas toujours le caractère de simplicité que je leur accorde dans les faits qui précèdent ; elles sont souvent le produit complexe de causes locales et de causes générales plus ou moins obscures, plus ou moins appréciables, et souvent il est difficile de préciser le lieu où se sont accomplis les effets de guérison. Ce problème thérapeutique est lié, comme on voit, aux progrès accomplis par la médecine, relativement à la pathogénie et à la connaissance du siége des affections morbides.

Telle maladie, crue long-temps locale, est reconnue plus tard avoir un siége illimité dans l'économie. Telle autre qu'on supposait générale, doit être considérée, par suite des renseignements fournis par

l'anatomie pathologique bien comprise , comme
dépendant d'une lésion circonscrite, directement
curable. La théorie et la pratique pharmacodynamiques se perfectionnent à l'aide de ces découvertes ; on trouve alors d'autres mutations qui
donnent des effets thérapeutiques plus efficaces ,
ou l'on arrive à une notion plus exacte du siége
de celles dont l'utilité est déjà prouvée. Ainsi , la
physiologie pathologique concourt avec la pharmacodynamie à nous éclairer sur la véritable portée
des actions salutaires des médicaments. De là , tant
d'erreurs commises par les médecins qui ne sont pas
suffisamment avancés dans les études de pathogénie.

Heureusement que ces erreurs n'ont pas toujours
des conséquences funestes pour les malades. La
science moderne, sous l'empire de l'anatomisme ,
a multiplié outre mesure les maladies locales , et
diminué d'autant le chiffre des fonctions médicatrices générales. Cela est fâcheux , et il est du
devoir des bons médecins de protester contre des
fautes de ce genre. Mais lorsque le traitement institué d'après ces idées étroites est le même que celui
que prescrirait le praticien mieux informé , le malade
n'a pas à en souffrir : le siége des effets thérapeutiques obtenus a été méconnu , voilà tout. Les
praticiens , par exemple , qui , considérant la fièvre
inflammatoire comme une angéïo-cardite, adressent
leurs mutations affectives à l'aorte et au cœur, dont
l'inflammation est pour eux la cause de tout le désordre , croient guérir cette maladie par des effets
thérapeutiques locaux ou localisés. Ils ont tort ,

sans doute, et se trompent doublement dans l'idée qui les dirige et dans l'appréciation de ce qu'ils exécutent. En réalité, pourtant, le but est atteint; le traitement employé ne diffère pas notablement de celui que prescrirait un médecin plus éclairé, sachant que la fièvre inflammatoire, produit d'une affection de l'économie entière, réclame une médication générale : de part et d'autre, effectivement, on prescrira des agents anti-phlogistiques.

Cette conformité de conduite, chez des praticiens dirigés par des vues différentes et interprétant les phénomènes chacun à sa manière, s'observe assez fréquemment; elle met quelques patients à l'abri des influences funestes des faux systèmes.

Il est donc heureux que l'on soit plus près de s'accorder sur le terrain pratique que sur le terrain théorique. On s'entend assez bien sur ce qu'il convient de faire; mais cette entente est moins commune lorsqu'il s'agit d'expliquer les *pourquoi*. Plût à Dieu qu'il fût toujours possible d'arriver aux meilleures fins, malgré la différence des idées! Si l'on ne se trompait que sur le vrai nom du chemin, le mal ne serait pas grand, pourvu que l'on y marchât sans dévier. Malheureusement l'erreur théorique n'est pas toujours aussi innocente; maintes fois elle nous pousse dans de fausses routes qui aboutissent à l'impuissance et même à des catastrophes.

Les éclaircissements qui précèdent ne sont pas déplacés ici; ils me permettent d'établir que le caractère local, général, localisé, des effets thérapeutiques, peut être connu ou méconnu, suivant qu'on se fait une idée juste ou fausse de la maladie. C'est à la fois par une appréciation exacte de la mutation affective, et par une intelligence suffisante du fait morbide et de l'indication, que l'on parvient à donner à l'effet médicateur l'épithète qui lui convient quant à son siége.

Ne nous fions pas seulement pour cela aux phénomènes sensibles de la mutation affective ; fréquemment on n'en observe aucun, et, quand il en existe, ils peuvent être décevants. Supposons, par exemple, qu'il s'agit de déterminer le siége de l'effet thérapeutique anti - syphilitique obtenu par le mercure : si nous voulons consulter seulement les phénomènes sensibles provoqués par ce médicament, et qui précèdent la guérison, nous serons bien embarrassés, car dans beaucoup de cas nous n'en verrons pas ; et si nous nous laissons guider par ceux qui se montrent quelquefois (irritations, salivation, etc.), nous en déduirons, bien à tort, que le mercure agit par des modifications locales ou localisées ; tandis qu'en nous souvenant que la syphilis est une maladie constitutionnelle et de nature inconnue, nous serons en droit d'affirmer l'influence générale de son spécifique, et par conséquent la qualité générale de la fonction thérapeutique qu'on provoque avec lui. On voit par cet exemple, et je pourrais en accumuler ici une foule de ce genre, combien l'importance des enseignements pathologiques est grande pour la détermination du siége des mutations curatives.

Les actions pharmacodynamiques locales, générales, localisées, sont susceptibles de rendre des services de plusieurs genres. A chacune d'elles, bien conduite et placée à propos, peut correspondre un effet thérapeutique de même caractère.

L'effet thérapeutique local suffit à la cure, quand il détruit la totalité de la cause morbide (astringents pour une hémorrhagie par fluxion locale, purgatifs pour un embarras intestinal simple, etc., etc.).

D'autres fois il simplifie la maladie, en dissipant ou modifiant une complication (anthelminthiques dans les affections compliquées de vers, narcotiques placés sur les brûlures, siége de vives douleurs, etc.). A la suite de ces pratiques et des analogues, si elles ont atteint leur but, le mal devient plus facile à guérir par le secours d'autres médications, ou disparaît graduellement de lui-même.

Les effets thérapeutiques locaux peuvent revêtir les caractères étudiés plus haut, et se montrer, dans les divers cas, prophylactiques, jugulateurs, résolutifs, complémentaires, palliatifs. Les exemples, à ce sujet, sont trop nombreux et trop connus pour qu'il soit nécessaire d'en énumérer ici.

Les effets thérapeutiques généraux remplissent également ces intentions; on les recherche pour combattre ou changer les affections d'ensemble, qui, plus souvent qu'on ne le croit, engendrent et entretiennent les maladies réputées locales. Par eux, on ramène dans une meilleure voie le système vivant dévié dans ses facultés centrales; ils expliquent les bons effets des traitements récorporatifs, de ceux qui restaurent les constitutions détériorées :

de là, leur nécessité si fréquente pour obtenir des cures complètes, propres à mettre le sujet à l'abri de toute récidive.

Quant aux effets thérapeutiques localisés, ils participent en même temps des locaux et des généraux, puisqu'ils guérissent les parties malades en modifiant l'économie entière. On les reconnaît aisément quand l'effet local est précédé d'une mutation générale appréciable, en rapport avec lui. Un individu souffrant d'une névralgie prend de l'opium ; sous l'influence de ce médicament il est narcotisé, et, pendant qu'il est plongé dans cet état, la douleur disparaît. Voilà un cas de mutation thérapeutique par localisation facile à reconnaître.

Le diagnostic devient embarrassant quand la modification de l'ensemble manque de symptômes. On est exposé alors à confondre les effets de guérison localisés avec les locaux qui atteignent directement les organes sympathiques ; mais une application raisonnée des règles indiquées plus haut permet ordinairement d'arriver à la vérité. Supposons les deux cas suivants :

Un écoulement blennorrhagique cède à un traitement anti-syphilitique par le mercure : connaissant, d'une part, les vertus spécifiques de cette substance prise à l'intérieur, et, de l'autre, la nature constitutionnelle de la syphilis, qui a produit et entretient le flux, je n'hésite pas à conclure que le médicament n'a porté son action salutaire sur l'urètre qu'après avoir agi sur la totalité du système. C'est donc là un effet thérapeutique localisé.

Un autre écoulement guérit à la suite d'un traitement astringent appliqué dans un lieu qui sympathise avec les organes génito-urinaires, l'estomac, par exemple; que s'est-il passé? La cure étant supposée radicale, l'évènement prouve qu'un défaut local de tonicité dans la muqueuse urétrale était la cause prochaine et entière de la maladie. Les astringents employés ont détruit cette cause par voie directe de communication dynamique, peut-être par absorption : donc l'effet thérapeutique a été simplement local. Le même raisonnement, toujours basé sur la notion de la nature de la maladie et des effets connus des médicaments, servira pour l'élucidation des cas analogues.

Je termine ici ce que j'avais à dire touchant les fonctions médicatrices considérées au point de vue de leur siége. On a vu qu'il y avait, au sujet de ce genre de détermination, des problèmes encore difficiles, et dont la solution appartient aux efforts combinés de la pharmacodynamie et de la pathologie. L'état plus ou moins avancé de celle-ci influe donc beaucoup sur la manière de traiter certaines questions de celle-là. Voilà pourquoi l'histoire des effets thérapeutiques présente tant de différences, tant d'oppositions même, selon qu'elle est écrite par des médecins appartenant à telle ou telle école : de là, la nécessité pour la pharmacodynamie de s'inspirer aux saines notions de physiologie pathologique, afin de bien apprécier le caractère des services qu'elle rend. Ce travail a, sans contredit, une grande importance; il indique le but qu'il faut atteindre, et permet d'agir avec connaissance de cause. Quand le pharmacologiste s'égare dans cette recherche, il risque fort de donner de faux préceptes relativement à l'art de produire des mutations affectives utiles, ou bien, s'il rencontre juste, ses prescriptions sont mal motivées. Mieux vaudrait un aveugle empirisme que cet échafaudage d'explications anatomiques, humorales, chimiques, homœopathiques ou autres, qui se trouvent dans beaucoup de livres de matière médicale publiés aujourd'hui.

Les deux articles qui précèdent ont, je crois, donné une idée suffisante, quoique sommaire, des fins salutaires que la pharmacodynamie se propose. Actuellement il convient d'étudier les phénomènes qui préparent, décident ou constituent les effets thérapeutiques : là, ai-je dit, est la face pharmacodynamique des fonctions curatives. C'est évidemment dans la mutation affective que je trouverai les motifs, les causes de leur existence. Envisagé sous cet aspect étiologique, l'effet thérapeutique comprend ce qui, dans les phénomènes antérieurs, sert à le former : c'est, en un mot, la mutation affective devenue médicatrice ou thérapeutique.

SECTION TROISIÈME.

De la Mutation affective médicatrice.

Pour prendre le caractère thérapeutique, les mutations affectives agissent à l'aide de procédés spéciaux que je vais étudier. Avant d'aborder ce sujet, je dois me demander le rôle que remplissent ces mutations affectives dans le traitement des maladies. Sont-elles auxiliaires, sont-elles constitutives du travail médicateur ?

CHAPITRE PREMIER.

—

QUALITÉS AUXILIAIRES OU CONSTITUTIVES DE LA MUTATION AFFECTIVE PAR RAPPORT A L'EFFET THÉRAPEUTIQUE.

—

La mutation affective, considérée en tant que cause de la guérison, est un simple secours ou bien un élément constituant. Dans le premier cas, elle prépare, favorise la synergie médicatrice, mais n'en fait pas partie intrinsèque ; dans l'autre, elle fournit des actes qui contribuent par eux-mêmes à former cette synergie.

Il y a donc des mutations affectives thérapeutiques *auxiliaires* et des *constitutives* : celles-là sont

extérieures aux parties essentielles de la fonction
sanatrice, les constitutives passent dans cette fonction et se confondent avec elle.

Voici des exemples destinés à éclaircir ce point
de physiologie pharmacodynamique :

Je suppose qu'un état de faiblesse met obstacle à
la synergie résolutive d'une maladie, d'une inflammation chronique : rien ne s'opposerait à l'efficacité du traitement, si le ton du système était convenablement augmenté. On satisfait ce besoin par
des toniques. Dès cet instant, la résolution peut
être provoquée avec succès; la mutation tonique a
servi en qualité d'auxiliaire.

J'admets maintenant, au contraire, que la guérison exige, pour être obtenue, une crise par les
évacuations alvines, par les sueurs ou par les
vomissements. En ce cas, les mutations affectives,
purgative, sudorifique, émétique, sont thérapeutiques constitutives ; effectivement elles ne préparent pas la fonction, elles la constituent.

Remarquez que ces mutations ne sont pas auxiliaires ou constitutives d'une manière absolue ; elles
sont l'une ou l'autre, selon la place que l'indication
remplie occupe dans le plan du traitement : ainsi,
la mutation tonique devient constitutive, lorsque
la débilité comprend la maladie tout entière. Les
mutations émétique, purgative, etc., ne sont plus
qu'auxiliaires, si elles ont pour but de débarrasser
l'économie d'un embarras gastrique ou intestinal,
dont la présence nuit au libre exercice de la faculté
médicatrice.

Il résulte de ce qui précède que les mutations thérapeutiques auxiliaires simplifient les maladies en dissipant les complications, tandis que les constitutives portent sur la partie essentielle de ces mêmes maladies. Souvent les premières suffisent, parce que le mouvement médicateur, reprenant sa liberté, grâce à leur concours, accomplit spontanément tout ce qui reste à faire : telle serait une rougeole dont l'évolution ne laisserait plus rien à désirer, lorsqu'on a dissipé un état saburral qui la compliquait.

Les mutations affectives thérapeutiques offrent toutes l'un ou l'autre des caractères dont je viens de parler ; elles tendent à modifier les éléments compliquants, ou bien les éléments fondamentaux des affections morbides. Mais que sont ces mutations affectives, et par quels procédés peuvent-elles parvenir à leurs fins ? C'est ce que je rechercherai dans le chapitre suivant.

CHAPITRE DEUXIÈME.

—

MUTATIONS AFFECTIVES THÉRAPEUTIQUES CONSIDÉRÉES QUANT A LEURS PROCÉDÉS SPÉCIAUX.

—

Les mutations affectives thérapeutiques sont distinguées et groupées d'après des séries de médicaments réunis par la similitude de leurs propriétés :

ainsi, il y a les effets dus à des actions émétiques, purgatives, toniques, anti-spasmodiques, fébrifuges, etc. Ce sujet se lie étroitement à la pharmacodynamie descriptive ; je ne puis l'en séparer et en traiter ici.

Mais il y a des modes de mutation affective thérapeutique qui peuvent être obtenus à l'aide de substances puisées dans les classes diverses, et qui ne trouveraient pas conséquemment de place convenable dans la pharmacologie spéciale. La variété des substances qui concourent à les produire leur donne un caractère de généralité assez grande pour qu'il soit possible de les étudier, abstraction faite du moyen employé : ceci entre tout-à-fait dans le plan de mon livre.

Je vais parler de procédés curatifs qui rendent efficaces, d'une façon analogue, des substances pharmacologiques fort différentes cependant si on les compare entre elles : ce sont des procédés par attraction ou épispase, par similitude, par antagonisme. Étudions les mutations affectives susceptibles de devenir thérapeutiques en revêtant l'un ou l'autre de ces caractères.

ART. Iᵉʳ. — *Mutations affectives par attraction ou épispase.*

Ce sont celles qui, à l'aide d'un travail organico-vital artificiellement provoqué, contrarient l'accomplissement d'une fluxion établie dans des parties plus ou moins éloignées.

La mutation affective attractive ou épispastique

tend à détourner d'un point l'effort circulatoire pour
le porter dans un autre; elle devient thérapeutique
lorsque, atteignant son but, elle s'exerce dans l'intérêt de la santé du sujet.

La fluxion est l'état pathologique que les mutations attractives ont particulièrement le privilége
de combattre. On sait le rôle immense et varié que
les mouvements fluxionnaires remplissent dans les
maladies, soit comme élément compliquant, soit
comme élément constitutif; aussi ne faut-il pas
s'étonner si l'occasion de provoquer des attractions
se présente fréquemment.

Pour devenir thérapeutiques, les appels attractifs
sont locaux, généraux, localisés.

1° Il suffit que l'action se fasse sentir directement sur un organe voisin ou éloigné; alors tout est
exclusivement local; exemples: un vésicatoire dé-
barrassant une partie sous-jacente fluxionnée, un
purgatif guérissant une ophthalmie.

2° D'autres fois l'effet thérapeutique exige, pour
se réaliser, que la totalité du système soit modifiée,
et alors il est nécessaire que la mutation artificielle
amène ce résultat. Ceci s'observe quand le mouvement fluxionnaire est général; par exemple, une
fluxion commençante, se dirigeant vers la tête, au
milieu des symptômes d'un spasme universel, est
positivement une maladie de l'ensemble; positivement aussi, les moyens attractifs qui réussissent
dans ces cas, ne parviennent à leur but qu'à la condition d'affecter préalablement toute l'économie.
J'ai fait voir dans un chapitre précédent comment la

notion du siége de la maladie éclaire celle du siége
de la mutation affective thérapeutique.

3° Des localisations peuvent-elles être le point
de départ d'une provocation attractive? Ceci me
paraît incontestable. Ainsi, un excitant diaphorétique dissipe un spasme intérieur à l'aide de l'attraction qu'il établit sur le tégument, après avoir
produit une excitation générale. Remarquez que,
dans ce cas, la mutation de l'ensemble favorise
elle-même la guérison de la maladie par le mouvement d'expansion périphérique qui la constitue,
et nous avons, pour rendre raison de l'effet thérapeutique, deux actions pharmacodynamiques unies
synergiquement, l'une générale, l'autre localisée.

Qu'elle soit locale, générale ou localisée, la mutation attractive efficace suppose toujours une influence à distance ; sans cela le résultat médicateur
est impossible à comprendre. Celui-ci nécessite évidemment un travail fluxionnaire artificiel, opposé
au précédent et formé aux dépens de la maladie
primitive. En conséquence, toute mutation attractive thérapeutique est constituée par deux modifications contraires, dont l'une, en plus, est provocatrice, et l'autre, en moins, s'effectue dans une
partie qui répond à cet appel.

Leurs symptômes sont rationnels ou visibles. Ils
sont rationnels quand, les organes sur lesquels
nous agissons étant cachés, la mutation ne se révèle
à nous que par ses conséquences ; ils sont visibles
si, étant de l'ordre matériel et suffisamment développés, la partie qui en est le théâtre est accessible

à nos sens. Les uns et les autres sont également certains. Ainsi, l'accroissement de la vitalité de l'intestin pendant une forte purgation attractive, est
aussi bien démontré pour le médecin, que la surac-
tion qui s'observe sur la peau après un bain de
vapeur.

Le mouvement thérapeutique ou de décroissance
se diagnostique le plus fréquemment par des symptômes rationnels. Ordinairement, en effet, la mutation attractive attaque les surfaces extérieures
pour délivrer les parties profondes, imitant ainsi
les efforts médicateurs naturels qui s'exercent du
dedans au dehors. Il n'est pas rare cependant
qu'elle agisse différemment, notamment lorsqu'on
veut détourner une fluxion dirigée vers la peau, à
l'aide d'un diurétique, d'un émétique. Quelquefois
même les deux mouvements se passent dans des
lieux cachés, par exemple, dans un cas d'hémoptysie guérie par les purgatifs. J'ai déjà dit que
l'effet thérapeutique est la conséquence immédiate
du second de ces mouvements et ne peut pas en être
séparé. Le premier est donc cause éloignée, le
second cause prochaine de la mutation thérapeutique.

D'autres considérations me permettront de pénétrer plus avant dans l'étude de la mutation affective
par attraction, et d'en tracer le diagnostic d'une
manière encore plus précise : je veux parler de la
distinction admise entre les effets médicamenteux
de ce genre, distinction d'après laquelle les uns
sont *révulsifs*, les autres *dérivatifs*.

La justesse de cette division est contestée et
même niée par quelques auteurs ; elle repose pourtant sur des faits que les bons praticiens regardent comme incontestables. Tout-à-l'heure j'expli-
quais l'action attractive pharmacodynamique par
un courant, dont le point d'arrivée est la partie
artificiellement fluxionnée, et dont le point de départ est le lieu sympathique où l'effet médicateur
s'accomplit. La fluxion spontanée exige également,
pour se former, un travail semblable, dont le terme
est à l'organe malade et qui doit avoir un commencement quelque part. N'est-il pas raisonnable de
penser que, pour établir une contre-fluxion, c'est-
à-dire pour produire un mouvement inverse de celui
qui constitue la maladie, on aura plus de chances
de succès en plaçant l'attraction dans le lieu ou
dans le voisinage du lieu, siége de l'origine du
molimen fluxionnaire. Il est donc important de
chercher ce siége. L'étude physiologique de la
fluxion a révélé que son point de départ est tantôt
éloigné, tantôt voisin de son point d'arrivée. Dans
le premier cas, les moyens attractifs doivent être
distants aussi pour agir sur l'endroit même où le
courant prend naissance : on dit alors que l'attraction est *révulsive*. Dans le second, l'origine de la
fluxion s'est rapprochée de son aboutissant, et les
attractifs que le praticien tenant compte de ce mouvement de retrait applique dans le voisinage, agissent d'une manière qu'on a appelée *dérivative*.

Si j'ai bien exprimé mon idée, on doit comprendre maintenant que le problème de l'attraction

thérapeutique peut être posé de la manière suivante : Un courant fluxionnaire étant donné, changer ce courant, de manière qu'il finisse là où il commençait et qu'il commence là où il finissait. Cette interversion des mouvements exige la révulsion lorsque les deux points extrêmes sont éloignés, la dérivation lorsqu'ils se trouvent rapprochés.

J'utiliserai plus tard ces données physiologiques pour formuler les règles dont l'observance rend efficaces les mutations à but attractif.

En atteignant ce but, en parvenant à établir des contre-fluxions, on obtient des résultats différents, aussi nombreux qu'il y a d'effets thérapeutiques admis dans les chapitres précédents.

Les attractions pharmacodynamiques concourent aux actes résolutifs, lorsqu'elles font cesser une complication, ou font rentrer dans la modération convenable un élément morbide dont la prédominance nuit à la synergie médicatrice naturelle. Ainsi, un érysipèle à la face avec fluxion trop énergique tend à s'aggraver, provoque des sympathies inquiétantes et menace la vie du sujet ; des attractions appropriées diminuent l'intensité du raptus et ramènent dans la voie qui mène à la résolution.

La mutation attractive est un moyen de jugulation, si le sort de la maladie est attaché à la fluxion au point que, celle-ci étant supprimée ou modérée, les autres phénomènes deviennent impossibles. Un emplâtre stibié, par exemple, placé entre les deux épaules, arrête une hémoptysie en détournant, à

14

l'aide de la phlogose locale artificielle, le courant sanguin qui se porte vers le poumon.

Dans ce cas, je ferai remarquer l'analogie existant entre la mutation affective perturbatrice et l'attractive. Le but jugulateur et les suites sont les mêmes, mais le moyen diffère. La perturbatrice s'attaque au système vivant plutôt qu'à la maladie qu'elle atteint par voie détournée; l'attractive porte directement sur un des éléments constituants de la maladie, la fluxion. Convenons toutefois que dans beaucoup de cas cette distinction est fort difficile. Ainsi un vésicatoire est placé sur une région atteinte de névropathie et fait cesser cette dernière : peut-on affirmer que cet agent pharmacodynamique a été utile par la perturbation que la partie malade a dû subir, ou bien par la dérivation d'une fluxion dont le nerf était le terme? Nous sommes sur ce point livrés à des conjectures. Le parti le plus prudent est d'admettre que les deux actions se sont développées en même temps et ont concouru à produire la mutation médicatrice. Si l'on se trompe, l'erreur n'est pas préjudiciable au malade ; car, quelle que soit l'explication adoptée, la pratique reste la même. Cette erreur n'est plus possible lorsque les effets thérapeutiques se font attendre ; alors le bénéfice doit être rapporté à l'attraction. Le caractère du mode perturbateur est d'agir promptement et d'amener ses conséquences après un court intervalle.

La mutation attractive peut être palliative, et alors, selon les cas, elle agit d'une façon sympto-

matique ou tolératrice. Des attractions convenablement ménagées amoindrissent les courants qui se
portent vers les lésions organiques, arrêtent le
développement, la dégénérescence de ces lésions.
La marche fatale est assez souvent retardée après
ce genre de médicamentation : c'est là un exemple
d'effet thérapeutique palliatif, symptomatique, dû
à l'épispase.

Lorsqu'on établit un cautère à demeure pour
donner une satisfaction permanente à des besoins
fluxionnaires faisant partie du tempérament d'un
individu atteint d'une affection incurable, on remplit une indication tirée de la connaissance qu'on a
de l'état général du système ; on met celui-ci en
état de mieux résister aux provocations patologi-
ques dont la maladie est la source, et l'on obtient
une tolérance palliative.

Pareillement, l'attraction contribue aux effets
thérapeutiques complémentaires, en dissipant les
restes de fluxion dont l'organe malade est encore
l'aboutissant, et en prévenant les retours du
molimen. Dans ce dernier sens, elle est susceptible de se montrer prophylactique. En voici un
exemple :

Par suite de causes congéniales ou adventices,
une partie infirme, irritable, sent plus vivement
que les autres et a de la tendance à s'affecter patho-
logiquement. Cette partie est donc menacée. On la
met à l'abri de l'influence des stimulus morbides,
en établissant un centre artificiel d'attraction, et
l'on parvient ainsi à épargner au sujet des maladies

qui, sans cette précaution, auraient été peut-être inévitables.

A ces fins, on entretient avec succès un exutoire chez les personnes dont la poitrine est délicate et qui sont sujettes aux catarrhes pulmonaires. Les individus menacés d'apoplexie, et que l'on soumet de temps en temps à des purgations, éprouvent de bons effets de cette mutation attractive. Par ces pratiques, on attire ailleurs les mouvements fluxionnaires qui, naturellement, tendent à se porter sur le poumon dans le premier cas, sur le cerveau dans le second.

Enfin, les attractions procurent des effets thérapeutiques auxiliaires lorsqu'elles dissipent des complications, et des effets thérapeutiques constitutifs si la fluxion enrayée constitue le fond de la maladie. Les exemples se présentent d'eux-mêmes, il est inutile de les énumérer ici.

Il va sans dire que les mutations attractives peuvent être désignées par le nom des agents pharmacodynamiques qui servent à les obtenir : ainsi, nous avons des attractions par rubéfaction, par vésication, par diurèse, par purgation, etc.

Art. II. — *Mutations affectives par similitude.*

On les obtient à l'aide d'actions dirigées dans un sens analogue à celui des mouvements composant la maladie. Ces actions accroissent les phénomènes morbides, ou en produisent de semblables à ceux qui existent déjà. Singulière manière de guérir ! dira le vulgaire. Le médecin n'éprouve pas d'étonnement à ce sujet. Il distingue dans un traitement le résultat final du moyen. Celui-ci, tout en aggravant l'état actuel, peut cependant être ce qu'il y a de meilleur pour en amener la cessation. On comprend, sans peine, que si le travail curatif spontané est trop lent à se former ou trop peu énergique, il est utile de lui donner artificiellement une activité plus grande. C'est là une première série de cas où une mutation affective devient thérapeutique, parce qu'elle se compose de phénomènes semblables à ceux de la maladie.

D'un autre côté, voici ce que nous observons. Quelques maladies composées d'éléments multiples changent de nature, lorsque, pour un motif quelconque, un de ces éléments prend de l'accroissement.

Tantôt ces transformations se font au détriment du sujet, tantôt celui-ci gagne au change : ainsi, dans une phlegmasie, par exemple, le mouvement fluxionnaire venant à augmenter, il en résulte une hémorrhagie. Si ce flux est périphérique, il pourra être une crise jugeant heureusement la maladie. Le sang s'extravase-t-il dans l'intérieur d'un organe important, ce sera un accident redoutable, une maladie nouvelle qui aggravera l'état du patient.

Or, si l'on peut, à l'aide de mutations affectives, provoquer un changement à la suite duquel le mal ait plus de chances de guérir, soit spontanément, soit par le secours d'un autre traitement, on obtiendra ainsi un véritable effet thérapeutique. La pharmacodynamie fournit des moyens de remplir

quelques indications de ce genre, en faisant prédominer un acte morbide préexistant.

Nous avons donc deux modes d'action médicatrice par similitude : l'un qu'on peut nommer *mode
par accroissement,* et qui guérit en activant une fonction morbide trop débile ou enrayée ; l'autre, *mode
par substitution similaire,* parce qu'effectivement il
met une nouvelle maladie à la place de la première.
Je vais examiner séparément ces opérations pharmacodynamiques.

Mode par accroissement. — Cette pratique est fort
utilisée ; elle est de mise, ainsi que je le disais tout-
à-l'heure, lorsque le travail médicateur languit et
reste au-dessous du degré nécessaire. Ce besoin se
fait sentir dans le traitement des maladies aiguës
et dans celui des chroniques. Voici des exemples de
ces divers cas.

Vers la fin d'une fièvre catarrhale gastrique, une
crise commence par les sueurs ou par les évacuations alvines ; mais cette crise reste incomplète, et
la maladie ne se juge pas. Une mutation affective
sudorifique ou purgative, amenant des phénomènes
semblables, fournit ce qui manque au mouvement
de résolution, et la cure devient parfaite.

Un mouvement fébrile trop modéré allanguit la
marche d'une fièvre muqueuse ; des excitants, des
toniques appropriés, en donnant plus d'activité et
de tenue à ce mouvement fébrile, favorisent et accélèrent l'heureuse terminaison.

Quelquefois il suffit, pour guérir une maladie
chronique, de la rendre aiguë sans en changer la

nature ; alors la crise naturelle s'accomplit mieux et plus vite. Une tumeur inflammatoire est en voie de se résoudre, mais sa marche est lente et embarrassée, parce que la fièvre locale a manqué de vigueur ou a trop tôt diminué. Des excitants placés sur la partie malade font rétrograder le mal jusqu'à la période sthénique ; ces excitants donnent ainsi lieu à une mutation affective aiguë thérapeutiquement résolutive.

Evidemment, dans ces cas et une foule d'autres que je pourrais citer, on obtient la guérison en augmentant artificiellement les mouvements constitutifs de la maladie. Ces exemples font comprendre aisément ce qu'est la mutation similaire par mode d'accroissement ; de plus, ils portent avec eux les enseignements relatifs à l'opportunité de la prescription de semblables pratiques. Rien de plus aisé que de reconnaître ce genre d'effets. L'effet thérapeutique est toujours précédé d'une aggravation de l'état morbide, laquelle ne change rien d'important dans la nature de cet état.

Mode par substitution similaire. — La similitude de la mutation qu'on provoque dans ce mode n'est pas aussi complète, puisque l'accroissement donné à une partie de la maladie en modifie notablement le caractère. Toutefois, la ressemblance existant entre le processus médicamenteux et le processus qui constitue l'élément qu'on exagère, me semble suffire pour conserver ce genre d'effets dans la présente catégorie. En voici des exemples :

Une solution de continuité est entretenue par ces

engorgements relativement passifs qu'en chirurgie
on appelle des callosités ; on la couvre de topiques
qui, en provoquant de l'irritation, amènent la
suppuration et la fonte de ces callosités. Le praticien change ainsi la nature du mal, qu'il rend franchement inflammatoire en augmentant l'élément
phlogose. Cette situation nouvelle est favorable à la
guérison, et la cicatrisation ne se fait pas attendre.

Une fluxion hémorrhoïdaire donne lieu à des tumeurs douloureuses par l'accumulation du sang.
L'expérience a prouvé que, si on transforme cette
congestion en hémorrhagie, la scène locale se dis-
sipera, et que, de plus, le *molimen* sera jugé. A
l'aide de vapeurs émollientes, on active le mouvement fluxionnaire, on diminue en même temps le
ton des tissus congestionnés, et l'on affaiblit ainsi
la résistance qu'ils opposent à l'effort hémorrha-
gique. On substitue une manifestation morbide à
une autre, si la congestion est poussée jusqu'à l'hémorrhagie.

Une dartre siège sur le tégument : cette dartre
présente deux éléments, l'un constitué par l'irritation locale, l'autre par le vice herpétique constitu-
tionnel. Celui-ci, qui a produit et entretient la maladie, ne peut être traité que lentement, car les
traitements hygiéniques ou pharmacodynamiques
qu'il suggère exigent un temps considérable pour
être efficaces. Mais des raisons particulières que
je ne discute pas ici font désirer la suppression de
cette dartre. Que fait-on alors ? On peut augmenter
l'irritation du tégument, et on la porte jusqu'à

la phlogose à l'aide d'un vésicatoire. Sous cette influence, la maladie change de nature ; l'influence du vice herpétique sur la partie est quelquefois neutralisée ; l'inflammation suit sa marche ordinaire, et après la résolution la dartre a disparu.

Y a-t-il toujours convenance à modifier de la sorte la nature de la maladie locale et à méconnaître l'indication qui se tire de la cause diathésique ? C'est une question que la thérapeutique doit résoudre et à laquelle elle répond par la négative, toutes les fois que le mal local est tolérable et ne produit pas de dommages sérieux. Lors même que l'intérêt du patient veut qu'on supprime ce mal ou qu'on l'atténue, rien ne doit dispenser du traitement approprié au vice général. Il faudrait donc, pour que les mutations affectives substitutives ne restassent pas dans les limites d'une influence palliative, qu'elles modifiassent efficacement le système tout entier. Cela se peut quelquefois, mais alors la similitude des phénomènes médicamenteux et de ceux de la maladie s'efface de plus en plus, au point de devenir très-contestable. Il sera utile de m'étendre un peu sur ce sujet dont l'importance pratique est évidente ; examinons les principaux cas qui peuvent se présenter.

1° La maladie primitive survit à une mutation affective déjà accomplie, mais elle n'est plus la même ; le médicament a fait naître un état pathologique distinct qui s'est joint à l'autre. Il en résulte une affection complexe dont l'élément nouveau, accessible à nos moyens de curation, emporte tout

avec lui quand il est convenablement traité. Ici il
y a substitution , dans ce sens , qu'on remplace un
travail morbide dont l'indication est impossible
ou difficile à remplir, par un autre contre lequel
nous sommes plus heureux. Toutefois, pour que
l'affection artificielle puisse se combiner avec l'affection spontanée, de manière à l'entraîner quand
elle disparaît, il faut qu'il y ait une certaine analogie dans la nature de leurs causes prochaines
respectives , sans cela toute fusion entre elles serait
impossible.

Au dire des meilleurs médecins qui ont parlé de
l'affection scrofuleuse, celle-ci guérit sous l'influence
d'une fièvre convenablement réglée pour activer le
mouvement morbide et faciliter les résolutions. Ils
n'hésitent pas à affirmer qu'il y a assez souvent
indication de provoquer une mutation semblable à
l'aide des médicaments. La maladie étant ainsi modifiée, le sujet a plus de chance pour une guérison
prompte et radicale.

Dans la pensée de Bordeu [1], les individus atteints de rhumatisme chronique se trouvent bien
de l'usage des eaux thermales sulfureuses , parce
que ces eaux provoquent une excitation morbide
artificielle qui rend la maladie plus curable en en
changeant la nature.

Une indication trouvée par le professeur Dumas,
de Montpellier [2], fournit un autre exemple d'effet
thérapeutique obtenu également par substitution.

[1] Recherches sur les maladies chroniques.
[2] Doctrine générale des maladies chroniq. Paris 1812, p. 641.

Il avait à traiter une épilepsie : il parvint à donner aux attaques une forme périodique, et il acheva le traitement avec succès au moyen du quinquina. L'adjonction de l'élément intermittent contre lequel la pharmacodynamie offre un spécifique puissant, modifia l'épilepsie de manière à la rendre curable par ce spécifique. M. le docteur SELADE a publié dans le *Journal de la société de médecine pratique de Montpellier* (février 1844) deux faits prouvant que l'épilepsie peut se dissiper d'elle-même, sans quinquina, si, après avoir provoqué artificiellement quelques accès fébriles périodiques, on supprime la cause extérieure qui a décidé ces derniers. Il pense, non sans quelque raison, que la fièvre se composant de mouvements intimes analogues à ceux qui constituent la névrose épileptique, a dû, en s'associant à celle-ci, la dominer assez pour l'emporter avec elle. Du reste, les pratiques employées par l'art et dont je viens de parler sont conformes à celles que la nature réalise en quelques circonstances. En cela, comme en tout, la nature est toujours le meilleur modèle à suivre. Rien ne serait plus aisé que de citer ici de nombreuses observations de maladies guéries spontanément par la substitution de maladies analogues, à la production desquelles les efforts du praticien sont restés tout-à-fait étrangers.

2° Dans les cas que je viens d'étudier, l'affection nouvelle d'origine médicamenteuse, a une forme assez distincte, une physionomie assez arrêtée pour qu'il soit permis de la déterminer nosographique-

ment, de lui donner un nom. Dans ceux dont il va
être question, elle ne se dessine pas d'une manière
aussi correcte. On ne produit pas artificiellement
un état pathologique complètement développé. Le
traitement est réglé de manière à solliciter seulement des mutations faibles mais réitérées, qui, à
l'aide d'une analogie de nature, tendent à se substituer à la maladie, et acquièrent, par leur répétition
persévérante, assez de force pour détruire insensiblement les habitudes morbides. Je crois que le
traitement formulé par BARTHEZ contre les maladies vaporeuses est une application de cette théorie
pharmacodynamique.

« En faisant convenablement, dit cet auteur [1], un
usage combiné ou alternatif des remèdes sédatifs et
des excitants avec les toniques et les nervins, on
imprime assidûment au principe de la vie des affections qui effacent la tendance habituelle que la maladie nerveuse lui donne à reproduire les grandes
aberrations de ses forces agissantes dans divers organes. »

Ces agressions médicamenteuses diverses qui se
succèdent l'une à l'autre, me semblent devoir provoquer des mutations susceptibles, par analogie de
nature, de s'associer avec la maladie vaporeuse, et
de se substituer à elle en la dominant. Le sujet se
trouve ainsi placé dans des conditions plus favorables à la guérison.

J'explique de la même façon plusieurs succès
obtenus à l'aide de l'hydrothérapie. Sans parler de

[1] Nouveaux éléments de la science de l'homme, t. II, p. 177.

l'influence puissante des moyens hygiéniques que cette méthode appelle à son secours, je pense que la sédation produite par l'eau froide prise à l'intérieur ou en bains, et les réactions subséquentes dont on favorise le développement, impriment assidûment au corps vivant des mouvements analogues à ceux qui constituent la maladie et guérissent par une véritable substitution. L'affection artificielle disparaît ensuite graduellement lorsque la cause provocatrice n'est plus répétée. Ceci s'applique principalement aux névroses chroniques guéries par l'hydrothérapie, et je crois que c'est alors qu'une semblable pratique doit compter le plus de succès. Elle peut réussir en d'autres circonstances, en agissant différemment ; mais ses effets étudiés dans les observations que je rappelle actuellement, me paraissent devoir être rapportés à une mutation affective devenue thérapeutique par substitution similaire.

Il y a de grandes analogies entre ces actions pharmacodynamiques et celles qui sont provoquées dans un but perturbateur. Des deux côtés, nous trouvons une affection qui en modifie une autre ou qui s'y substitue, résumant alors en elle les chances de la guérison. Mais ces modes diffèrent en ceci : dans la substitution, la mutation se compose de phénomènes dont nous connaissons la nature et le genre d'influence. Dans la perturbation, le résultat médicateur s'explique seulement par une impossibilité de coexistence. Nous savons les effets immédiats du médicament dans la première ; tout

ce que nous comprenons dans la seconde , c'est
que nous avons impressionné vivement et fortement. Ici la maladie disparaît tout entière et en
bloc ; là elle est modifiée, transformée dans un de
ses éléments. La mutation affective substitutive
proprement dite est mise en œuvre par la méthode
de traitement analytique, méthode essentiellement
rationnelle. La mutation affective substitutive par
perturbation est un moyen utilisé pour appliquer
une méthode empirique.

Les substitutions pharmacodynamiques jouent
un rôle exagéré dans la médecine des homœopathes.
Je ne discute pas ici les succès que cette doctrine
allègue en sa faveur. C'est de l'explication seule que
je veux m'occuper actuellement.

L'homœopathie affirme que chaque médicament
est susceptible de faire naître dans le système une
maladie particulière, et qu'en vertu de cette propriété il est apte à guérir les états morbides qui
ressemblent le plus à celui qu'il provoque. Cette
analogie , érigée en thèse générale, s'appuie sur
des erreurs de pharmacologie et sur des erreurs
thérapeutiques.

Les erreurs de pharmacologie consistent à attribuer aux substances médicamenteuses des pouvoirs
autres que ceux qu'elles ont en réalité. Je choisis
les exemples que l'école homœopathe affectionne et
qu'elle met en avant comme les plus probants,
parce qu'ils heurtent le moins les idées admises. Le
quinquina , dit-elle , fait naître une affection semblable à la fièvre intermittente qu'il guérit. Le corps

vivant est modifié par le mercure de la même façon
qu'il l'est par le virus syphilitique.

Ces assertions ont pu être acceptées par les
esprits amoureux de singularités dans ces moments
d'oisiveté où l'on cherche plus à satisfaire une
vaine curiosité qu'à s'instruire. Mais dès qu'on les
voit érigées à l'état de faits-principes sur lesquels
on édifie toute une médecine, elles attirent l'attention, et le moindre examen les réduit à rien.

J'en appelle à tout praticien impartial : il dira
comme moi que le quinquina n'a pas la propriété
de donner des accès de fièvre périodiques. Sur le
littoral méditerranéen, on use, on abuse étrangement
de ce spécifique, et, à ma connaissance, rien n'a
été observé qui puisse justifier l'opinion homœopathique. L'abus du mercure donne lieu, comme
le virus syphilitique, à des ulcères, à des éruptions
cutanées, etc. ; mais il existe beaucoup d'autres agents
médicamenteux qui peuvent être suivis de semblables effets, sans que pour cela ces intoxications
aient été regardées par qui que ce soit comme une
espèce de syphilis.

S'il suffisait de quelques ressemblances vagues
dans les manifestations morbides pour conclure à la
similitude des états dynamiques qui les produisent,
toutes les affections chroniques seraient les mêmes.
Il n'y aurait effectivement aucune raison pour distinguer dans nos diagnostics et nos traitements le
scorbut, la scrofule, la vérole, le rhumatisme, etc.,
et l'on trouverait démesurément élargi le cadre si
restreint pourtant des homœopathes, qui rapportent,

comme on sait , les maladies chroniques à trois causes constitutionnelles seulement, la sycose , la syphilis et la psore.

Certes la maladie mercurielle ressemble plus encore au scorbut qu'à la vérole, et cependant aucun praticien sensé ne prescrira le mercure à un scorbutique. D'ailleurs, si la théorie homœopathe était fondée pour les cas que j'examine ici , il faudrait que le développement de la maladie du remède assurât et hâtât la cure de la maladie pour laquelle on la provoque. Or, l'expérience fait voir que lorsqu'on prescrit le quinquina ou le mercure , de façon à en obtenir les effets morbides sur lesquels on établit l'analogie que je discute , ils perdent la plus grande partie de leur puissance thérapeutique. Singulière vertu fébrifuge, anti-syphilitique par similitude , que celle qui disparaît précisément dans les cas où la ressemblance invoquée est le moins insoutenable !

L'erreur thérapeutique des homœopathes consiste à supposer que toutes les maladies sont susceptibles d'être guéries par la provocation de symptômes semblables à ceux qui les constituent. En acceptant un moment comme vraie la possibilité de produire des maladies médicamenteuses pareilles à chacune de nos espèces nosologiques , il y aurait souvent danger à user d'un pareil pouvoir.

Ce danger se présenterait toutes les fois que la maladie à traiter fait son évolution d'une manière assez ou trop énergique. Dans ce cas, le stimulus pharmacodynamique venant en aide au stimulus pathologique, les effets de celui-ci dépasseraient la limite nécessaire à la résolution ; les actes inutiles ou funestes s'aggraveraient sans nécessité. Qui a jamais songé à donner, de propos délibéré, des excitants dans une affection inflammatoire exquise, à prescrire des débilitants dans une asthénie pure, des alcalis dans le scorbut, etc., etc. ? Personne n'ignore qu'alors la maladie du remède s'ajoute à l'autre et en fait développer les fâcheuses conséquences.

Le procédé par similitude n'est admis, ainsi que je l'ai dit, que lorsqu'il y a indication de donner plus d'énergie aux phénomènes morbides, soit pour en assurer le cours régulier et salutaire, soit pour faire subir à la maladie des transformations rationnelles dont l'expérience clinique a démontré l'utilité.

L'homœopathie, qui pose en règle générale ce qui ne convient que dans quelques cas particuliers, qui suppose, gratuitement et contrairement aux faits, que tous les médicaments peuvent guérir en donnant naissance à des maladies semblables à celles pour lesquelles on les prescrit ; l'homœopathie, dis-je, est également opposée dans ses affirmations à la saine thérapeutique et à la pharmacodynamie.

Les effets médicateurs par similitude se diagnostiquent, eu égard à leur origine, à l'aide des mêmes données que les autres. Les symptômes de la maladie, les vertus connues du médicament, autorisent à penser que tel élément a été activé, qu'il en est résulté soit un simple accroissement des actes morbides spontanés, soit une transfor-

15

mation. L'intelligence saisit alors le lien étiologique qui unit la mutation affective à ses conséquences salutaires, et la véritable cause de celles-ci est dévoilée.

Il est évident, du reste, que les effets thérapeutiques par similitude peuvent être, selon les circonstances, auxiliaires, constitutifs, résolutifs, jugulateurs, complémentaires ou palliatifs. Je crois raisonnable de considérer comme opérant par mutation affective similaire, les agents qui mettent à l'abri d'une maladie susceptible de se montrer une seule fois dans la vie. Ainsi, d'après toutes les probabilités, le vaccin préserve de la variole parce qu'il produit une affection semblable ou tout au moins équivalente.

ART. III. — *Mutations affectives par antagonisme.*

Ce sont celles qui contribuent à soulager, à guérir en opposant, par contrariété, un obstacle complet ou incomplet au cours de certains mouvements morbides.

Les médecins qui, comme le vulgaire, ne voient dans les maladies que tendances perverses, évènements fâcheux qu'il faut faire cesser au plus tôt et à tout prix, abusent étrangement des mutations par antagonisme. Ces mutations sont l'instrument le plus puissant et le plus employé du mode de traitement par jugulation. Mais ce traitement n'est indiqué que pour les actes dont la présence ou le développement ultérieur sont contraires aux intérêts bien entendus du sujet.

De tout temps, et comme par instinct, beaucoup ont cru que le rôle du praticien à l'encontre d'une maladie était essentiellement hostile. Cette idée a pris assez de consistance pour influer sur la langue de la médecine. Presque tous les mots, en effet, dont on se sert habituellement sont empruntés au vocabulaire de l'antagonisme. Nous entendons dire presque à chaque instant que telle médication a *combattu*, *supprimé*, *dissipé* une maladie, lors même que cette maladie, dont l'évolution a été régulière, s'est accomplie jusqu'au bout, au grand avantage de nos clients. De pareilles expressions sont fréquemment ambitieuses et inexactes.

Heureusement, *l'hostilité* du médecin n'existe souvent que dans son langage et dans son imagination. Son intervention n'a pas toujours, il s'en faut, ce caractère ; l'action thérapeutique s'associe, dans beaucoup de cas, aux mouvements naturels, s'unit synergiquement avec eux, les soutient, les dirige et n'en est pas l'adversaire.

Toutefois, on ne doit pas méconnaître les circonstances dans lesquelles il est nécessaire que le mouvement spontané rétrograde ou soit arrêté. Sans contredit, l'art ne peut rien sans la nature ; mais, aussi, la nature sans l'art est fréquemment impuissante ; elle se livre à des entreprises pernicieuses auxquelles il importe de s'opposer. Pour cela, la pharmacodynamie nous fournit deux modes principaux. Dans l'un, on atténue ce qui nuit par exagération ; dans l'autre, on supprime tout-à-fait un phénomène morbide radicalement funeste.

Mode par atténuation ou modération. — Quand
on accorde de l'intelligence au système vital, on se
trompe étrangement. Les actes de conservation auxquels il se livre, tout admirables qu'ils puissent être,
sont suggérés et accomplis par un instinct aveugle
et sans conscience, à qui, par conséquent, aucune
délibération n'est permise sur la convenance et l'opportunité des moyens mis en œuvre. Le dynamisme
obéit à des lois primordiales qui lui ont été im-
posées ; il se meut dans les limites de ces lois d'après
des motifs qu'il ne peut comprendre. Le médecin
s'attache à connaître expérimentalement ces motifs ;
il les fait naître, les prévient, les supprime, selon
que les conséquences semblent devoir être favorables
ou contraires à la faculté conservatrice dont l'homme
est doué, à l'instar de tous les corps organisés.

Tout-à-l'heure, au sujet des mutations affectives
par similitude, je parlais du défaut possible d'activité dans les synergies naturelles, et j'établissais
qu'alors les médicaments sont avantageux en augmentant l'énergie du mouvement morbide. Maintenant c'est l'inverse. La nature trop fougueuse se
livre à des actions exubérantes ; les scènes à but
utile deviennent pernicieuses par leur excès ; d'autres
purement sympathiques fatiguent et affaiblissent
l'économie sans profit aucun. La fonction médicatrice est compromise, elle s'égare. Il y a indication
de la raffermir en éloignant les obstacles, de la
placer dans des rapports plus appropriés à sa fin.
Pour cela, il est fréquemment nécessaire de modérer, d'atténuer.

C'est par des mutations antagonistes qu'on remplit cette indication. Remarquez que, dans le mode dont il est présentement question, l'antagonisme ne va pas jusqu'à la suppression ; il retranche la partie excédant la mesure.

L'inflammation saisit un organe. La terminaison naturelle et souhaitable de cette maladie est la résolution et quelquefois la suppuration pour les régions extérieures. Il arrive pourtant que l'appareil phlegmasique est d'une violence extrême. Si on le laisse se développer tel qu'il est, la maladie deviendra incompatible avec l'existence, la résolution et même la suppuration seront dépassées, il pourra survenir une gangrène, évènement funeste et souvent mortel. Que fait le praticien pour prévenir cet accident, rendre le processus morbide moins incommode, et ôter, autant que possible, toute chance aux conséquences mauvaises qui s'y rattachent? A l'aide d'actions antagonistes, il diminue l'activité de la phlogose, il apaise l'exaltation de la sensibilité, la précipitation outrée des mouvements circulatoires, et il s'efforce de laisser seulement à la maladie les qualités indispensables pour que le travail résolutif ou suppurateur s'exécute de la façon la plus avantageuse aux intérêts du patient.

Les mutations antagonistes sont locales lorsque la scène morbide exagérée est locale aussi, et qu'elle doit sa violence à des circonstances organico-vitales particulières à la partie. Tel serait, par exemple, un étranglement dû à la présence de tissus fibreux et résistants, comme cela s'observe dans le panaris.

Il est fort utile, dans ce cas, de diminuer la densité de l'organe enflammé, d'y modérer la vivacité des sensations par des applications émollientes, calmantes. Celles-ci font descendre le ton de la phlegmasie, préviennent les suppurations profondes et leurs suites funestes.

Les mutations affectives locales antagonistes dissipent ou atténuent les réactions partielles ou générales, et les diffusions morbides provoquées par une maladie circonscrite. Ainsi, dans le cas que je viens de citer, les topiques médicamenteux empêchent ou modèrent la fièvre et les orages sympathiques que le panaris violent entraîne après lui.

La mutation antagoniste doit être générale quand on est en présence d'une affection de tout le système existant seule, ou concourant par son influence à l'exagération d'une scène locale. Ainsi, dans une fièvre inflammatoire exquise, dans une fièvre péripneumonique, les médicaments tendent à rendre moins impétueux l'effort morbide de l'ensemble, lorsque, ce qui arrive très-fréquemment, cet effort a une énergie excessive.

Le danger de ces mutations affectives est de dépasser le but ; alors elles placent le malade dans la situation opposée à celle qui convient actuellement, et lui ôtent la force d'accomplir jusqu'au bout l'entreprise commencée. Nous verrons qu'il n'est pas toujours utile de plonger dans la stupeur et le collapsus un individu atteint d'une affection inflammatoire ; cet état pathologique provenant du remède entraîne par lui-même des périls sérieux, sans parler des inconvénients attachés à la suppression d'un travail inflammatoire dont l'évolution peut quelquefois être avantageuse.

Mode par suppression. Il est souvent utile de supprimer une portion de maladie pour simplifier celle-ci, et même d'empêcher la totalité du travail pathologique lorsqu'on n'a rien de bon à en attendre.

I. Relativement aux suppressions partielles, je puis formuler le précepte suivant et le donner comme généralement applicable. Tout ce qui étant sympathique ou accidentel ne peut ni directement ni indirectement contribuer à la synergie médicatrice, doit disparaître comme chose inutile ou funeste. Le mode antagoniste sert à atteindre ce but : ainsi, dans les cas de fracture, une plaie, une hémorrhagie abondante, une inflammation, un spasme, une douleur trop vive, une réaction de l'ensemble, sont des évènements sympathiques ou accidentels qui ne peuvent que nuire et dont la prompte suppression est à désirer. La solution de continuité des parties molles sera traitée par les moyens chirurgicaux antagonistes ; l'hémorrhagie par les hémostatiques ; la douleur par les anodins ; le spasme par les anti-spasmodiques ; l'inflammation par les anti-phlogistiques.

Il ne s'agit pas ici, je le répète, de modérer un phénomène de façon à en conserver la partie nécessaire ; il en faut la disparition totale, autrement la fonction médicatrice, qui a pour but la formation d'un cal régulier, sera notablement dérangée, retardée ou compromise.

J'en dirai autant des complications si souvent
pénibles ou funestes qui peuvent embarrasser, détourner la marche des maladies dites médicinales.
Les mutations antagonistes nous offrent à cet égard
des ressources qui sont journellement mises à contribution. L'essentiel, pour les employer à propos,
est de bien diagnostiquer les mouvements synergiques ou salutaires, pour les distinguer de ceux qui
sont purement sympathiques, de ceux qui constituent des métastases dangereuses, enfin de ceux qui
dépendant de causes adventices ne font pas partie
nécessaire de la maladie, et que pour ce motif les
anciens appelaient *épigénétiques*. Il est évident que
les jugulations partielles ne sont permises que tout
autant qu'elles s'adressent à des phénomènes morbides de l'une ou de l'autre de ces trois séries.

L'évolution dynamique d'une maladie est terminée. Par son secours, la cause intérieure, affection qui a nécessité l'appareil pathologique, n'existe
plus ; mais il reste dans le lieu où cette affection a
principalement porté son action, une lésion matérielle, laquelle, n'ayant désormais aucune utilité,
doit disparaître à son tour. C'est le cas d'employer
alors le traitement que j'ai appelé complémentaire, quand la nature ne se suffit pas à elle-même.
Or, comme pour ramener les parties à l'état hygide
il faut qu'elles subissent un mouvement inverse de
celui qui les a rendues malades, il en résulte que,
dans ces circonstances, les actions pharmacodynamiques les plus efficaces sont antagonistes. Je
suppose une phlegmasie qui a servi de crise à une

affection inflammatoire, mais dont les conséquences (engorgements, suppurations, etc.) se perpétuent outre-mesure; il est évident que ce reliquat morbide doit être supprimé au plus tôt. Les médicaments susceptibles de placer la partie malade dans des conditions opposées de vitalité sont souvent choisis pour cela.

II. La maladie tout entière peut être jugulée par antagonisme, lorsqu'elle présente plus d'inconvénients que d'avantages. Cet antagonisme s'exerce diversement.

Dans un cas on provoque des actes directement contraires: on oppose à l'atonie une mutation affective stimulante ou tonique, à l'excès de sensibilité des stupéfiants, à une fluxion des répercussifs, etc.

D'autres fois c'est médiatement que l'on agit. Le médecin fait surgir à côté des phénomènes morbides d'autres phénomènes dont la présence tend à amoindrir les premiers. Je suppose une affection à fonds d'irritabilité provenant d'une prédominance vicieuse du système nerveux. Au lieu de l'attaquer par des calmants, nous cherchons à accroître l'activité des appareils circulatoire et nutritif. La physiologie enseigne que ceux-ci doivent, pour la bonne harmonie des fonctions, occuper une certaine place et peser d'un certain poids dans le consensus général. En augmentant la part de leur influence pour la *conspiration* commune, on diminue d'autant celle des organes d'innervation : ainsi, les toniques portant sur l'hématose sont des antagonistes indirects de la surexcitation nerveuse, causée par l'asthénie des facultés digestives. C'est en cette qualité que les ferrugineux rendent des services dans le traitement des chloroses provenant d'un défaut de proportion entre les nerfs et le sang : *Sanguis moderator nervorum.*

Jusqu'ici j'ai présenté l'action pharmacodynamique antagoniste directe ou indirecte, comme se composant de tendances opposées à celles de la maladie qu'il s'agit de supprimer. On peut suivre des yeux ou par l'intelligence le mouvement rétrograde que celle-ci subit, mouvement qui se prolonge jusqu'à ce qu'il parvienne au degré permettant la synergie médicatrice. Les choses ne se passent pas toujours exactement ainsi.

Il y a des mutations affectives qui deviennent curatives par une action qui n'est pas entièrement antagoniste ; celle-ci est différente, mais non pas contraire. On fait alors de l'*allopathie*, pour me servir de l'expression qui a cours aujourd'hui. On guérit une maladie en suscitant contre elle une autre maladie qui n'est ni semblable, ni contraire.

Ces mutations sont rationnelles lorsque nous nous rendons compte des principaux phénomènes auxquels elles doivent leurs vertus thérapeutiques ; elles sont empiriques quand cette notion nous manque.

I. Une tumeur érectile ou autre, d'un petit volume, a résisté à tous les moyens employés ; nous prenons le parti de la détruire par une gangrène artificielle. Les caustiques permettent d'atteindre ce but. Nous remplaçons alors la tumeur par une escharre, laquelle, atteignant les tissus malades, ôte au travail morbide son substratum matériel, et par conséquent l'instrument actuel de sa réalisation.

Tout le monde sait que, pour guérir l'hydrocèle, on introduit dans la tunique vaginale une liqueur irritante. Cette tunique s'enflamme, l'adhésion de ses parois est la conséquence de la phlegmasie arti-ficielle, et un nouvel épanchement dans cette poche séreuse est devenu impossible. L'opération phar-maco-chirurgicale qui amène ce résultat, est un exemple de mutation affective thérapeutique par *allopathie*.

Il est bien difficile de tracer la limite qui sépare les mutations *allopathes* des mutations *homœopathes*, et de celles qui sont opposées; elles se rapprochent par des nuances qui échappent à une distinction absolue. On conçoit que lorsque la similitude ou la contrariété sont douteuses, on admettra l'une ou l'autre, selon que l'on sera frappé par les phénomènes semblables ou par les phénomènes différents. C'est seulement dans les extrêmes bien caractérisés que ce diagnostic est possible. En sup-posant même que l'on pût établir à ce sujet des règles précises, il resterait toujours de l'incertitude dans l'application à quelques cas individuels.

L'idée que l'on doit avoir des effets médicamen-teux, des actes morbides et de leurs relations mu-tuelles, n'est pas de celles qui se formulent *à priori* pour toutes les circonstances. Une certaine latitude est laissée à la sagacité du praticien. D'ailleurs le système vivant ne suit pas une norme constante,

et il est impossible de prévoir toutes les variations
dont il est capable. Ainsi, un traitement ordinairement *allopathique* agit par *similitude* dans des
conditions en apparence les mêmes, lorsque quelques
qualités secrètes favorisent ce dernier mode de guérison. Les propriétés des médicaments sont multiples; les ressources de la nature le sont encore
davantage, il n'est donc pas surprenant que celle-ci
utilise quelquefois, par exception, telle provocation
qui ailleurs serait inaperçue ou resterait sans fruit.
Le médecin doit être en mesure de faire, par lui-
même et sans le secours d'autrui, l'appréciation de
ces phénomènes imprévus.

II. La mutation affective antagoniste est empirique, lorsque la décroissance ou la suppression de
l'état morbide sont les seuls faits manifestes. Le
procédé est inconnu. Nous savons bien comment
il faut se comporter pour obtenir ce genre d'action
pharmacodynamique. Nous pouvons supposer quelquefois, avec raison, que nous agissons en substituant une affection artificielle à l'affection spontanée. Mais l'esprit ne peut pas aller plus avant dans
la conception du phénomène, tandis que l'efficacité
des modes dont il a été question jusqu'ici s'explique
assez bien par l'influence exercée sur l'un des éléments de la maladie. Telle est la différence des
modes rationnels et des modes empiriques. Les premiers exigent une analyse pathologique, un diagnostic appréciateur des parties constituant le fait
morbide; les seconds attaquent celui-ci de front et
sans le décomposer.

Les mutations affectives antagonistes empiriques sont perturbatrices ou spécifiques.

J'ai déjà parlé des premières. Le lecteur sait qu'on les obtient en provoquant une maladie du remède ordinairement aiguë. Cette maladie émeut le système vivant et l'occupe au point d'empêcher la réalisation du travail anormal déjà entrepris. Il est impossible de ne pas voir là un antagonisme indirect, si l'on veut, mais certainement incontestable.

Cet antagonisme peut être contesté pour ce qui regarde les mutations affectives spécifiques. Celles-ci étant tout-à-fait latentes, nous ignorons en quoi elles consistent et comment elles deviennent curatives. Procèdent-elles par contrariété directe, par allopathie, par homœopathie? Il est permis de faire là-dessus toutes les suppositions que l'on voudra. Si l'on se rappelle pourtant que les mutations par similitude activent ou transforment les manifestations morbides, et que rien de ce genre ne s'observe à propos des spécifiques, le caractère le plus saillant de ceux-ci étant de mettre obstacle à un état pathologique donné, on pourra, non sans motifs, regarder l'explication homœopathique comme la moins probable. Toutefois, quand on est dans le domaine de l'inconnu, une réserve prudente est le parti le plus sage.

Les mutations thérapeutiques par antagonisme, comme celles qui agissent par attraction, par similitude, peuvent constituer le traitement tout entier, ou bien elles n'y occupent qu'une place restreinte. Dans ce dernier cas, elles rétablissent le système

vivant dans des conditions suffisamment favorables
à l'exercice des fonctions médicatrices spontanées,
et la médecine expectante suffit à partir de ce
moment. Quand ce résultat n'est pas obtenu, les
mutations antagonistes permettent d'arriver à d'autres effets thérapeutiques qui complètent la cure.

Elles sont assez souvent employées comme
moyen prophylactique. Les toniques, les stimulants
conviennent aux personnes menacées de maladies
par faiblesse ; les émollients, les tempérants, au
contraire, sont indiqués chez celles qui sont pré-
disposées aux maladies d'excitation, etc.

Je termine ici la description des modes pharmacodynamiques principaux, au moyen desquels les
mutations affectives peuvent être converties en effets
thérapeutiques. Maintenant le lecteur saisira avec
plus de facilité les relations d'étiologie qui existent
entre l'action médicamenteuse et le résultat médicateur.

CHAPITRE DEUXIÈME.

—

MUTATIONS AFFECTIVES CAUSES DES EFFETS THÉRAPEUTIQUES.

—

Il y a deux manières de considérer ces relations
étiologiques : dans l'une, on étudie les phénomènes
qui se succèdent, selon le degré d'influence cau-

sale que les premiers exercent sur les seconds ;
dans l'autre, on apprécie expérimentalement cette
succession de phénomènes sous le rapport du temps
nécessaire à la production de l'effet. Un article
séparé sera consacré à l'examen de chacun de ces
points de physiologie pharmacologique.

Art. Ier. — *Degré d'influence qu'exercent les mutations
affectives pour la production des effets thérapeutiques.*

La mutation affective devient thérapeutique en
incitant la faculté médicatrice à agir ; elle est donc
une provocation par rapport à celle-ci. Apprécier
le degré, l'efficacité de cette provocation, telle
est, si je ne me trompe, la question que je dois
actuellement me poser. Un pareil problème est complexe, et, pour approcher autant que possible de sa
solution, je sens le besoin de le diviser et d'en étudier isolément chaque aspect important. Dans cette
intention, je me propose d'examiner d'abord les cas
où la mutation affective procède par insinuation,
ensuite ceux où elle agit d'une manière plus énergique. Je parlerai, enfin, de l'action des médicaments considérée en tant qu'elle est ou latente ou
appréciable.

§ Ier. — *Mutations affectives procédant par insinuation.*

La mutation agissant par insinuation est cause
occasionnelle, cause prédisposante, relativement à
ses conséquences salutaires.

Il est des circonstances où le mouvement médicateur spontané est imminent ; la synergie par la-

quelle il doit se réaliser a tous ses moyens disponibles ; elle va se prononcer, ou bien, s'il lui manque encore quelque chose, la moindre incitation doit faire pencher la balance et donner le signal du commencement de la fonction : alors la mutation affective est cause occasionnelle.

Vers la fin d'une maladie catarrhale, tout est arrangé pour une crise salutaire par les sueurs. Un vésicatoire est appliqué : dès l'instant que celui-ci fait sentir son action à la peau, des mouvements synergiques se déclarent vers la périphérie, et se manifestent par des transpirations profuses qui jugent la maladie. Une boisson aromatique chaude aurait provoqué des effets analogues.

Dans ces moments favorables, une action médicamenteuse quelconque, pourvu qu'elle ne soit pas contraire à l'ordre des phénomènes qui se préparent, pourrait être suivie de semblables résultats thérapeutiques. Quand les tendances de la nature sont bonnes, elle tire parti de tout ; elle utilise des impressions fort différentes et les fait concourir à son œuvre. C'est ainsi que plusieurs de nos fautes sont corrigées, et que des médicaments prescrits dans des intentions erronées deviennent bienfaisants, en développant une action que nous n'avions pas prévue, et sur laquelle il serait téméraire de compter dans les circonstances habituelles.

Les maladies dans lesquelles la faculté médicatrice est très-puissante, peuvent guérir à la suite d'un traitement institué pour un but qui n'est pas exactement celui qui convient ; il en est même qui

guérissent malgré les médicaments, lorsque la mutation, intempestivement provoquée, n'est pas assez
énergique pour déranger la synergie spontanée.

Ceci explique pourquoi, en matière pharmacodynamique, la règle *Post hoc, ergò propter hoc* est si
souvent décevante. En l'appliquant aveuglément,
on s'expose à rapporter à un médicament l'honneur
d'une cure, lorsque, en réalité, il a été seulement
incapable de l'empêcher. D'autres fois ce médicament n'a été qu'une cause occasionnelle de la fonction sanatrice, et pourtant on lui accorde la plus
grande part dans l'évènement.

De là, l'attribution que l'on fait indûment à
certaines substances de propriétés thérapeutiques
spéciales constantes, lesquelles ont dû pourtant
leur efficacité exceptionnelle à une réunion fortuite
de circonstances favorables. Ce genre d'illusion a
de tout temps été fort commun, et doit nous rendre
fort suspectes un bon nombre d'assertions publiées
en faveur de telle ou telle vertu médicamenteuse.
Je pourrais citer une foule d'exemples démontrant
le danger qu'il y a à conclure du particulier au
général : je choisirai le suivant, parce qu'il rappelle
des débats récents qui ont eu du retentissement.

Un honorable confrère traite, dit-il, avec succès
toutes les fièvres dites typhoïdes avec les purgatifs ;
il cite des observations favorables à son affirma-
tion. On ne les conteste pas ; mais on en oppose
d'autres dans lesquelles l'action purgative a été
inutile ou nuisible. Que penser de cela? C'est que
les conclusions pharmacodynamiques sont très-peu

16

probantes, lorsque les histoires des maladies ne disent pas en vertu de quelles conditions particulières la cure a été obtenue. Le titre *fièvre typhoïde* est bien vague ; c'est une expression courante actuellement, et qui a cependant des significations très-variables. Une foule d'états morbides sont confondus pêle-mêle sous cette épithète commune. Il est donc permis de croire que certains traitements, qu'on nous représente comme tout-puissants, ont pu, s'ils n'ont pas été inutiles, agir à la façon des causes occasionnelles, c'est-à-dire selon le mode étiologique le plus précaire, le moins sûr dans ses effets. Conséquemment, il n'y a aucun précepte général à tirer d'observations ainsi présentées. Certainement les purgatifs, dans les fièvres gastriques graves que maintenant on appelle typhoïdes, contribuent à la guérison, lorsqu'ils sont prescrits en temps opportun ; mais, pour d'autres cas heureux allégués, on peut affirmer que la purgation a dû son utilité à des circonstances accidentelles qui n'ont pas attiré l'attention de l'observateur.

Je ne reconnais à aucune classe de médicaments le pouvoir de guérir une maladie qui, comme la fièvre typhoïde, peut offrir des natures si diverses. Cette affectation de se contenter d'une appellation nosologique pour tout diagnostic et de chercher un spécifique, fait rétrograder la médecine jusqu'à ces temps d'empirisme grossier, où, faute de lumières théoriques suffisantes, on se contentait de nommer la maladie et de prescrire aveuglément l'arcane le plus en réputation.

Il faut donc apprécier l'espèce et le degré d'influence de nos actions pharmacodynamiques ; et pour cela on se demande si les mutations provoquées ont agi comme causes occasionnelles , ou bien si elles sont liées plus étroitement aux effets thérapeutiques.

Les mutations prédisposantes présentent ce dernier caractère ; elles se composent de mouvements qui , par leur répétition , mettent la nature déviée dans la voie de la guérison.

Ces mutations acquièrent une efficacité thérapeutique de deux manières : dans l'une , qui est directe, elles poussent dans un sens que l'on sait être celui qui convient à la synergie médicatrice désirée. Une dartre extérieure a été mal-à-propos supprimée ; il y a indication de la rappeler , pour prévenir ou dissiper des accidents intérieurs. On emploie pour cela des sudorifiques ; on applique un vésicatoire sur l'ancien siége de la maladie. En agissant ainsi , on fait naître des prédispositions qui favorisent le développement de la crise périphérique nécessaire en pareille occurrence.

D'autres fois la mutation prédisposante détruit des obstacles contraires à l'exercice du mouvement thérapeutique. On produit alors la prédisposition par une voie détournée, mais aussi avantageuse que la précédente. Les traitements susceptibles d'amener des effets thérapeutiques auxiliaires peuvent être considérés comme causes de prédispositions médiates , par rapport à la synergie dont elles permettent la formation : ainsi , des applications émollientes sur une plaie enflammée font disparaître l'élément compliquant qui s'opposait à la cicatrisation. Remarquez, à propos des mutations prédisposantes indirectes, qu'elles méritent cette dernière épithète seulement par rapport à leur but éloigné, médiat ; elles ont toujours un résultat prochain qu'elles atteignent directement, mais qui sert de nouveau point de départ pour parvenir à autre chose. Ainsi, dans le cas que je viens de citer, la mutation affective émolliente est directe, comme anti-phlogistique, relativement à la complication ; elle n'est indirecte qu'eu égard au travail vital de cicatrisation, dont elle facilite le développement ultérieur.

§ II. — *Mutations affectives agissant avec plus de puissance.*

J'ai déjà fait voir, dans le chapitre consacré à l'étiologie de la mutation affective, comment les causes prédisposantes et déterminantes se rapprochaient dans leur manière d'agir. Rien ne ressemble à une action déterminante comme la dernière action prédisposante qui décide l'effet thérapeutique. La prédisposition toutefois agit lentement, par insinuation ; l'autre cause, prompte, énergique, fait subir au système vivant une sorte de violence, pour le pousser vers les actes curatifs.

Il est ordinairement aisé, ainsi que je l'ai déjà dit, de donner au médicament la qualité déterminante par rapport à la mutation affective ; mais rendre celle-ci déterminante de l'effet thérapeutique est une chose autrement ardue. Il faut, pour cela, régler les impressions et les réactions selon le besoin précis : c'est là l'œuvre d'un médecin habile, possédant les notions acquises qui se rapportent à la maladie, à l'individu, au médicament. Même avec tous ces avantages, nous voyons souvent les médications s'arrêter à la mutation affective et rester insuffisantes. La médication devient plus incertaine, moins assurée, à mesure qu'elle s'approche de son but final.

Néanmoins tout le monde sait, et ceci est malheureusement l'exception en pharmacodynamie, que certaines substances, administrées dans des conditions et selon des règles connues, sont presque toujours suivies de leurs conséquences salutaires : ainsi, le quinquina, le mercure, l'un contre la fièvre intermittente, l'autre contre la syphilis, les émétiques dans les embarras gastriques, les purgatifs pour les saburres intestinales, etc., se comportent de manière à nous permettre souvent d'affirmer que la guérison succèdera à leur emploi. On obtient avec ces agents des mutations tellement appropriées à l'effet thérapeutique, qu'elles remplissent, par rapport à ce dernier, le rôle de la cause la plus puissante, la plus efficace. Il existe donc, à ce sujet, une échelle de proportion dont je vais m'efforcer d'établir les degrés, à l'aide de quelques règles.

Plus nous sommes capables de remplir exactement l'indication, plus les chances de succès sont favorables. La meilleure mutation affective, celle que nous devons nous efforcer de réaliser, se confond tellement avec ses suites salutaires, qu'il est bien difficile de l'en séparer. Alors elle renferme la totalité du résultat, et l'on peut la considérer comme cause prochaine, comme cause efficiente.

Remarquons, à ce sujet, la différence qu'il y a entre le médicament cause de la mutation affective et la mutation affective cause de la synergie thérapeutique. Le premier n'est jamais qu'un stimulus dont la puissance provocatrice sera aussi grande qu'on le voudra, mais qui ne contient jamais son effet en lui-même, puisque la raison suffisante de celui-ci se trouve dans le dynamisme affecté par ce médicament. La mutation affective, au contraire, qui est le dynamisme en action, peut être supposée capable de produire nécessairement l'effet thérapeutique; et cette possibilité se réalise lorsque le système vivant acquiert, par le fait de la modification qu'il a subie, la capacité d'exécuter des actes de conservation.

Le difficile est de parvenir à le placer dans cette situation favorable. Les moyens que nous avons à notre disposition pour provoquer de semblables mutations, n'ont pas une égale aptitude. L'efficacité des uns dépend d'une foule de circonstances qu'on n'est pas toujours sûr de trouver réunies : ce sont ceux dont l'emploi est le plus chanceux. En général, les agents pharmacodynamiques destinés à modifier le système vivant dans ses facultés générales sont les moins certains, et ont par conséquent des conséquences salutaires plus douteuses. Ainsi, tout égal d'ailleurs, les toniques, les tempérants, les narcotiques surmontent moins facilement les résistances qui s'opposent à leur action. Toutefois, il

y a quelques agents qui font exception à cette règle
et qui, bien que modifiant l'ensemble de l'économie, ont le privilége de provoquer presque sûrement la guérison : ce sont les spécifiques fébrifuges,
anti-syphilitiques, anti-scorbutiques, etc. L'expérience s'est prononcée là-dessus, et nous force à
reconnaître en eux un privilége tout particulier qui
porte la probabilité thérapeutique à son plus haut
degré de puissance. Il est même impossible, dans
l'état actuel de la science, de distinguer ici la mutation affective de son effet salutaire ; la première est
totalement inconnue et se suppose seulement par
l'existence du second.

Quand cette distinction peut se faire à l'aide des
phénomènes appréciables qui caractérisent la mutation affective et permettent de l'isoler de ses suites,
on comprend aisément qu'on devra compter d'autant plus sur l'effet thérapeutique, qu'on aura à
sa disposition des agents susceptibles d'amener les
symptômes désirés. Parmi ces symptômes, il en est
qu'on obtient presque certainement et d'autres qui
présentent plus de difficultés. Evidemment, le sort de
l'effet thérapeutique est lié à celui de la mutation
affective. Ainsi, s'il suffit, pour guérir ou soulager
une maladie, de produire sur une partie accessible
une rubéfaction, une vésication, une escharre,
la facilité avec laquelle nous provoquons ces sortes
de modifications nous garantit le succès de l'entreprise. Il en est de même si la mutation pharmacodynamique indiquée est émétique, purgative.
Tout le monde sait que nous avons des agents à

peu près sûrs pour la réaliser. A mesure que notre certitude, relativement à cette mutation, diminue, nous devons nous montrer moins confiants. Ainsi on ne peut pas compter de la même manière sur les diurétiques, les sudorifiques, par conséquent le résultat médicateur correspondant est chanceux dans les mêmes proportions. La mutation emménagogue étant encore plus difficile à obtenir, ce sera un motif d'être plus réservé dans la prédiction de son efficacité thérapeutique; et cette incertitude augmente à mesure que le changement médicamenteux indispensable présentera plus de difficultés.

N'oublions pas toutefois qu'aucune mutation affective n'est facile ni difficile d'une manière absolue. Les obstacles et les facilités ne dépendent pas seulement du degré d'aptitude de l'agent; elles proviennent aussi des conditions du système vivant favorables ou contraires. La mutation la plus difficile devient aisée si elle rencontre de bonnes prédispositions. Dans le cas contraire, la plus facile se montre à peu près impossible, à l'exception cependant de celles qui se rapprochent le plus du mode chirurgical: telle est par exemple l'action caustique. D'après cela, il est évident que les règles posées tout-à-l'heure touchant la certitude des effets médicamenteux, ne sont applicables que tout autant que les circonstances organico-vitales sont supposées analogues ou à peu près les mêmes.

La même mutation affective peut donc être, par rapport à son effet thérapeutique, une cause agissant avec une puissance très-variable. La mutation,

cause occasionnelle de cet effet, ne se diagnostique
pas toujours aisément en cette qualité. L'impossibilité où l'on se trouve quelquefois d'apprécier au
juste les dispositions actuelles du système, rend dou-
teuse la fixation de la part précise que cette mutation a prise dans l'évènement. On est très-exposé
à la confondre avec celle qui n'y a contribué en
rien ; cependant le médecin sagace, versé dans l'é-
tude des mouvements naturels possibles dans les
maladies et connaissant bien son patient, découvrira
le lien, quelque relâché qu'il soit, qui unit tel
changement médicamenteux à ses conséquences
thérapeutiques. C'est sur ces notions comparées
avec celles qui ont trait aux propriétés des médicaments, que repose l'art d'utiliser les mutations
affectives agissant comme causes occasionnelles, de
les provoquer, de les régler, de les diagnostiquer.
Ainsi, vers la fin d'une fluxion de poitrine marchant
convenablement vers sa terminaison, lorsque l'é-
poque d'une crise par l'expectoration est arrivée,
le médecin n'attribuera pas tout l'honneur de la
cure aux expectorants qu'il aura prescrits ; mais il
sera autorisé à penser que ceux-ci y ont contribué,
soit en hâtant, soit en favorisant, soit en complétant cette cure. Dans tous les cas, il sera certain
d'avoir agi dans le sens de la synergie médicatrice,
et sa conduite sera approuvée, lors même que par le
fait sa tentative aura été insuffisante et n'aura rien
produit.

A mesure que la mutation affective concourt pour
une plus large part à la formation de l'effet théra-

peutique, son intervention efficace se montre d'une
façon moins obscure. Elevée à la condition de causes
prédisposante, déterminante, elle est suivie de résultats qui contrastent avec l'état précédent du système. Si rien dans le cours naturel de la maladie,
telle qu'elle existe, ne pouvait faire prévoir une semblable amélioration ; si celle-ci s'explique rationnellement par la mutation artificielle, la véritable
cause du bénéfice obtenu n'est pas difficile à trouver.

Ce travail diagnostique se simplifie encore lorsque
la mutation est bien définie ; lorsque, par ses symptômes et par ses effets, elle mérite d'être appelée spéciale. On reconnaît, par exemple, sans peine la relation existant entre une action émétique et la cessation
d'un embarras gastrique, entre l'action diurétique
et la disparition d'un épanchement hydropique, etc.

Le lien d'une mutation affective spécifique avec
la mutation médicatrice est, quoique inconnu,
facile à constater dans le plus grand nombre des
cas. La fréquence des guérisons donne sur ce point
toute la certitude désirable. Un individu syphilitique est soumis à un traitement méthodique par le
mercure et il guérit. On affirme que cette guérison
est due au médicament, bien qu'on ignore complètement comment elle s'est opérée, parce que
l'expérience a rendu vulgaires des cas semblables,
parce que la syphilis est une maladie très-peu capable de se dissiper par elle-même, et que rien dans
le cours des évènements accomplis, si ce n'est
l'affection artificielle par le mercure, n'est capable
de rendre raison de ce qui s'est passé.

En pharmacodynamie pratique, la méthode par
exclusion est souvent utilisée pour arriver à la cause
d'un évènement. Du reste, si la mutation affective
s'est réalisée comme on le souhaitait, si l'effet thérapeutique succède conformément aux prévisions du
praticien, on ne peut guère élever de doutes sur la
part qui appartient au médicament.

§ III. — *Mutations affectives procédant d'une manière
appréciable et d'une manière latente.*

On se rappelle la distinction que j'ai établie entre
la mutation affective appréciable et la mutation
latente. J'ai dit que les médicaments évacuants pro-
voquaient des phénomènes toujours sensibles. On
se rappelle que les altérants sont suivis de changements tantôt latents, tantôt appréciables. Il ne
s'agit pas encore de déterminer laquelle de ces
qualités est préférable dans un cas donné : mon but
actuel est d'exposer les données relatives à cette
circonstance qui peuvent servir au diagnostic étiologique de l'effet thérapeutique.

Le degré d'appréciabilité des phénomènes de mutation affective varie beaucoup. Tantôt on ne peut
pas les constater expérimentalement; on les admet
cependant sans crainte de se tromper, parce que la
raison l'exige. Tantôt ils sont aisément perceptibles
par le malade, par le médecin, ou par tous les
deux.

Il y a donc deux ordres de phénomènes appréciables de mutation affective. Les uns qui se dérobent à l'observation directe, mais de l'existence

desquels on ne peut pas douter ; les autres plus
grossiers et qui tombent sous les sens. L'homme de
l'art seul apprécie les premiers ; les seconds sont à
la portée des moyens vulgaires de perception. J'appelle ceux-là *phénomènes rationnels*, et ceux-ci *phénomènes sensibles* ou *symptômes*.

Les phénomènes rationnels diffèrent des sensibles
par leur nature propre, qui les rend inaccessibles à
l'action des sens ; ou bien, s'ils sont de même nature que les symptômes, leur ténuité, leur peu de
développement, leur siége profond les dérobent à
ce genre d'investigation.

Il est possible que les phénomènes de mutation
latente nous échappent pour des motifs analogues.
Mais il y a une différence entre les rationnels et les
latents : c'est que nous savons comment agissent les
premiers quoique nous ne les voyons pas, tandis
que toute connaissance de ce genre nous est jusqu'à
présent interdite au sujet des affections pharmacodynamiques latentes.

Nous apprécions les phénomènes rationnels
d'après ce que nous savons sur la nature de la maladie et le mode habituel d'action du remède.

Ce n'est pas la première fois que le médicament a été employé. D'autres expériences, soit sur
l'homme sain, soit sur le malade, nous ont révélé
ses propriétés. A l'aide d'une série suffisante d'essais,
on s'est assuré, par exemple, que cet agent diminue la densité des tissus, y émousse la sensibilité,
y apaise la vivacité des circulations. Administré
assidûment, il affaiblit notablement le système,

fait prédominer les liquides blancs, suscite des langueurs, dispose aux affections par faiblesse, etc. Alors, sans parler d'autres propriétés décrites par la pharmacodynamie spéciale, il est permis d'affirmer que la mutation affective a été *émolliente*, mot qui résume une série d'actes de nature asthénique.

Maintenant, si les substances qui provoquent cette affection guérissent une maladie inflammatoire sans symptômes médicamenteux préalables, qu'en conclurons-nous ? Nous devons, par analogie, admettre l'existence de phénomènes semblables à ceux que les autres expériences ont mis en lumière. Ils ne sont pas perceptibles dans le cas actuel, parce que, trop ténus ou trop profonds, ils échappent à l'action de nos sens. La raison toutefois remplit facilement et légitimement la lacune qui existe entre le fait de l'administration du remède et l'effet thérapeutique ; alors celui-ci est rapporté à la mutation qui l'a produit. En conséquence, si les conditions énoncées se sont trouvées présentes, on affirmera que la maladie par inflammation a été guérie à l'aide d'un antagonisme émollient. En suivant le même raisonnement, en s'étayant aussi d'expériences antérieures, on reconnaît que la mutation affective a un autre caractère.

Ce secours nous manque quand il s'agit d'une maladie dont la nature n'est qu'empiriquement caractérisée, d'une maladie nommée et non définie, comme sont celles qu'on appelle *spécifiques*. Cette spécificité entraîne la latence des mutations artifi-

cielles que nous provoquons avec succès contre
quelques-unes de ces maladies ; et alors rien ne
peut nous dire ce qu'est en réalité l'effet médicamenteux. A moins de faire une hypothèse, il est
impossible de remplir l'intervalle qui sépare les deux
seules choses apparentes et saisissables qui sont l'administration du remède et la guérison subséquente.
Nous constatons ces deux évènements, nous ad-
mettons leur liaison ; mais le *comment* et le *pourquoi*
de cette liaison nous échappent.

Toutefois, souvenons-nous qu'une mutation affective, ou sensible, ou rationnelle ou latente, est
toujours cause de l'effet thérapeutique. L'union
étiologique se montre dans le premier cas ; on la
suppose légitimement connue dans le second ; on se
contente de l'affirmer dans le troisième.

Si la mutation affective est accompagnée de
symptômes, on a la certitude que l'agent a été
senti ; il reste ensuite à déterminer en quoi elle a
contribué au mouvement médicateur et quelle espèce d'amélioration celui-ci a réalisée. L'étude du
malade et de ses tendances au moment de la médicamentation, nous apprend si ce mouvement a été
amené par une provocation agissant à la manière
des causes occasionnelle, prédisposante, déterminante ou efficiente. L'observation de la maladie considérée dans ses symptômes, dans sa marche, révèle
si la mutation affective a été auxiliaire ou constitutive, jugulatrice, résolutive, complémentaire,
palliative. Enfin, la connaissance des effets connus
du médicament, comparés avec les phénomènes

thérapeutiques observés, fait savoir si ces phénomènes ont été obtenus par le mode attractif,
similaire ou antagoniste. Il est inutile de citer des
exemples; le lecteur qui a lu attentivement les
chapitres précédents, en trouvera sans peine. Je
me contente donc d'énoncer ces propositions, les
preuves se présentent d'elles-mêmes.

On se comporte de la même façon en admettant
des effets cachés, mais affirmés hardiment, lorsque
la mutation affective est à phénomènes rationnels.
La connaissance de la nature de l'effet thérapeutique, des actes qu'il exige pour s'accomplir, celle
des propriétés de la substance éprouvée déjà, nous
guident dans la recherche du lien étiologique à
découvrir. Un individu a perdu l'appétit et digère
mal. Le diagnostic de cette maladie indique que
cette difficulté fonctionnelle provient d'une faiblesse
locale. D'une autre part, on sait que certaines
substances ont la vertu de fortifier la partie sur
laquelle elles sont appliquées, elles accroissent la
vitalité des liquides et des solides; quelques-unes
même sont offertes par la pharmacodynamie,
comme plus aptes que les autres de la même classe
à dissiper les asthénies stomacales, etc.; pour ce
motif, on les a nommées *stomachiques*. Ces données
étant acquises, une de ces substances est prescrite,
et la maladie disparaît. La mutation affective n'est
pas sensible, puisqu'on n'observe rien autre que le
retour de l'appétit et la restauration de la faculté
digestive. Qu'importe une *latence* de ce genre dans
les effets immédiats de l'impression médicamenteuse?

Il est certain que ces effets ont été sthéniques, et que la mutation a été antagoniste de la maladie.

Quand l'agent exerce son influence salutaire d'une façon décidément inconnue, nous n'avons, pour le rattacher à son effet thérapeutique, que la règle *Post hoc, ergò propter hoc*, que nous appliquons cette fois légitimement, si, dans les circonstances présentes, il est prouvé que le médicament seul a pu provoquer l'amélioration obtenue dans la maladie. On le voit, le raisonnement est le même dans chacun de ces cas. Il consiste à constater les rapports étiologiques qui unissent la mutation affective sensible, rationnelle ou empirique, à la cause extérieure qui est le médicament, et au résultat médicateur. On fait plus que constater ce rapport, on l'apprécie, lorsque la nature des phénomènes le permet. Je le répète, les lumières combinées de la physiologie pathologique et de la physiologie pharmacodynamique servent à nous éclairer, à nous guider dans tous les problèmes de ce genre.

Il ne faudrait pas croire que pour les mutations affectives à caractère appréciable on est à l'abri de toute erreur, sous le prétexte que rien dans la médication n'est inconnu. Ce serait se payer d'une raison qui n'est pas rigoureusement exacte.

Au fond, nous ignorons toujours et partout l'acte vital essentiel, efficient, qui lie d'une manière absolue et nécessaire les mutations sensible, rationnelle, latente, à leurs effets thérapeutiques. Si dans les premières quelques anneaux de la chaîne sont aperçus, si l'esprit saisit des concordances, apprécie des rapports , il reste inévitablement quelques lacunes que l'observation ne peut pas remplir.

Prenons l'exemple d'un cas où il semble que tout se passe de la façon la plus ostensible, et nous verrons que la nature se réserve des secrets impénétrables, lors-même qu'elle semble le moins se voiler. Un émétique est donné à un individu atteint d'un embarras gastrique saburral. L'estomac est délivré du poids qui l'oppressait et la guérison est obtenue. Il y a là certainement des phénomènes sensibles qui nous aident mieux que dans beaucoup d'autres circonstances à comprendre ce qui s'est passé. Toutefois, que de mystères il reste encore à sonder dans un évènement aussi simple en apparence ! Savons-nous d'abord pourquoi l'émétique fait vomir ? Invoquer l'intervention des facultés contractiles de l'estomac et des muscles voisins, c'est énoncer le *comment*, mais ne pas dire le *pourquoi*. Quoi qu'on fasse, on ne peut pas connaître ce *pourquoi*, et il y a dans cette mutation d'un ordre si vulgaire un fait primitif d'étiologie essentiellement empirique. Dans le résultat thérapeutique, nous trouvons des difficultés analogues. Le phénomène initial du retour à la santé est également incompréhensible. On a fait sortir de l'estomac un stimulus hostile, soit ; mais quel était le genre d'hostilité de ce stimulus ? Quelle atteinte précise portait-il à la vitalité de l'organe ? Croit-on que les émétiques agissent seulement comme évacuants, et qu'ils servent à laver l'estomac comme on lave un vase malpropre ? N'y a-t-il pas une influence exercée directement par eux sur le mode de

17

sentir, d'agir, de sécréter de ce viscère, influence à
la suite de laquelle celui-ci n'est plus ce qu'il était
auparavant et ne produit plus de matières sabur-
rales? Si cela est, et nous ne pouvons en douter,
en quoi consiste cette action dynamique ? Voilà
encore une question à laquelle il est impossible de
répondre, à moins d'avoir recours à une hypothèse.

La mutation affective par les émétiques, devenue thérapeutique, se constate donc, elle aussi,
empiriquement à un certain point de vue, et ne se
définit pas mieux que les autres dans sa partie intime et efficiente, bien qu'elle s'accompagne de
phénomènes fort appréciables. C'est que dans le
monde vital il y a une limite que l'œil ne peut
pas franchir, et au-delà une autre limite où l'intelligence elle-même est obligée de s'arrêter. Alors
elle accepte les faits et leurs rapports les plus
constants, sans les comprendre. Partout aux confins
du savoir se trouvent des choses à la fois certaines
et inexplicables, et qu'on admet par le seul motif
qu'elles *sont*. Ces choses, premier fondement de
nos connaissances théoriques, constituent nos *leges
legum*, car c'est sur elles et d'après elles que nous
établissons les dogmes et les préceptes.

Chaque science a ses *leges legum*, posées dès
l'entrée sous forme d'axiômes, vérités qui s'ac-
ceptent et ne s'expliquent pas. Ainsi, en pharmacodynamie, la cause efficiente des mutations
affectives et celle des effets thérapeutiques sont
toujours cachées. Les vertus émétique, narcotique,
anti-spasmodique, fébrifuge, etc., se reconnaissent

comme des faits plus ou moins accessibles à notre sagacité, mais toujours latents dans leur teneur intime. C'est l'appréciation de scènes plus intelligibles qui nous amène à connaître secondairement comment ces vertus s'exercent et dans quelles circonstances nous pouvons les utiliser.

Sous certains rapports, les mutations affectives, à symptômes évidents, sont donc aussi incompréhensibles que les latentes. L'apparition de phénomènes sensibles, dans les premières, nous donne l'assurance que du moins l'agent a été senti, et nous avons là une raison de supposer qu'il pourra être pour quelque chose dans le résultat médicateur. Cet avertissement préalable nous manque lorsque les phénomènes sont rationnels ou latents; mais il est quelquefois une insinuation à l'erreur. Effectivement, il faut bien se garder de croire, après une guérison, que toute substance ayant impressionné visiblement l'économie a, par cela seul, concouru au dénouement : celui-ci peut s'être établi indépendamment de cette impression et même malgré elle. Il est donc indispensable de saisir et d'apprécier les relations intermédiaires qui ont existé entre l'agent administré et ses conséquences.

Je me suis efforcé, dans le présent article, de formuler les données relatives à ce problème. Ce travail sera complété dans le suivant, où je montrerai comment l'observation du temps pendant lequel s'accomplissent les mutations médicamenteuses et les médicatrices, sert à éclairer le diagnostic étiologique dont je m'occupe.

ART. II. — *Relations de temps entre les mutations affectives et les effets thérapeutiques.*

Je prouverai bientôt qu'une limite précise est impossible à établir entre les unes et les autres. Toutefois, sans descendre dans les détails d'application qui offrent des difficultés insurmontables, je puis dire d'une manière générale que l'effort thérapeutique commence, lorsque la faculté médicatrice reçoit une impulsion suffisante en vertu de la mutation affective.

Si la synergie salutaire existe déjà et que la mutation affective se borne à la soutenir, à l'activer, à l'affaiblir, à la diriger, l'effet thérapeutique naît à l'instant où la cause provoquée artificiellement par l'agent pharmacodynamique, s'ajoute à celle qui a produit et qui entretient le travail curatif spontané. Si la synergie est absente, l'intervention efficace de la faculté médicatrice éveillée et soutenue par la mutation affective, signale le commencement de l'effet thérapeutique.

J'ai souvent dit que celui-ci succédait à celle-là. Il faut s'entendre sur cette expression. La partie de la mutation affective qui est utilisée, soit qu'elle aide, soit qu'elle fournisse des moyens d'exécution, précède certainement son résultat. Mais tout dans cette mutation ne sert pas; il y a très-souvent en elle des phénomènes inutiles ou exubérants qui peuvent continuer, survenir pendant l'effet thérapeutique, et même lui succéder à de longs intervalles. Un individu guéri après l'administration d'un agent pharmacologique, conserve quelquefois des traces indélébiles de l'affection médicamenteuse dans laquelle la faculté médicatrice a trouvé des motifs de son action bienfaisante. Telle serait, par exemple, la couleur bronzée que la peau présente après une médicamentation assidue par le nitrate d'argent. Tout le monde sait, d'ailleurs, que les traitements par le mercure, le quinquina, et en général par les substances énergiques long-temps continuées, font, dans quelques cas, payer assez chèrement aux malades le bénéfice qu'ils en ont retiré. Le plus souvent ce sont des accidents supportables; c'est une manière de sentir et d'agir qui n'est pas, si l'on veut, tout-à-fait pathologique, mais qui contraste suffisamment avec l'état antérieur du sujet, et est assez significative pour qu'on puisse la rapporter aux médicamentations subies; ce peut être une maladie véritable, une maladie sérieuse, exigeant, à son tour, un traitement en règle et spécial.

Ces évènements appartiennent évidemment à la mutation affective, ils n'ont rien de salutaire, ils sont au contraire nuisibles. Il faut donc reconnaître que la relation de priorité de l'effet médicamenteux avec l'effet thérapeutique, n'est nécessaire que pour ce qui regarde la partie de l'un qui sert à l'autre.

Laissant maintenant de côté ces phénomènes inutiles, qui accompagnent la cure ou lui succèdent, je vais étudier ceux qui, destinés à revêtir un caractère bienfaisant, précèdent la guérison et contribuent à la produire. Il s'agit de savoir quel est le temps qui les sépare, et comment cette con-

naissance peut servir à apprécier la cause du bien
obtenu.

Une question se présente d'abord. Y a-t-il un
intervalle entre les deux opérations? Non, car une
solution de continuité amènerait la fin de l'influence
médicamenteuse, ce qui équivaudrait à une mutation affective avortée ou inutile. Pour que la mutation soit efficace, il faut que les mouvements qui
la constituent se lient aux effets thérapeutiques
d'une façon non interrompue. La médication qui
embrasse ces deux ordres de phénomènes, est une
affection à phases, à formes diverses, qui se modifie, chemin faisant, parce que d'autres causes
y joignent leurs effets; mais sa cause extérieure
est toujours le médicament, et les scènes variées
offertes par elle se rattachent toutes, quoique plus
ou moins étroitement chacune, à l'impulsion première provoquée par ce médicament.

La science sépare spéculativement ces évènements pour les mieux étudier; elle cherche dans le
milieu vital où ils se passent les raisons de leur dé-
viation, de leur transformation, de leur efficacité,
et n'ignore pas qu'en réalité, ils sont unis par
un lien indissoluble. Il n'existe donc pas d'intervalle réel entre la mutation affective et l'effet thérapeutique.

Il y a seulement une époque à laquelle le système
vivant étant convenablement affecté par le médicament, entreprend, en vertu de cette affection, une
série de mouvements qui tendent à la guérison.

L'appréciation de cette époque suppose deux

connaissances : premièrement, celle du temps où la mutation affective s'accomplit; secondement, celle du temps où la faculté médicatrice subit l'influence de cette mutation.

En ce qui regarde la mutation affective, le travail est facile quand les phénomènes sont sensibles. Mais si elle est latente ou rationnelle, on la suppose plus qu'on ne la reconnaît; on fixe le moment probable où l'économie est sous l'empire de l'agent pharmacologique, d'après ce que l'on sait des propriétés de celui-ci, des doses et des autres circonstances individuelles ou de médicamentation. L'époque de l'administration du remède ne peut être prise pour point de départ que lorsqu'on a la certitude d'avoir obtenu une action diffusible et à peu près instantanée. Dans tous les cas, on le comprend, il faut que la mutation affective soit développée et parvenue à son état, pour parler le langage des pathologistes.

Cette connaissance étant acquise, l'autre se révèle par le commencement de la synergie curative désirée, lorsque celle-ci présente des caractères appréciables.

A l'aide de ces données, je vais demander à l'observation pratique les rapports de temps qui existent, dans les cas principaux, entre la mutation affective et l'effet thérapeutique. Voici ce qu'elle enseigne sur ce sujet.

La médication, dans un état morbide aigu, s'accomplissant plus vite pour des motifs tirés à la fois de la nature du remède, de la maladie et du mode

d'administration , il n'est pas surprenant que le résultat médicateur ne se fasse pas attendre.

Dans les traitements chroniques , les choses se
passent autrement. Il s'agit de rompre des habitudes
invétérées ; et cela ne s'obtient qu'à l'aide de provocations qui tirent leur énergie de leur nombre et
de leur durée. Il est donc nécessaire que la mutation
pharmacodynamique se prolonge et que , parvenue
à son apogée, elle s'y maintienne quelque temps.

De son côté , la synergie médicatrice ne se développe pas avec brusquerie ; ses allures sont lentes ;
elle n'est le plus souvent efficace qu'à ce prix , pour
les motifs que je viens d'exposer. De là , un intervalle plus ou moins long entre la mutation affective
appréciable ou latente et l'apparition du premier
symptôme thérapeutique. En réalité cependant, tout
s'enchaîne sans interruption dans la médication
chronique comme dans l'aiguë.

Il y a donc une période de travail intime pendant
laquelle le mouvement médicateur, encore caché ,
prépare ses moyens d'exécution et se constitue. Ceci
est une véritable incubation , analogue à celle que
j'ai notée avant la mutation affective, comme il s'en
trouve du reste toujours au moment de l'accomplissement d'une fonction vitale quelconque un peu
importante.

L'incubation médicatrice est un fait dont le praticien doit être averti ; elle passe inaperçue quand
elle est d'une courte durée et qu'elle s'exerce pendant que le système est encore sous l'influence d'une
mutation affective appréciable.

Mais si l'incubation se prolonge après la cessation des symptômes médicamenteux, on peut aisément la constater. Il est d'autant plus important de ne pas la méconnaître, qu'on s'exposerait, en commettant cette faute, à perdre de vue le lien qui unit le médicament à l'effet thérapeutique, et à rapporter celui-ci, alors retardataire, à une cause qui n'est pas la sienne.

Ce point de physiologie pharmacologique est mal connu ou même ignoré, faute d'observations ou de réflexions dirigées dans ce sens. L'incubation médicatrice dure quelquefois pendant plusieurs mois, pendant une année entière. Les anciens savaient cela, et appelaient effets thérapeutiques *in recessu* ceux qui se montraient long-temps après la cessation du traitement pharmacodynamique, et qui devaient cependant être rapportés à ce traitement.

On les observe assez fréquemment dans les médications constitutionnelles, récorporatives, anti-syphilitiques, anti-dartreuses, anti-rhumatiques, anti-goutteuses, etc.; mais c'est surtout après l'usage des eaux minérales qu'il est facile de remarquer des effets *in recessu*. Dans ces circonstances, la guérison ou le soulagement apparaissent long-temps après la cessation des phénomènes appréciables que les eaux avaient d'abord provoqués. Le malade quitte l'établissement sans avoir éprouvé la moindre amélioration, et désespère du succès. Le praticien plus éclairé conserve de la confiance; il sait que les modifications subies pendant le traitement peuvent porter tardivement leurs fruits;

qu'une élaboration latente et souvent longue est
indispensable pour certains résultats thérapeutiques, et il n'est pas surpris si le malade accuse un
mieux-être à une époque où le séjour aux eaux
est à peu près oublié.

On sent combien il est nécessaire de ne pas perdre de vue cette éventualité. Le médecin qui l'igno-
rerait risquerait de se tromper dans ses pronostics ;
ses connaissances pharmacodynamiques seraient in-
complètes, s'il ne savait pas rattacher aux médicaments des conséquences éloignées qui se lient à eux
cependant par une succession non interrompue de
mouvements obscurs, mais incontestables.

L'époque de l'apparition des symptômes de soulagement ou de guérison doit donc être prise en
considération, pour déterminer la part causale que
l'influence médicamenteuse a prise dans l'évènement, et en apprécier la véritable origine.

Tels sont les faits généraux qui servent à apprécier
le degré et le genre d'utilité des mutations affectives. Il va sans dire que les effets pharmacodynamiques médicateurs seront soigneusement distingués
des autres synergies bienfaisantes, soit spontanées,
soit provoquées par l'hygiène ou la chirurgie ; cela
suppose des notions de thérapeutique générale sur
la puissance comparée des divers agents dont la
médecine dispose. Il ne m'appartient pas de traiter
ici ce sujet, qui est évidemment en dehors de mon
plan. De plus, le diagnostic d'une mutation curative, considérée en particulier, nécessite la connais-

sance des vertus attachées à chaque médicament. J'ai supposé toutes ces choses acquises au lecteur. La plupart des questions médicales ne sont éclaircies qu'à la condition de faire concourir à leur examen les sciences spéciales qui s'occupent d'une face de l'anthropologie ; ces sciences se complètent, s'affermissent mutuellement en se combinant et formant un tout unique, comme est l'homme luimême, but de leurs efforts. La pharmacodynamie ne prétend pas à l'indépendance, elle perdrait trop à cet isolement ; greffée sur le tronc physiologique, elle a besoin de la sève commune dont la privation la laisserait sans force propre et sans fécondité.

Maintenant que j'ai étudié la mutation affective, la mutation médicatrice et leurs rapports étiologiques, je m'occuperai des conditions dont il faut tenir compte pour établir ces rapports de la manière la plus régulière et la plus conforme aux besoins du malade. Ce seront là de nouvelles données que j'utiliserai plus tard, lorsqu'il s'agira de poser les règles de l'art d'obtenir des mutations affectives thérapeutiques.

SECTION QUATRIÈME.

Conditions qui font varier les mutations affectives.

Toute action, pour être efficace, doit s'exercer dans un milieu favorable. Sans cette condition, elle n'atteint pas son but, ou même elle produit des effets contraires. Ainsi, le médicament, pour être suivi de ses conséquences bienfaisantes, doit être présenté de telle façon et agir sur des facultés vitales convenablement disposées. Sans cela, l'intervention du médecin serait inutile ou nuisible.

Les mutations affectives, considérées dans leur nature et leur forme possibles, mettent à notre disposition une foule de manières d'influencer le corps vivant devenu malade. L'essentiel est de faire naître la scène médicamenteuse qui convient au sujet dans la situation où il se trouve. La mutation affective provoquée sans intelligence est un effet brut, n'ayant pour réussir que les aveugles chances du hasard. Bien réglée, bien dirigée et débarrassée de tout ce qui pourrait nuire, elle n'a que de bonnes qualités : c'est la statue que l'art du sculpteur fait sortir d'un marbre informe.

Pour parvenir à ces fins, il faut bien savoir ce que doit être la mutation thérapeutique désirée, et connaître les moyens dont l'emploi peut l'amener. La mutation thérapeutique est une fonction, c'est-à-dire une série d'actes disposés pour un but. Les médicaments préparent et favorisent l'accomplissement de cette fonction, qui varie selon les nécessités de l'individu et de l'état morbide ; mais aussi les médicaments sont nombreux, et, de plus, en adoptant telles doses, tels modes d'administration, chacun d'eux est susceptible d'influences différentes. De là, un grand nombre de mutations affectives, parmi lesquelles on choisit la mieux appropriée au cas donné.

On peut, avec des probabilités équivalant souvent à la certitude, prévoir qu'en administrant un agent pharmacologique d'après un certain mode et dans certaines conditions, on impressionnera le système vivant d'une manière connue d'avance. La pharmacodynamie n'existerait pas comme science si cela était impossible. La pratique d'une science quelconque repose sur des raisons analogiques, déduites d'expériences assez nombreuses et concluantes, raisons qui permettent de prédire l'avenir toutes les fois qu'on opérera au milieu de circonstances semblables. Pour avoir ce privilége, le pharmacodynamiste doit connaître le médicament, corps modifiant, avec tout ce qui s'y rapporte, et le système vivant, corps modifié, avec ses dispositions favorables ou contraires. Cette double étude est donc indispensable.

La première éclaire l'art d'administrer le médicament, c'est la *médicamentation ;* la seconde fait connaître les modes selon lesquels l'économie reçoit et subit la provocation médicamenteuse, c'est la *réceptivité.*

Ces deux points se trouvant éclaircis, j'exposerai plus aisément les règles au moyen desquelles on obtient dans les mutations affectives ce qu'on désire, et l'on empêche ce que l'on ne veut pas.

Il me paraît utile de parler d'abord de la réceptivité.

CHAPITRE PREMIER.

—

RÉCEPTIVITÉ DU CORPS VIVANT PAR RAPPORT AU MÉDICAMENT.

—

Etudier la réceptivité, c'est apprécier les états dynamiques divers qui peuvent modifier en nous l'impression médicamenteuse et ses conséquences.

Toute maladie considérée en elle-même, abstraction faite de ce qui la précède, de ce qui la suit, et de certaines alliances possibles, est une lésion des facultés du système considéré en tant que *vivant*. D'un autre côté, j'ai établi que le médicament modifie ces mêmes facultés en vertu de ce qu'il y a d'essentiel dans son action. En conséquence, c'est dans la sphère *vitale* que se trouvent les principaux phénomènes des mutations pharmacodynamiques.

Néanmoins, la faculté morale et intelligente n'est pas insensible à certaines provocations médicamenteuses. Il importe d'apprécier ce genre de phénomènes, avant d'arriver à l'objet principal de ce chapitre qui est la *réceptivité vitale*.

ART. Ier. — *Réceptivité morale.*

Les affections de la force morale sont causes, effets ou complications des affections de la force vitale. Elles peuvent jouer le même rôle relativement aux mutations affectives.

Si la substance se borne à provoquer une impression morale, laquelle, sans autre effet de la part de l'agent, modifie les facultés vitales de manière à en obtenir un changement favorable dans une maladie, ce changement n'est pas le produit d'une action pharmacodynamique, car la substance n'a pas agi en tant que médicament; elle s'est comportée comme un stimulus de l'ordre hygiénique. Ainsi, certaines pratiques mentionnées dans les anciennes pharmacologies, et maintenant jugées incapables de provoquer une mutation affective de quelque valeur, font partie de la matière de l'hygiène. C'est là qu'il convient d'étudier leur mode d'influence, influence dont, pour le dire en passant, un médecin peut, dans quelques cas exceptionnels, tirer un bon parti. Je fais allusion ici aux pseudo-médicaments, aux substances d'origine étrange, mystérieuse, enfin à tout ce qui, doué par la crédulité d'une puissance dont l'imagination fait les frais, paraît capable de remplir une indication morale.

Mais quelquefois la substance ainsi dotée est susceptible en outre et par elle-même de provoquer une véritable mutation pharmacodynamique : quelles sont alors les relations qui peuvent exister entre ces deux ordres de phénomènes, les uns moraux, les autres vitaux ?

L'affection morale précède la mutation affective ou la suit. Dans le premier cas, elle est primitive : le système en tant que vivant s'émeut plus tard à son tour. Dans le second cas, la mutation affective suscite un trouble moral et en est compliquée.

I. L'affection morale modifie le développement de l'effet médicamenteux, lorsque, par sa nature ou son intensité, elle peut sympathiquement faire naître des phénomènes vitaux. C'est là une provocation dont il faut tenir compte : elle altère notablement la mutation affective propre à l'agent pharmacodynamique. Ceci s'observe chez les personnes douées actuellement ou habituellement d'une grande mobilité morale, et que l'on médicamente par l'estomac, organe dont les rapports sympathiques avec la sensibilité de conscience sont les plus multipliés et les plus étroits.

On voit fréquemment des médicaments ingérés avec des pressentiments défavorables ou une répugnance excessive, perdre leurs propriétés ordinaires et devenir des stimulus entièrement hostiles. Alors ils sont expulsés par le vomissement ; ou bien, mal tolérés, ils provoquent des espèces d'empoisonnements, ou tout au moins des scènes différentes de celles qui ont lieu lorsque l'action médicamenteuse n'est pas contrariée par l'influence morale. Dans ces cas, la mutation affective n'étant pas ce qu'elle doit être, le sort de l'effet thérapeutique est compromis.

Il est à souhaiter, dans l'intérêt de beaucoup de mutations vitales, que le moral reste impassible. Toutefois, comme auxiliaire hygiénique, sa coopération est bonne et désirable lorsque le médicament est accepté avec faveur et confiance. Les substances dont la vogue exagère les vertus et qui inspirent une foi aveugle, tirent de cette circonstance un pouvoir particulier, surtout dans les maladies accessibles aux heureuses influences d'une bonne situation de l'esprit. A ce point de vue, il y a quelque chose de vrai et de sérieux dans la plaisanterie si connue d'un médecin qui écrivait à son confrère au sujet d'un médicament exalté par la renommée : « Hâtez-vous de l'employer pendant qu'il guérit ; » bientôt il ne sera plus de mode et il perdra sa valeur.»

II. L'affection vitale médicamenteuse remplit le rôle de cause relativement à l'impression morale survenue. Ceci arrive en vertu de la loi d'après laquelle, en présence d'une provocation de l'ordre vital dépassant tel degré, la force intelligente et de conscience ne reste pas indifférente et s'affecte sympathiquement. Cette sympathie peut modifier la mutation affective et ses suites, ou bien la laisser se développer sans entraves. Dans ce dernier cas, les facultés morales sont relativement passives. L'âme est simplement avertie de ce qui se passe, et elle en éprouve des sensations pénibles ou agréables. Les sensations agréables doivent être favorisées ; les autres sont subies quand on ne peut pas les éviter. Toutes disparaissent dans le cours ou à la terminaison de la mutation

18

affective qui poursuit sa carrière comme si elle existait seule.

L'intervention de la force morale est relativement active quand elle s'exprime par des actes pouvant réagir à leur tour sur la force vitale, et susceptibles de faire dévier l'opération pharmacodynamique. Ainsi, une douleur, phénomène de mutation affective perçu par la conscience, devient, si elle est trop vive ou trop prolongée, un motif de scènes sympathiques de désordre, qui contrarient le résultat médicateur, l'empêchent ou le rendent imparfait. L'état morbide du patient s'en aggrave même quelquefois.

Enfin, il peut arriver que l'effet thérapeutique du médicament étant obtenu, la mutation affective laisse des réliquats qui sont pour le principe moral des provocations capables d'empêcher son exercice régulier. Ainsi, après l'emploi de quelques substances narcotiques, après l'abus de certains stimulants, etc., etc., on observe quelquefois, plus ou moins prononcées, plus ou moins durables, des vésanies, des insomnies, des susceptibilités, etc., etc., succédant à la maladie dont le médecin a triomphé. Ces possibilités, dont on calculera d'avance les chances et la gravité, seront présentes à l'esprit du praticien qui doit toujours savoir à quoi il expose son malade. Les infirmités provenant de l'usage des moyens pharmaceutiques, quoique moins fréquentes et moins palpables que celles dont les entreprises chirurgicales sont suivies, n'en sont pas moins réelles.

Il est évident que les effets de mutation affective, susceptibles de porter atteinte d'une manière un peu sérieuse à l'état normal des facultés morales et intelligentes, doivent être indiqués avec leurs conséquences dans un traité de pharmacologie spéciale. C'est ce qu'on ne manque pas de faire à propos de chaque substance pouvant donner lieu à des observations de ce genre. Les précautions à prendre pour provoquer des impressions favorables sur l'esprit des malades seront mentionnées dans la partie de ce livre consacrée à l'exposition des règles pratiques.

Art. II. — *Réceptivité vitale.*

Cette réceptivité est le vrai point de départ des mutations affectives ; c'est en elle que les phénomènes pharmacodynamiques trouvent leur condition essentielle d'existence. J'aurai à m'étendre plus au long sur ce sujet.

L'individu médicamenté est doué d'une sensibilité vitale, une par le fait, mais double au point de vue des causes qui l'établissent ce qu'elle est. Une de ces causes se trouve dans la constitution du sujet. Elle est antérieure à la maladie et a ses exigences, bien qu'elle puisse être modifiée par cette maladie.

La seconde cause a sa source dans l'état morbide lui-même, qui change toujours quelque part, et plus ou moins, le mode ordinaire de sentir et d'agir.

La réceptivité médicamenteuse doit donc être

étudiée sous ces deux aspects : 1° dans ce qu'elle a
de *permanent* et qui provient des qualités propres
au sujet, abstraction faite de sa maladie; 2° dans ce
qu'elle a de *transitoire* et qui est dû à l'influence de
l'état pathologique.

Ces choses vont être examinées séparément. Le
lecteur comprendra mieux ensuite leur influence
réciproque, leur fusion, et appréciera plus aisément la réceptivité unitaire, produit de cette combinaison.

§ Ier. — *Réceptivité permanente ou hygide.*

Cette réceptivité mérite l'épithète *permanente,*
parce qu'elle dépend de conditions précédant la
maladie, se maintenant plus ou moins pendant sa
durée et lui survivant. De plus, ces conditions étant
normales dans le sujet et se trouvant appropriées à
l'état de santé qui lui est propre, j'ai pu également
appeler *hygide* la réceptivité qui en provient.

J'ai donc à étudier ici, relativement à l'action
des médicaments, les qualités durables qui spéci-
fient dans les individus le système des forces vitales, et qui s'établissent sous l'influence de causes
extérieures ou intérieures. On comprend que la
présence ou l'absence de quelques-unes de ces
qualités font varier le degré de sensibilité et la disposition à certaines réactions ; de là, dans les mutations affectives, des changements fort importants à
connaître. Je vais indiquer les principales situations
dynamiques dont le praticien doit tenir compte.

Réceptivité du système modifié par les saisons et

les climats. — En hiver, la vie semble sommeiller et se prête peu aux impulsions modificatrices ; la sensibilité est relativement émoussée ; la peau et l'estomac surtout se montrent moins irritables, tolèrent mieux et deviennent moins facilement malades ; tout égal d'ailleurs, il faut des médicaments plus énergiques, des doses plus considérables, et le traitement peut être impunément prolongé. En été, l'impressionnabilité est plus grande, l'estomac se soulève et s'irrite aisément ; les topiques placés sur la peau sont aussi moins bien supportés ; les traitements doivent être conduits avec réserve et prudence. Au printemps et à l'automne, la sensibilité a ces qualités moyennes que le praticien aime à trouver chez les sujets destinés à de longues médicamentations. Toutefois, des considérations particulières expliquent les différences observées pendant ces deux saisons sous le rapport du succès des traitements pharmacologiques.

Le printemps est pour l'économie une époque d'effort et de renouvellement ; la vie s'exalte, les mouvements se portent à la périphérie. Alors les crises, les dépurations s'obtiennent avec moins de difficultés : c'est le temps d'élection pour entreprendre la cure des maladies chroniques et surtout des maladies par asthénie.

L'automne est loin d'être aussi favorable. L'énergie vitale faiblit ; les mouvements se refoulent progressivement à l'intérieur ; les médicaments mal secondés par l'état des forces répondent moins bien à l'attente du médecin.

Le printemps et l'été sont donc les saisons à préférer quand le choix est permis. Le système est plus
sensible aux provocations médicamenteuses; mais il
est souvent nécessaire de régler et de contenir les
effets de ces provocations.

L'influence des climats fait pareillement varier
l'action des médicaments. Dans les latitudes du
nord, les individus sont relativement impassibles;
les doses doivent être plus fortes, et l'on prescrit
sans crainte des agents que dans les pays chauds on
n'emploie qu'avec beaucoup de réserve. M. le professeur d'Amador[1] a fait remarquer avec raison que
les médecins exerçant dans les régions froides ont
été les premiers à essayer les substances les plus
redoutables, aconit, ciguë, arsenic, etc. C'est là
effectivement que les expériences de ce genre ont le
moins de danger. Les peuples du nord portent d'une
manière permanente l'empreinte de la constitution
hivernale; ceux du midi reçoivent le cachet de la
constitution estivale. J'ai dit plus haut les avantages
et les inconvénients attachés à ces saisons extrêmes
par rapport aux médicaments.

Réceptivité selon les âges. — Tout le monde sait
que chez les enfants, et surtout au temps rappro-
ché de la naissance, le stimulus médicamenteux,
comme tous les autres, du reste, est fortement
senti, et suscite des effets plus prononcés. Il faut
donc être très-sobre de médicaments chez les nou-
veau-nés. Si l'on se décide à en prescrire, on n'ou-

---

[1] « Quels avantages la médecine-pratique a-t-elle retirés de
l'étude des constitutions médicales et des épidémies? » P. 125.

bliera pas que l'énergie de la réceptivité et le défaut
de résistance vitale donnent aux mutations affectives, quand on n'est pas suffisamment prudent,
des allures et des conséquences toxiques. A mesure
que le sujet prend de l'âge, cette sensibilité exubérante diminue, les mouvements ont plus de tenue
et les causes nuisibles moins de puissance.

L'adulte réagit plus modérément ; il résiste mieux
aux impulsions médicamenteuses malfaisantes. C'est
chez lui que les pharmacodynamistes cherchent les
mutations affectives types, d'après lesquelles ils établissent les vertus des agents pharmaceutiques.

Chez le vieillard, les réactions sont peu énergiques, et en même temps la résistance vitale cède
aisément sous l'influence des médicamentations dé-
bilitantes. La faiblesse radicale se rencontre donc
aux deux extrémités de la vie, mais l'enfant est irritable et le vieillard apathique. L'adulte est fort,
et son irritabilité par rapport aux médicaments
tient le milieu.

Réceptivité selon le sexe. — En général les femmes, et il faut placer auprès d'elles les hommes qui
se rapprochent par leur complexion du tempérament féminin, sont, *cœteris paribus*, plus sensibles
aux provocations médicamenteuses. Sous ce rapport, il y a ressemblance entre ces personnes et les
enfants. Elles en diffèrent par leur robur vital qui,
au milieu des orages les plus effrayants, acquiert
souvent un très-haut degré de résistance, et rend
bien moins dangereuses les conséquences des agressions nuisibles.

Réceptivité selon les prédominances organico-vitales et les intempéries humorales. — Ces états du système vivant, qui se caractérisent par des traits spéciaux dont le corps porte l'empreinte matérielle, sont ce que le commun des médecins appelle tempérament. Bien qu'on ait souvent abusé des considérations de ce genre, il faut convenir que ces prédominances et ces intempéries, quand elles ont atteint un certain degré, méritent que la pharmacodynamie en tienne compte. Ce sont, pour les sujets qui en sont doués, l'origine d'immunités, de susceptibilités, par rapport aux médicaments.

La règle générale, en ce qui concerne cette matière, est de ne pas s'exposer, en prescrivant un traitement pharmaceutique, à augmenter vicieusement l'activité des parties dont la vie est exaltée, à diminuer le ton de celles qui sont trop faibles. Il faut approprier le stimulus à la sensibilité des appareils (solides et liquides compris) dans lesquels la mutation affective doit siéger d'une manière spéciale.

Ainsi, les toniques, les excitants, dont les effets se réalisent surtout dans le département de la circulation rouge et de l'hématose, provoquent des réactions vives et excessives chez les sanguins ; par contre, ceux-ci sont relativement insensibles aux médicamentations asthéniques.

L'inverse s'observe chez les gens lymphatiques.

Les bilieux se trouvent généralement mal de l'emploi prolongé des substances qui fournissent en plus grande abondance des matériaux pour la formation de l'humeur hépatique : les alcalis sont dans ce cas. Les anciens les redoutaient dans les maladies bilieuses aiguës, et disaient, dans le langage alors adopté, que ces substances augmentaient l'acrimonie de la bile.

Chez les personnes nerveuses, tout contact pour ainsi dire est hostile. On a à redouter, en ce qui les concerne, les impressions qui sont perçues sur les surfaces d'application. Cette intolérance n'est que trop souvent un obstacle qui s'oppose à la réalisation de mutations qui seraient d'ailleurs bienfaisantes; et les médicamentations exigent chez ces individus une surveillance toute particulière. Ils sont naturellement portés à ressentir les effets des narcotiques, des irritants, des excitants.

Il est maintenant inutile d'insister sur les observations de ce genre. Les développements trouveront une place plus convenable dans la pharmacodynamie spéciale. Mais je ne dois pas abandonner ce sujet sans faire la remarque suivante : c'est que, lorsque le tempérament rend le système vivant plus accessible à l'influence de certains médicaments, cette circonstance donne à ces stimulus une puissance plus grande sur les maladies des appareils et des organes prédominants. L'utilité de l'agent naît de la même cause qui fait son danger. L'essentiel est de l'employer à propos et avec prudence, quand on sait qu'il doit être plus facilement et plus profondément senti.

J'ai dit que les sujets d'un tempérament nerveux étaient généralement très-sensibles à l'action des

narcotiques, au point que plusieurs les supportaient
difficilement. Ce genre d'impressionnabilité est
quelquefois un embarras, mais c'est aussi une condition favorable, quand on procède convenablement.
Avec de petites doses on obtient de grands effets.

Réceptivité selon l'idiosyncrasie. — L'idiosyncrasie est une qualité secrète dont un individu est
doué, et par laquelle, sans qu'on puisse l'expliquer,
il se comporte d'une façon singulière et exceptionnelle à la suite d'une provocation donnée. Les idiosyncrasies pharmacodynamiques sont celles qui
donnent des spectacles de ce genre à propos des
médicaments.

Ce sujet fournirait matière à un long chapitre
qui serait plus curieux qu'utile, et qu'on pourrait
intituler : *Anomalies de physiologie pharmacologique.* On raconterait les bizarreries notées par les
praticiens touchant les effets extraordinaires des
substances médicamenteuses chez certains individus.
Ici, l'agent le plus innocent devient un poison ou
amène tout autre chose que ce qu'on attendait.
Ailleurs, c'est un médicament énergique qui passe
comme inaperçu dans le sein de l'organisme.
Rien dans l'état actuel de la science ne peut expliquer de semblables exceptions, il est donc impossible de formuler aucun précepte ; et comme elles
sont très-rares, la pharmacodynamie peut les négliger sans inconvénient sérieux.

Seulement le praticien se tiendra pour averti, et
lorsque l'expérience lui aura révélé que chez tel individu un médicament agit contrairement à ce qui

se passe dans les circonstances ordinaires, il modi-
fiera sa conduite à l'avenir, relativement à cette
substance et à celles qui, étant analogues, pourraient se comporter de la même manière.

A ce sujet, le conseil suivant ne sera pas inutile.
Ne confondez pas les idiosyncrasies vraies avec
certaines pseudo-idiosyncrasies qui les simulent
parfaitement en apparence. La cause des premières
est une antipathie vitale; celle des secondes est une
antipathie morale. Avec un peu d'attention, on
reconnaît aisément la part que l'imagination prend
dans le phénomène. Ainsi, un individu a accepté
jadis un médicament avec répugnance, ou bien ce
médicament a été ingéré dans des conditions mauvaises : il en est résulté des effets anormaux qui ont
laissé un pénible souvenir. Dès cet instant, la substance malencontreuse est traitée en ennemie et son
incompatibilité est proclamée. A l'avenir, toutes
les fois qu'on obligera le sujet à en user, les mêmes
scènes se représenteront sous l'influence de la provocation morale. Mais si le médicament est déguisé
et administré sans que le malade s'en doute, le motif qui avait fait jusqu'alors dévier la mutation
affective n'existant plus, celle-ci se développera
comme chez tout le monde.

Le professeur FOUQUET traitait une dame chez qui
l'ipécacuanha avait jadis suscité des angoisses et
des scènes nerveuses inquiétantes. Ignorant cette
circonstance, il prescrit cet émétique; la dame
proteste et raconte le mal affreux dont jusqu'à
présent ce médicament a été pour elle la cause *in-*

contestable. FOUQUET , trouvant dans ce récit des preuves d'une répulsion provenant de l'imagination frappée , consent en apparence à ne pas donner la substance redoutée , et ordonne à sa place la même quantité de *racine du Brésil.* Reçu cette fois avec confiance, l'ipécacuanha , sous ce nom , n'amena que ses effets ordinaires qui furent bienfaisants.

C'était là une impression morale primitive, perturbatrice d'une mutation affective. En la supprimant, tout devait rentrer dans l'ordre ; et l'évènement justifia les prévisions de l'habile praticien.

Il faut donc s'attacher à bien distinguer la fausse idiosyncrasie de l'idiosyncrasie réelle. En présence de celle-ci, les précautions morales se montreraient insuffisantes et l'insistance serait dangereuse.

Réceptivité selon l'habitude. — L'habitude produit sur l'économie deux effets contraires , dont il importe de tenir compte au sujet des médicamentations.

D'une part, la répétition du contact de la même substance émousse la sensibilité et atténue l'impression , jusqu'à ce que , le stimulus n'étant plus convenablement senti, la mutation affective ne se réalise pas ou avorte. Les faits de ce genre très-communs sont connus même du vulgaire.

D'une autre part , si un médicament administré plusieurs fois , pour un motif semblable , a donné lieu à une série d'effets , il y a lieu de croire que cette série se reproduira avec une exactitude croissante, lorsque la prescription sera répétée. Il est des individus qui, après avoir usé fréquemment de certains médicaments (purgatifs, émétiques, antispasmodiques, narcotiques, etc.), en retirent des avantages plus complets que dans le principe. Ici, on peut bien invoquer, dans quelques cas, des qualités prédisposantes qui favorisent les bons résultats de la provocation médicamenteuse, mais il est impossible de ne pas reconnaître dans plusieurs l'influence de la loi d'association admise en physiologie, et par laquelle l'exercice resserre le lien des parties diverses coopérant à un même travail. Des actes se répétant fréquemment acquièrent plus d'aptitude à se reproduire, plus de sûreté à s'accomplir ensemble ou successivement. Les fonctions devenues habituelles et périodiques sont celles qui s'exécutent le mieux et avec le moins de chances de dévier. Toutefois, comme cette reproduction exige une impressionnabilité suffisante, et que celle-ci, comme je le disais tout-à-l'heure, se perd par l'habitude, il en résulte que si la substance pharmacologique est donnée avec une assiduité inintelligente, elle finit par ne plus être sentie au degré voulu, et la mutation affective s'atténue à la longue jusqu'à devenir nulle.

De ces deux ordres de faits si différents on peut déduire la conclusion suivante : l'habitude introduit dans le système vivant une inaptitude pour les phénomènes de provocation, inaptitude qui va toujours en augmentant ; mais tant que la provocation a lieu et que la première période de la mutation peut s'accomplir, le reste a plus de probabilités pour se développer comme auparavant. En d'autres termes, l'habitude assure l'effet lorsqu'elle laisse aux parties leur sensibilité ordinaire ; mais comme l'inverse est ce qui se produit le plus souvent lorsqu'on insiste long-temps sur la médicamentation, on doit dire, en thèse générale, que l'habitude diminue notablement l'activité des agents pharmacodynamiques.

Je dois faire observer que l'insensibilité relative ou complète, donnée au système vivant par l'assuétude, n'existe plus lorsque le mode d'application est changé. Si la substance est placée sur une autre surface, elle retrouve des conditions favorables à la réalisation de ses effets. Par exemple, l'opium donné par la bouche a-t-il perdu sa puissance de stimulus, il suffit de l'introduire par l'anus, par le derme dénudé, etc., pour qu'il reprenne ses vertus premières. L'économie, pour devenir absolument insensible par rapport à un médicament, devrait donc être rendue indifférente par l'habitude à tous les genres de provocation qu'on pourrait lui faire subir avec cet agent, ce qui exigerait des épreuves diverses et suffisamment multipliées.

§ II. — *Réceptivité transitoire ou morbide.*

Comparés entre eux, un homme malade et un homme sain présentent des ressemblances et des différences. Ce sont deux êtres au fond semblables, doués de facultés, d'une organisation analogues ; la maladie altère ces qualités, mais ne les modifie pas toutes et ne les change pas radicalement. Sous l'influence d'un même stimulus, le malade et le bien-

portant se comporteront pareillement et diversement selon les cas.

On observera des scènes médicamenteuses identiques, si les facultés mises en jeu sont équivalentes
dans les deux situations ; par conséquent, tout étant
égal d'ailleurs, il y aura plus souvent analogie
entre les mutations affectives d'un homme sain et
celles d'un individu atteint de maladie chronique.

Dans celle-ci, il reste bien plus de fonctions
qui s'exécutent comme en santé ; dans la maladie
aiguë, au contraire, la différence est aussi grande
que possible, à cause du trouble qui a saisi le système vivant tout entier.

Règle générale : un médicament placé sur des
parties dont la sensibilité n'a pas changé, et qui
sollicitera l'action de facultés encore hygides, sera
suivi d'effets semblables à ceux qu'il provoquerait
chez un individu non malade ; mais des différences
surgiront lorsque les surfaces d'application, les
facultés, les organes devant jouer un rôle dans
la mutation pharmacodynamique auront acquis de
nouvelles aptitudes par suite de la maladie. C'est
maintenant le lieu d'utiliser les faits exposés au
chapitre dans lequel les médicaments ont été considérés comme causes.

L'estomac irrité est sur le point de contracter
une phlegmasie : un médicament médiocrement
excitant est ingéré, et son contact décide l'inflammation. Un pareil résultat avec le même moyen
serait impossible chez l'homme sain.

L'agent est-il de nature à favoriser une tendance

actuelle du système, il amènera sa mutation ordinaire, mais accrue par la coopération qu'il rencontre dans la cause intérieure antécédente. Alors
la même dose est suivie d'effets beaucoup plus considérables que chez l'homme en santé : celui-ci
serait faiblement affecté par une quantité de substance laxative, qui, chez les malades prédisposés,
amènera une purgation intense.

D'une autre part, l'état morbide diminue l'impressionnabilité par rapport à certaines provocations
médicamenteuses qui seraient certainement senties
en toute autre circonstance : ainsi, un emplâtre
de cantharides reste sans résultat chez un individu
profondément affaibli ; appliqué sur la peau d'un
sujet à sensibilité moins obtuse, il sera suivi de ses
conséquences ordinaires.

La maladie atténue ou annihile certains effets
de mutation affective appréciables, qui ne manque-
raient pas de se produire au milieu des conditions
hygides. En vertu d'une appropriation particulière existant entre l'économie, telle que l'affection morbide l'a modifiée, et le médicament employé, les phénomènes qui précèdent la mutation
thérapeutique changent de caractère ou deviennent
plus ou moins latents.

L'expérience a montré que cette altération coïnci-
dait quelquefois avec l'efficacité salutaire de l'agent.
La faculté qu'acquiert le corps vivant malade, de
supporter impunément et même avec avantage un
stimulus qui, pendant la santé, provoquerait des
réactions hostiles, s'appelle *tolérance*.

Tolérance des médicaments. — Ne confondons pas cette tolérance avec l'impassibilité ; celle-ci semblable en apparence provient de tout autre motif, et peut la simuler ; il y a, entre les deux phénomènes, des différences radicales dans la cause et dans les résultats.

L'impassibilité, provenant de la tolérance, n'existe pas en réalité ; au fond, l'impression médicamenteuse est tellement bien sentie, que la maladie en est modifiée, et souvent dans de grandes proportions : quand il y a vraiment tolérance, les symptômes appréciables de mutation affective sont altérés, affaiblis ou absents ; cependant l'effet thérapeutique n'est pas compromis pour cela. Si le malade ne guérit pas, ce n'est pas parce que le médicament a manqué d'activité ; il faut en chercher la raison ailleurs.

Il n'en est pas de même des autres impassibilités que j'ai déjà notées. Quelle qu'en soit la cause, habitude, idiosyncrasie, insensibilité morbide, etc., elles sont réelles. Toutes, excepté la dernière, pourraient s'obtenir chez l'homme sain ; toutes, sans exception, font manquer non-seulement la mutation appréciable, mais encore la mutation latente. Par conséquent, aucun effet thérapeutique n'est possible après elles. On voit donc combien il est important de distinguer la tolérance vraie de la tolérance fausse : ces deux choses, malgré leurs analogies superficielles, sont, ainsi que je l'ai déjà dit, tout autres par le fait et par les conséquences.

19

Il y a, au sujet de la vraie tolérance, quelques considérations appuyées sur les faits de pharmacodynamie, et que je trouve utile d'exposer ici.

La tolérance est locale; elle est générale.

La tolérance locale a lieu lorsqu'un médicament épuise son activité pour atténuer les phénomènes constituant une maladie circonscrite, et ne peut, pour ce motif, provoquer les réactions qui suivraient son application dans des circonstances différentes. Une substance irritante amènerait de la phlogose sur la surface d'une solution de continuité simple; elle est à peine sentie par la conscience, et néanmoins elle se montre salutaire quand elle est placée sur un ulcère à caractère asthénique. Evidemment l'impression est perçue, puisque la vitalité et le ton de la partie sont augmentés; mais ce ton et cette vitalité étant auparavant au-dessous de l'état normal, la substance, en les ramenant au degré convenable, emploie sa vertu à produire cet effet. De là, la grande modération ou une nullité complète des phénomènes appréciables de mutation affective: celle-ci change au profit du résultat thérapeutique, comme, du reste, dans tous les cas de tolérance. J'en ai dit assez tout-à-l'heure pour que le lecteur ne puisse pas confondre ce qui se passe alors avec ce que l'on observe lorsqu'il y a vraiment indifférence. Si l'ulcère n'est pas modifié par l'application irritante, et si sa surface, en même temps, ne témoigne aucune espèce de sensibilité, la médicamentation relativement inerte peut être considérée comme non avenue.

La tolérance générale est celle qui s'oppose à la production de certains phénomènes médicamenteux de l'ensemble du système, sans porter préjudice à l'effet thérapeutique, et même au profit de celui-ci. Sauf le siége, les choses se passent absolument comme pour la tolérance locale : ainsi, un individu débilité supportera des doses d'excitants qui soulèveraient une réaction violente si elles étaient administrées dans l'absence de l'adynamie.

Il est vrai de dire que la tolérance générale dispose les surfaces d'application à se montrer tolérantes elles-mêmes ; mais il ne faudrait pas croire que la tolérance générale est toujours suivie d'une tolérance locale complète. Pour obtenir celle-ci, quelques précautions particulières sont souvent nécessaires, et le mode d'administration contribue beaucoup au succès de l'entreprise. Le lieu que l'on choisit pour appliquer le médicament peut manquer des conditions voulues, et exige des moyens convenables d'introduction matérielle ou dynamique.

Le tartre stibié, par exemple, ingéré à haute dose pour certaines inflammations, serait toléré dans son action générale et suivi de bons résultats thérapeutiques ; mais son contact local sur l'estomac peut être mauvais, hostile, et alors la mutation affective a peu de chances de devenir salutaire. Il est donc essentiel, afin que le médicament remplisse l'indication, de le faire accepter d'abord à l'appareil digestif. Pour cela, on met à contribution les procédés conseillés par la pharmacodynamie, et à l'aide desquels on parvient à neutraliser, sur la surface d'application, certaines propriétés nuisibles de la substance. Il est inutile de faire connaître ici ces procédés dont je parlerai dans la section suivante. En même temps, on cherche par l'habitude à émousser la sensibilité locale. Tout le monde sait que le tartre stibié, à haute dose, provoque très-fréquemment, après les premières prises, des vomissements et la diarrhée; mais, si l'on insiste, il est bientôt reçu avec indifférence par l'estomac. Puis, au bout d'un temps qui varie, selon les cas, les orages du commencement reparaissent, jusqu'à ce qu'enfin l'état morbide cédant ou changeant de caractère, le rapport avec le système vivant n'est plus le même, et l'intolérance revient à peu près comme si on administrait le médicament pendant la santé.

J'ai dit que l'indifférence locale est souvent difficile à obtenir lorsque rien ne s'oppose d'ailleurs à la tolérance générale. Cela se comprend très-bien, si l'on se rappelle ce qui a été exposé plus haut sur les effets locaux primitifs comparés aux effets d'ensemble.

Il n'est pas surprenant qu'il y ait plus de chances de répugnance et d'hostilité là où la substance est concentrée, tandis que lorsqu'elle a pénétré dans les secondes voies, elle se trouve éparpillée sur une vaste étendue, probablement enveloppée, neutralisée dans quelques-unes de ses propriétés irritantes, et, par conséquent, plus en harmonie avec la sensibilité des parties, plus apte à déterminer les autres mutations qu'il est dans sa nature de provoquer.

Mais cela ne suffit pas pour expliquer la tolérance. On aura beau introduire pacifiquement une substance énergique ; si elle est contre-indiquée, elle soulèvera des orages après sa pénétration.

La tolérance, encore un coup, exige la présence d'un état morbide et un rapport préalable entre la maladie et le remède, rapport d'après lequel celui-ci perd une partie de ses propriétés de mutation affective, au profit de sa vertu thérapeutique.

Comment un médicament acquiert-il un semblable privilége ? Il n'est pas toujours aisé de répondre à cette question ; toutefois, la solution du problème n'est pas embarrassante lorsqu'on connaît, d'une part, le caractère fondamental de la maladie, et, de l'autre, le mode d'action de la substance prescrite. On saisit la relation curative qu'il y a, par exemple, entre des toniques et une affection pathologique par défaut de ton : celui-ci explique d'une manière satisfaisante pourquoi une médicamentation antagoniste a été parfaitement supportée.

La théorie nous fait défaut, elle est du moins incertaine, lorsque des doutes s'élèvent sur la manière d'agir du médicament : ainsi, nous sommes réduits à des conjectures touchant celle du tartre stibié à haute dose contre la péripneumonie. Il est donc prudent, jusqu'à plus ample informé, d'accepter ce genre de tolérance comme un fait empirique.

L'obscurité est encore plus grande si l'on est tout à la fois indécis sur la mutation affective et sur la nature de la maladie qui la fait tolérer. Ceci se rencontre pour les cas morbides dont la théorie est encore litigieuse, et que l'on assure avoir traités avec succès par le tartre stibié. Je citerai les guérisons opérées, dit-on, à l'aide de ce médicament, sur des sujets atteints de ces affections non encore bien classées, bien définies, qui sont désignées par les auteurs sous le nom de *phlébite, diathèse purulente, résorption purulente,* etc.

Il résulte de là que l'on est d'autant plus à même d'expliquer le fait de la tolérance, que l'on possède des connaissances de pathologie et de pharmacodynamie plus avancées et plus sûres. En d'autres termes, ce fait est rationnel ou empirique, selon que l'on peut expliquer ou que l'on constate seulement les rapports de la mutation affective avec l'effet thérapeutique.

J'aurais beaucoup d'autres choses à dire sur la tolérance des médicaments provenant de la réceptivité morbide ; mais ceci suffit à l'objet que je me propose.

Intolérance des médicaments. — La probabilité de la tolérance fournit des indications positives qui enhardissent dans l'administration d'un médicament ; la probabilité des intolérances est une indication négative qui proscrit tels ou tels agents, ou rend réservé sur leur emploi.

Les intolérances s'observent fréquemment. Un stimulus qui, dans l'état de santé, provoque des effets médiocres ou nuls, devient la cause de troubles sérieux lorsqu'on le donne pendant certaines maladies. L'état pathologique exalte la sensibilité d'une ou plusieurs parties, et si c'est là précisément que le médicament porte une action irritante, les impressions de contact sont plus vives, les irradiations dynamiques plus prononcées. On observe des réactions sympathiques désordonnées, qui sont sans motif quand l'affection morbide est absente.

Les intolérances sont, comme les tolérances, locales et générales.

Si vous appliquez un excitant sur une surface enflammée, des phénomènes hostiles apparaîtront, et la mutation affective s'exagèrera outre mesure.

Si le système entier est atteint d'une maladie qui augmente sa susceptibilité, la moindre parcelle d'un médicament sthénique, même localement tolérée, provoquera des symptômes pénibles d'excitation, accélération du pouls, soif, malaise, spasmes, sécheresse et chaleur de la peau, insomnie, etc. Une semblable prédisposition intérieure explique pourquoi certains individus vérolés ou fébricitants ne peuvent pas supporter les plus petites quantités de quinquina, de mercure, d'or, qu'ils prennent pourtant impunément et avec avantage, lorsque, à l'aide d'une médication calmante, on a préalablement abaissé le degré de sensibilité de ces malades. Des scènes sympathiques analogues se produisent à propos de quelques mutations affectives locales, lesquelles, dans une autre situation de l'économie, auraient trouvé celle-ci indifférente : ainsi, un sinapisme modéré provoquera un trouble violent, pendant la période d'état d'une maladie inflammatoire ou nerveuse par irritation. Ordinairement, on le sait, il n'est pas suivi de semblables conséquences.

J'ai établi, dans un des chapitres précédents, qu'un organe infirme était, tout égal d'ailleurs, plus exposé que les autres à ressentir l'action d'un médicament : de là, une nouvelle source d'intolérance, de laquelle le praticien doit être averti. Tel individu éprouve des pincements d'estomac, des coliques, de l'anorexie, sous l'influence d'une médicamentation par le sublimé ; chez un autre, il surviendra de la toux, des douleurs à la poitrine, des crachements de sang. Ces incompatibilités, provenant, dans le premier cas, d'une disposition morbide du ventricule, et dans le second, d'une infirmité pulmonaire, commandent la plus grande réserve relativement à cette substance, et même la font proscrire.

Le praticien s'efforcera de distinguer l'intolérance locale de l'intolérance générale. Il est important qu'il sache pourquoi un médicament est hostile. Est-ce parce qu'il répugne à l'état actuel de la sensibilité de l'ensemble ? Est-ce parce qu'il blesse la partie sur laquelle il est appliqué ?

Dans ce dernier cas, on change le mode d'administration, on s'adresse à d'autres surfaces, on prescrit des correctifs.

Quand l'intolérance est générale, la substance est absolument contre-indiquée jusqu'à ce que le cours de la maladie ou des moyens appropriés aient dissipé la cause intérieure de cette intolérance.

Il arrive, et cela n'est pas rare, que nous sommes placés entre deux écueils. Pour éviter un mal, nous risquons de tomber dans un autre. Un malade, par exemple, a besoin de toniques, et cependant, si on

se décide à lui en prescrire, on donne lieu à des
scènes d'irritation qui aggravent son état. L'irritabilité et la faiblesse vont souvent ensemble en se
compliquant mutuellement. L'essentiel alors est de
dissiper les intolérances locales et générales qui
s'opposent à la médication nécessaire. Il n'est pas
difficile de reconnaître ce qui convient, mais c'est
dans l'exécution que sont les obstacles. Malgré l'emploi de toutes les ressources de la pharmacologie,
les meilleurs médecins échouent fréquemment en
pareille occurrence.

*Tolérances et intolérances déterminées par le génie
épidémique.*—On a remarqué que, pendant la durée
d'une épidémie, les médicaments étaient diversement
sentis, et se montraient aussi fort différents sous le
rapport de leur efficacité. Il arrive quelquefois que
les effets de contact et de sympathie se pronon-
cent sur certains appareils d'une façon exagérée.
Un agent tant soit peu actif, par exemple, soulève
des vomissements, amène des diarrhées; d'autres
fois presque toutes les mutations affectives ont de
la tendance à revêtir le caractère d'irritation inflammatoire; dans d'autres circonstances, au contraire, une substance qui auparavant aurait suscité
des orages se montre inerte, ou peu s'en faut.

Des variations analogues ont été observées sous
le rapport de l'effet thérapeutique. Tantôt les conditions individuelles étant en apparence les mêmes,
telle série de médicaments donne lieu à des effets
salutaires à peu près certains; tantôt ces agents
sont impuissants ou nuisibles.

Il importe de rechercher l'explication de ces bizarreries pharmacodynamiques.

Le mode d'administration étant supposé irréprochable, c'est dans l'individu malade que nous devons trouver les éléments de cette explication. Les causes qui font varier la réceptivité, et dont j'ai parlé jusqu'à présent, ne peuvent pas donner le mot de l'énigme. Les mêmes phénomènes se présentent chez les individus de tout âge, de tout sexe, de tout tempérament, etc., et, d'une autre part, les manifestations morbides paraissent les mêmes que celles qu'on avait observées à une autre époque. On les désigne par les mêmes appellations nosographiques, et cependant les effets pharmacodynamiques ne se ressemblent pas; alors on invoque le génie épidémique. Cette considération est d'une très-haute importance en pratique.

Le génie épidémique imprime un cachet particulier à toute une population; il suscite, dans les individus soumis à sa sphère d'action, même aux bien-portants, des susceptibilités, des impassibilités relatives, capables de faire varier les mutations affectives. Ces susceptibilités, ces impassibilités constituent un véritable tempérament, une idiosyncrasie transitoires dont la cause extérieure se trouve dans les qualités appréciables de l'atmosphère, ou dans certaines influences mystérieuses et inconnues.

La question du génie épidémique se rattache donc d'un côté à celle des saisons. Une saison normale et bien réglée est une modification de l'ordre hygié-

nique ; elle n'est funeste que pour quelques individus fâcheusement prédisposés. Les intempéries
durables de l'atmosphère, par l'exagération ou
la persistance de certaines qualités qui leur appartiennent, modifient des masses de sujets, surmontent les résistances suffisantes en temps ordinaire, et deviennent ainsi des causes décidément
pathologiques ; elles ont alors la puissance de rendre
les individus vitalement semblables, et les font aptes
à répondre pareillement à l'agression des mêmes
stimulus. L'état morbide, déterminé par la constitution médicale, exalte cette aptitude : ainsi, on
comprend que pendant le règne d'une maladie inflammatoire hivernale, il faudra être très-prudent,
quel que soit le mal à traiter, sur l'emploi des
moyens susceptibles d'exciter le système. L'irritabilité du tube digestif devra être soigneusement
ménagée chez les sujets soumis à une constitution
bilieuse estivale.

On le voit, dans les exemples cités, les dispositions intérieures de l'économie s'expliquent par des
conditions qui sont l'effet d'influences appréciables,
un froid vif prolongé, des chaleurs opiniâtres. On
se rend ainsi compte des particularités que les mutations affectives présentent ; de plus, les motifs pour
lesquels les unes deviennent thérapeutiques et les
autres se montrent inutiles ou hostiles, sont faciles
à découvrir.

Cette notion, *à priori*, qui recommande tels
agents et fait redouter telle propriété dans certains
autres, nous fait assez fréquemment défaut. Quel-

quefois, faute d'attention ou de sagacité, les symptômes qui doivent suggérer les indications et les
contre-indications ne sont pas saisis par le praticien ;
il arrive même que ces symptômes n'existent pas du
tout, et alors la vigilance du médecin le plus con-
sommé peut être trompée. Les déviations observées
dans les effets des médicaments avertissent de l'erreur. On constate ces déviations, on transforme ces
nouveaux phénomènes en signes séméïotiques, qui
servent à corriger le diagnostic déjà porté, rendent
plus complète la connaissance de l'affection régnante,
et suggèrent certaines précautions, certaines modifications à introduire dans le traitement pharmacologique.

Quelquefois rien ne peut expliquer pourquoi
tel médicament, administré pourtant à un grand
nombre de malades, amène des résultats tout
autres que ceux qui lui sont habituels. GRIMAUD
raconte, d'après SENAC [1], « que, dans une constitution épidémique, le tartre stibié passait le plus souvent par les selles et purgeait, mais sans aucun
effet salutaire ; au lieu que l'ipécacuanha faisait
plus sûrement vomir, et décidait toujours le bien
que donne le vomissement, lorsque la turgescence
est véritablement établie dans l'estomac. »

MM. TROUSSEAU et PIDOUX [2] ont fait les observations suivantes, qu'ils citent en preuve de « l'influence extrême que le changement de constitution

[1] Traité des fièvres, Tom. III, p. 26.
[2] Traité de thérapeutique et de matière médicale, Tome II,
2e partie, p. 513, 1re édition.

exerce sur l'action des mêmes médicaments, dans
une maladie dont la manifestation locale est la
même. »

« En 1831, disent ces auteurs, à l'Hôtel-Dieu
et dans notre pratique particulière, nous ne pouvions dépasser, pour l'adulte, la dose de 1 gramme
d'oxyde blanc d'antimoine, pour un jour, sans
donner lieu à des vomissements et à de la diarrhée.
Nous ne pouvions prescrire le kermès à plus de 3 à
5 décigrammes, et encore étions-nous obligés de le
mêler à une assez grande quantité d'opium pour le
faire tolérer. Quant à l'émétique, il provoquait si
constamment de graves accidents, et il était si difficile de le faire supporter aux malades, que nous
avions été forcés d'y renoncer. »

« Ce que nous observions à l'Hôtel-Dieu de Paris,
d'autres praticiens le remarquèrent également dans
d'autres hôpitaux et dans leur clientèle. Aujour-
d'hui [1], dès le premier jour, on peut donner à un
adulte 16 grammes d'antimoine diaphorétique lavé,
sans qu'il éprouve même un soulèvement d'estomac.
Nous portons d'emblée le kermès à la dose de 2 à
3 grammes, et nous ne sommes pas obligés de lui
associer le sirop diacode. Dans les pneumonies, dès
le premier jour, nous n'hésitons pas à conseiller
1 gramme d'émétique, et c'est à peine si une dose
aussi élevée fait vomir une ou deux fois. »

MM. Trousseau et Pidoux font observer avec
raison que l'immense différence remarquée entre
les *effets immédiats* des mêmes préparations anti-

[1] Année 1838.

moniales, à ces deux époques, a dû se retrouver
dans les *effets secondaires*.

Il y a plus, l'efficacité des médicaments est susceptible de beaucoup varier, selon le génie épidémique, lors même que rien d'appréciable n'est
changé dans la maladie ni dans la mutation affective. Il est souvent impossible de donner une raison
plausible de ce fait.

Ainsi, des manifestations morbides semblables
sont, pendant une constitution médicale, guéris
par les vomitifs, les purgatifs; à une autre époque, les évacuants sont impuissants bien qu'ils
opèrent comme à l'ordinaire, ce sont les altérants
qui conviennent; quelquefois la maladie régnante
réclame un médicament spécial : tantôt c'est l'ipécacuanha, tantôt l'opium, tantôt le quinquina, etc.
Il y a positivement une cause interne qui est la
raison suffisante de ces diversités ; mais cette cause
est cachée et ne peut être prévue. On l'admet parce
qu'on y est contraint par l'observation, et, sans
savoir en quoi elle consiste, on l'attribue à l'influence d'un génie épidémique également inconnu.

C'est donc toujours dans la situation actuelle du
corps vivant que l'on doit chercher les causes des
anomalies observées dans l'action des médicaments.
Si cet état de la vitalité est manifeste et diagnosti-
cable, la théorie de l'évènement est possible ; s'il
est de nature à échapper à nos moyens d'investigation, toute explication est interdite. Le médecin
règle empiriquement sa conduite d'après les résultats obtenus, et attend que les progrès de la pa-

thogénie fournissent une lumière propre à mieux
éclairer cette partie de la pratique.

Il est inutile d'insister davantage sur les tolérances
et sur les intolérances pharmacodynamiques dont
la maladie est l'origine. Le lecteur trouvera facilement les applications et les développements qui
découlent des principes que je viens d'exposer.
J'aurai d'ailleurs occasion plus tard de revenir sur
ce sujet.

En réunissant, en combinant ensemble les notions
de réceptivité morale et de réceptivité vitale qui
précèdent, on parvient à diagnostiquer la capacité
de sentir et d'agir présentée par un individu malade, relativement aux médicaments. Ce travail
synthétique, qui consiste à apprécier la valeur des
choses qui se conviennent, se neutralisent ou se
contrarient, etc., et après lequel on arrive à l'unité
d'indication, appartient essentiellement à la thérapeutique. Je me contenterai d'en indiquer les bases
dans l'article suivant.

Art. III. — *Indication envisagée du point de vue pharmacodynamique; opportunité médicamenteuse.*

Jusqu'à quel point les qualités permanentes du
sujet sont-elles modifiées par les qualités nouvelles,
transitoires, qu'il tient de la maladie, et réciproquement? Tel est le problème que le praticien doit
se poser et résoudre avant la prescription d'un médicament. Pour cela, comme je le disais il n'y a
qu'un instant, les lumières de la thérapeutique lui
sont indispensables. Je me bornerai donc à émettre

quelques idées qui me paraissent plus étroitement liées à la pharmacodynamie.

La capacité réceptive du corps vivant, par rapport aux médicaments, devant être appréciée en vue d'un état pathologique actuel, les indications essentielles viennent des qualités transitoires ou morbides. Les qualités permanentes ou hygides fournissent seulement des indications secondaires : ainsi, s'il s'agit d'une pneumonie inflammatoire, celle-ci suggèrera la médication anti-phlogistique. Le degré, le mode de cette médication seront réglés par les qualités d'âge, de résistance vitale, de tempérament, etc., etc.

C'est donc l'état morbide qui indique la mutation affective nécessaire. On prendra en considération les qualités du sujet pour le choix précis de la substance parmi les analogues, la fixation des doses et les autres détails relatifs à l'administration.

L'importance de ces sources d'indication ne peut pas être niée, car il suffit souvent de se tromper sur un point pour que le succès du traitement soit entièrement compromis. Toutefois, il faut convenir que les unes (les indications tirées de la maladie) sont en première ligne, et que les autres (les indications de l'individu) viennent après.

Celles-ci comparées entre elles ont une valeur inégale. Les plus utiles à apprécier viennent de l'âge, de l'état antérieur des forces. Ces indications sont toujours présentes ; il y a toujours lieu d'en tenir compte.

L'habitude et l'idiosyncrasie étant exception-

nelles, la nécessité d'y pourvoir n'est pas constante ;
mais il faut les reconnaître et obéir aux avertisse-
ments qui en découlent, lorsqu'elles existent.

Les qualités permanentes dépendant des prédominances organiques et des intempéries humorales,
sont moins exigeantes. Il n'est certes jamais permis
de les perdre de vue : mais on peut sciemment les
négliger, malgré leur opposition aux indications
morbides, lorsque, ce qui n'est pas rare, elles ne
sont pas très-marquées. Pour peu que la maladie
parle haut, laissons-nous guider par elle. Plus
tard, et cela se pourra alors sans inconvénient,
nous réparerons le dommage causé par notre oubli
volontaire ; nous indemniserons le lymphatique des
pertes que nous aurons été obligés de lui faire subir
dans ses facultés nutritives et hémopoïétiques ; nous
abattrons dans le sanguin l'énergie de ces facultés
qu'un traitement excitant, d'ailleurs nécessaire,
aura exaltées.

La modification que le corps subit de la part de
la saison, du climat, est une espèce de tempérament transitoire dans un cas, permanent dans l'autre. La conduite pharmacodynamique que l'on tient
à cet égard est analogue à celle que je viens de tracer. Cette modification a ses exigences qu'il faut
respecter quand elles sont bien prononcées. Dans le
cas contraire, il est permis de s'en préoccuper
médiocrement.

Les qualités qui proviennent du sexe sont celles
qui ont le moins de valeur pour diriger les médicamentations. Elles n'exigent que de légers chan-

gements dans la conduite tracée par la maladie.

C'est surtout dans les affections aiguës que ces négligences sont permises. Le traitement n'étant pas de longue durée, le mal qu'il a pu produire n'a pas eu le temps de pousser de profondes racines ; ce mal se réparera aisément ; d'ailleurs il faut courir au plus pressé.

Avec les mutations affectives chroniques, il y aurait plus de péril à ne pas donner satisfaction aux indications tirées de l'individu. Un traitement qui serait long-temps contraire à ces indications introduirait dans le système vivant des tendances tenaces, décidément fâcheuses, dont la conséquence pourrait être une complication, une maladie quelquefois plus grave que celle qu'on a guérie. L'importance des conditions permanentes s'accroît donc dans les maladies qui réclament l'emploi prolongé d'un médicament, et surtout dans les traitements prophylactiques. Ces traitements se composant le plus souvent d'actions propres à neutraliser des propensions vicieuses provenant d'une qualité de tempérament exagérée, cette qualité suggère ce qu'il convient d'entreprendre.

J'ai dû, dans l'intérêt de la pharmacodynamie, exposer ces considérations générales. Il serait fort utile d'apprécier et de comparer dans le même sens les indications qui se tirent de la maladie ; mais ce sujet, traité dans tous les ouvrages de pathologie et de thérapeutique, me ferait sortir des limites que je me suis données. Le jugement d'ensemble, formulé tout-à-l'heure touchant les principaux modes de réceptivité et les conséquences pratiques qui en découlent, me semble suffire dans le plan adopté pour ce livre.

La science des indications et celle de la réceptivité sont étroitement liées. Il est impossible de ne pas parler de l'une à propos de l'autre. Mais la recherche et la discussion des indications m'étant interdite, je me contente de les signaler, chemin faisant, lorsque cela peut servir à éclairer quelque point de pharmacodynamie.

Je dois également me contenter de dire ici que la réceptivité, par rapport aux médicaments, varie selon la marche de la maladie, l'époque où celle-ci est parvenue. Les périodes, les changements un peu sérieux qu'amène l'évolution des phénomènes pathologiques, sont marqués par des tendances nouvelles, des besoins spéciaux, et présentent des tolérances ou des intolérances qui, en transformant l'impressionnabilité du système par rapport aux médicaments, font étrangement différer les mutations affectives.

Toutes ces notions, dans le détail desquelles je ne puis entrer, étant réunies, servent à éclairer la question de l'opportunité, c'est-à-dire l'art d'administrer les médicaments à propos, condition indispensable au succès. C'est la thérapeutique qui doit traiter ce sujet si important[1]. Toutefois, parmi les données pharmacodynamiques qui s'y ratta-

---

[1] Voir l'excellent ouvrage de M. le professeur Golfin, intitulé : *De l'occasion et de l'opportunité en matière de thérapeutique.*

chent, il en est une sur laquelle il convient de
dire ici quelques mots.

Je la distingue sous le nom spécial d'*opportunité
médicamenteuse*. L'opportunité médicamenteuse est
celle qui, tenant compte des phénomènes étudiés
dans un autre section et faisant partie de la période
incubatrice qui précède la mutation affective, fixe
l'époque de l'administration de la substance, afin
que l'effet se manifeste au moment précis où il sera
le plus avantageux.

Pour que la mutation pharmacodynamique dont
la faculté médicatrice a besoin soit efficace, il faut
qu'elle ait acquis son développement lorsque le système vivant est capable d'en tirer un meilleur parti.
Connaissons donc pour chaque substance le temps
nécessaire à la préparation intime et à l'accomplissement de l'opération médicamenteuse. Personne
n'ignore l'importance de cette particularité, quand
il s'agit d'arrêter une fièvre intermittente. Le fébrifuge est suivi de son résultat médicateur, à la
condition qu'il sera pris quelques heures avant
l'accès, d'après un mode sanctionné par l'expérience. C'est là le fait de ce genre le plus saillant et
le mieux connu ; mais pour peu qu'on y réfléchisse,
on verra que chaque médicamentation exige une
précaution analogue.

La pharmacodynamie spéciale n'oublie pas de
mesurer approximativement le temps qu'une substance donnée exige pour modifier le système. Les
excitants diffusibles, les tempérants, les anti-spasmodiques, les narcotiques, les astringents agissent

en général d'une manière prompte. Les toniques, les émollients, et particulièrement les médicaments destinés à être absorbés et qui ont pour objet de modifier l'agrégat matériel dans son ensemble, ont besoin d'un temps plus considérable.

Dans une même classe de médicaments, il en est dont l'incubation est courte, il en est dont l'incubation est longue. L'aloès est sans contredit le plus lent des purgatifs ; l'huile de croton-tiglium est le plus rapide dans ses effets. Les autres évacuants de ce genre purgent à des époques intermédiaires que l'on prévoit d'une manière à peu près exacte.

Le tartre stibié fait vomir plus tôt que l'ipéca-cuanha. Les rubéfiants, les vésicants, les caustiques agissent, les uns d'une manière prompte, les autres plus lentement.

Le mode d'administration, ainsi que je le dirai bientôt, influe beaucoup sur le temps qu'une mutation affective met à se développer. Des doses considérables et rapprochées hâtent l'accomplissement des phénomènes. Telle surface d'application permet de raccourcir ou de prolonger la période incubatrice. En général, un médicament placé sur les tissus les plus vivants et les plus favorables à sa pénétration, impressionnera le système et provoquera ses effets propres dans un court espace de temps.

Les détails de pharmacologie spéciale sont indispensables pour mettre en pratique les règles relatives à l'opportunité dont je parle. Ainsi, dans un cas pressant, une apoplexie par exemple, on choisira

l'émétique le plus prompt s'il y a indication de
faire vomir, et de même, si l'on croit devoir
opérer une révulsion, on donnera la préférence
aux agents qui détermineront le plus tôt possible
la mutation nécessaire pour cela.

Telles sont les principales circonstances qui, dans
l'individu, peuvent modifier l'action du médicament. Il en est d'autres extérieures, appartenant à
ce dernier, et dont la connaissance est indispensable
à l'art de provoquer les affections pharmacodynamiques médicatrices. J'en parlerai dans la section
suivante, consacrée à l'étude de la médicamentation.

SECTION CINQUIÈME.

Médicamentation ou mode d'administration des médicaments.

Selon qu'un agent pharmacologique est donné de telle ou telle manière, il est suivi d'effets différant non-seulement par leur énergie, l'époque de leur apparition, leur durée, mais quelquefois aussi par leur nature. L'art de régler l'administration des médicaments suppose la science des rapports de convenance et de disconvenance, qui existent entre les qualités intérieures du corps vivant et les propriétés que nous pouvons donner à la substance prescrite. J'ai parlé dans la précédente section de ce qui regarde l'individu, il sera présentement question des soins relatifs à la prescription.

L'étude de la médicamentation comprend deux choses :

1° L'appropriation artificielle de l'agent ;

2° Son application sur l'une des surfaces accessibles du corps vivant.

CHAPITRE PREMIER.

—

APPROPRIATION ARTIFICIELLE DU MÉDICAMENT.

—

Le médicament n'est pas prescrit tel que la nature nous le fournit ; il subit préalablement des prépara-tions , soit physiques , soit chimiques , au moyen desquelles il peut se conserver dans l'officine des pharmaciens, ou devient plus apte à provoquer les effets que nous en attendons.

Les préparations pharmaceutiques ont aussi l'a-vantage de présenter la même substance sous des formes, des associations, des combinaisons diverses, dans chacune desquelles la vertu , quoique fonda-mentalement la même, s'exerce d'une manière spé-ciale dont le praticien habile sait profiter. L'opium gommeux n'agit pas exactement comme le laudanum de Sydenham. Il en est ainsi des autres préparations. Un individu , par idiosyncrasie ou habitude ; reste indifférent à tel agent en poudre , il ne le sera plus lorsque cet agent lui sera prescrit en infusion , dé-coction , teinture , extrait , etc.

La pharmacie multiplie donc nos ressources phar-macologiques, et avec un seul médicament en fait un certain nombre d'autres dont l'activité est diverse-ment nuancée.

Je ne dirai rien des opérations préliminaires qui

regardent le pharmacien , telles que la collection, la conservation , la purification, la division , etc., etc. Je suppose le médicament mis bon et valable à la disposition du médecin , et je traiterai seulement des changements exécutés d'après les vues de celui-ci , afin de mieux remplir les indications. Ces changements seront compris dans ce que je vais dire touchant les formes, les mélanges, les combinaisons, les doses , conditions qui sont la base de l'art de formuler.

ART. Ier. — *Forme du médicament.*

Elle comprend les qualités physiques de la substance, son volume, sa volatilité, sa liquidité , sa solidité et les diverses nuances intermédiaires. La pratique pharmacodynamique se préoccupe beaucoup de ces circonstances.

Il ne suffit pas de prescrire au malade la quantité voulue d'un médicament , il faut de plus que cette quantité soit accommodée par sa forme à la destination qu'on lui donne. La forme , par exemple , doit être appropriée aux surfaces d'application. Chacune de ces surfaces a ses exigences. Les voies aériennes, les yeux , l'oreille , la peau , l'estomac , etc., demandent des précautions particulières. La forme du médicament est nécessaire ou de choix. La forme gazeuse est de rigueur pour le poumon , la forme molle ou liquide pour le gros intestin. L'estomac veut des liquides ou des substances solides d'un petit volume. La peau s'accommode de toutes les formes, et l'on choisit celle qui convient le mieux.

Les substances non divisées et les poudres concentrent leur action sur un petit espace. Les fluides ont des effets moins aisés à circonscrire et se prêtent mieux à l'absorption. Les gaz et les vapeurs ont besoin d'être coercés pour séjourner sur nos surfaces et pénétrer dans les tissus. N'oublions pas que tous les agents solides, introduits dans l'estomac, sont destinés à s'y liquéfier à l'aide des sucs sécrétés par ce viscère. En conséquence, ils seront composés de manière à pouvoir perdre leur cohésion ou se dissoudre. Sauf quelques caustiques assez puissants pour agir localement lorsqu'ils sont entiers, tous les médicaments doivent être désagrégés ou aptes à le devenir : cet état est nécessaire au développement de leurs vertus.

ART. II. — *Mélanges médicamenteux.*

Une substance qui par elle-même n'aurait pas la forme convenable, l'acquiert à l'aide d'autres substances qui la lui donnent. La matière servant à remplir cette indication pharmacologique s'appelle *excipient*.

L'excipient dote le médicament de propriétés qui rendent son emploi commode et facilitent l'exercice des vertus pharmacodynamiques.

Il peut être tout-à-fait inerte ; alors il sert seulement à faire valoir l'agent avec lequel on l'associe. Toutefois, cela se comprend, on doit préférer, autant que possible, l'excipient doué d'une activité analogue, éviter pour le même motif les excipients susceptibles de contrarier l'effet désiré. Il importe donc de distinguer les excipients inertes de ceux qui sont actifs, et d'accorder aux doses de ces derniers l'attention dont on peut se dispenser à l'égard des autres.

Les mélanges donnent de la consistance aux médicaments liquides, qui présentent alors les avantages reconnus tout-à-l'heure à la forme molle ou solide, pour produire des mutations locales et circonscrites.

D'une autre part, ils ramènent à l'état fluide les substances trop cohérentes. Cette opération préalable, aidée souvent par une division mécanique, éparpille, atténue les particules du médicament, diminue son énergie sur les surfaces d'application, et favorise son introduction dans les secondes voies.

Certains mélanges sont prescrits pour masquer un mauvais goût, une odeur désagréable. Le sucre, les aromates rendent ordinairement ce genre de service. L'association de quelques substances est obtenue à l'aide d'agents qui remplissent alors le rôle d'*intermède*. La gomme, le jaune d'œuf, en épaississant l'eau, y permettent la suspension des corps insolubles.

Le mélange acquiert plus d'importance quand il est prescrit pour adoucir l'action du médicament principal, ou neutraliser dans ce dernier une propriété hostile ; dans ce cas, la substance ajoutée s'appelle *correctif ;* un excipient inerte est quelquefois un correctif. C'est ainsi qu'une matière irritante est étendue avec l'eau, l'axonge, la poudre d'amidon, le sucre de lait. Ces associations ont pour but

d'éloigner les molécules médicamenteuses l'une par
rapport à l'autre, de prévenir des agressions locales
inutiles, en même temps qu'elles favorisent l'absorption et qu'elles rendent la substance plus maniable.

Souvent cependant les correctifs introduits à l'aide
des mélanges ne sont pas inertes et remplissent un
rôle actif. Ainsi, une dose même minime d'une préparation quinacée fait-elle entrer en convulsions
un estomac trop susceptible et acquiert-elle, mal-
à-propos, une vertu émétique, on ajoute à la
prescription un peu d'opium. L'action calmante
de celui-ci place l'organe dans des conditions favorables à la tolérance.

Quand il faut aider l'expectoration et qu'il y a
diarrhée, les expectorants, l'oxymel scillitique par
exemple, agiraient comme purgatifs, si on ne les
associait avec un narcotique ; dans ces cas, le correctif agit encore dynamiquement.

Les mélanges sont aussi institués pour augmenter
l'activité d'un médicament en sollicitant le système
dans le même sens ; alors la substance additionnée
est dite *auxiliaire* ou *adjuvant*.

Fréquemment, il est vrai, on peut se passer
d'auxiliaire, mais il ne faudrait pas que, pour
un vain désir de simplification, on allât jusqu'à la
proscription complète de cet artifice pharmacodynamique. L'auxiliaire a une utilité incontestable,
et ce n'est pas sans motif que son emploi est si
commun en pratique.

L'expérience a prouvé que quelquefois deux ou

trois substances susceptibles d'agir de la même manière et associées, réussissent mieux que si, à doses
équivalentes, elles se trouvaient isolées. D'autres
propriétés existent, dans beaucoup de médicaments,
à côté de celle que l'on désire utiliser. Il se pourrait, s'ils étaient seuls, que les premières s'exer-
çassent au préjudice de la seconde. Un auxiliaire
fait pencher la balance du côté favorable et décide
le système vivant à entrer résolûment dans l'ordre
de mouvements souhaité, ce qui, peut-être, sans
cette précaution, ne serait arrivé qu'en partie et
après hésitation. Le tartre stibié en lavage est
donné dans l'intention particulière d'obtenir des
évacuations alvines ; si on l'associe avec un sel
neutre, celui-ci dirige vers les voies inférieures
l'activité de la préparation antimoniale, et le but
est plus sûrement atteint.

En prescrivant un auxiliaire, on ajoute une
provocation médicamenteuse à une autre, et l'on
a plus de chances de rencontrer celle qui, dans
l'état actuel d'impressionnabilité du sujet, est la
plus apte à procurer la mutation cherchée. Il suffit
que l'un des stimulus soit convenablement senti pour
que les oppositions soient vaincues. Dès-lors,
toutes les substances agissent dans la même direction,
concurremment et sans obstacle. Etant donnée, par
exemple, l'indication d'une médicamentation à but
anti-spasmodique, il est bon, si rien ne s'y oppose,
de réunir dans la même prescription deux ou trois
médicaments qui conviennent particulièrement dans
la circonstance (éther, castoréum, pour un spasme

hystérique ; assa - fœtida , gomme ammoniaque, pour un spasme pulmonaire). L'un peut suppléer à l'impuissance de l'autre , et une fois la mutation affective commencée , tous contribuent à son développement.

Si l'on interprétait la proposition que je viens d'émettre, au sujet des auxiliaires, en disant qu'à ce compte il faudrait accumuler dans une seule prescription tous les médicaments d'une même classe, la conséquence serait illogique et irait droit à l'absurde. Sans parler de l'impossibilité matérielle qu'il y aurait à se comporter ainsi , il est évident que les substances que l'on peut réunir doivent , autant que possible , être près d'être identiques dans leurs effets pour qu'elles ne se contrarient pas. Ces substances sont toujours en très-petit nombre , eu égard aux exigences particulières de l'état morbide. Il s'en faut de beaucoup que tous les purgatifs , tous les narcotiques , tous les anti-spasmodiques , etc. , etc., conviennent également pour une indication. Quelques-uns seulement présentent cette aptitude spéciale , et c'est uniquement à eux que la règle que j'ai formulée , relativement aux auxiliaires , est applicable.

D'autres associations comprennent des médicaments à propriétés diverses , mais agissant pourtant, dans un cas donné , de manière à se prêter un mutuel secours. C'est ainsi qu'on unit le calomel à la scille dans le traitement des engorgements viscéraux compliqués d'hydropisie. Le calomel donne plus d'énergie aux suçoirs absorbants ; la scille stimule les reins et accroît la quantité des urines. Ici l'action altérante concourt avec l'action évacuante pour le même résultat.

Deux indications se présentent simultanément. On peut associer avec avantage les médicaments destinés à les remplir. Une boisson tempérante, par exemple, est rendue laxative par l'addition de la casse, du tamarin, pour remédier, en même temps, à l'excitation fébrile et à la constipation.

Il suffit d'indiquer ces vues générales pour faire connaître le parti que l'on peut tirer des associations médicamenteuses.

Enfin, il y a des mélanges consacrés par l'expérience, qui donnent au produit obtenu des propriétés nouvelles que l'on ne rencontre pas dans les parties avant l'association.

J'indique seulement ce fait sur lequel j'aurai prochainement l'occasion de revenir.

ART. III. — *Combinaisons médicamenteuses.*

Par la combinaison, on profite des affinités chimiques existant entre les substances que l'on met en rapport.

A l'aide de ces affinités, on modifie la forme, les propriétés de la substance, on en change la nature.

Dans le premier cas, on obtient une association permanente à l'aide de la dissolution. Celle-ci, plus qu'une simple suspension, laquelle est un mélange, atténue et divise les molécules médicamenteuses. Les dissolvants ordinaires sont l'eau, l'alcool, l'éther, l'huile, le vin, le vinaigre, etc. Ils fournissent des excipients, des correctifs; ils liquéfient complètement le médicament. On conçoit qu'en cet état l'agent dissous offre plus de prise à l'absorption. Il va sans dire qu'il faut prendre en considération le véhicule qui peut être actif ou inerte.

Les dissolutions dans l'eau, l'alcool, l'éther, en s'emparant de certaines parties d'un médicament à l'exclusion de certaines autres, sont un moyen souvent employé pour obtenir des préparations dont je parlerai bientôt.

Les combinaisons chimiques sont aussi, ai-je dit, mises à contribution pour changer la nature des substances pharmacologiques, et alors on a un produit tout-à-fait nouveau et souvent très-différent des composants, quant à ses vertus. Les changements chimiques s'accompagnent quelquefois de la formation d'un gaz qui doit être l'agent principal de la mutation souhaitée ; alors les réactifs ne doivent pas être rapprochés long-temps avant l'administration ; il faut les réunir à une époque calculée, de manière que le corps mis en liberté et vaporisé puisse parvenir à la surface d'application. Ainsi, on unit un acide à un carbonate calcaire, pour utiliser l'acide carbonique, résultat de la décomposition de ce carbonate.

On prescrit des médicaments qui, en présence des liquides contenus dans l'estomac, subissent des modifications chimiques d'où proviennent de nouvelles qualités. Quoique nous ignorions la plupart des changements de ce genre que les agents

pharmacologiques éprouvent, quand ils sont introduits dans le corps, il convient d'en admettre
l'existence et de rechercher en quoi ils consistent,
Sous ce rapport, nous devons encourager les efforts
tentés par les chimistes pour reconnaître les altérations matérielles que les médicaments éprouvent
après leur administration. Leurs théories à ce sujet
sont souvent aventureuses, et manquent presque
toujours de démonstration directe. Quelques-unes
pourtant sont rationnelles, et l'on peut les adopter
sans inconvénient, si rien dans l'expérience clinique
ne les contredit. On suppose, par exemple, que
les préparations de fer insolubles, arrivées dans
l'estomac et y rencontrant le suc gastrique, se
combinent avec les acides chlorhydrique et lactique
contenus dans ce suc, passent à l'état de chlorure
et de lactate, et deviennent solubles, à la suite de
cette combinaison. Cette vue chimique, qui aide à
l'explication du passage de la substance ferrugineuse
dans les secondes voies, est admissible ; on peut l'a-
dopter pourvu qu'elle ne fasse pas méconnaître ce
qu'il y a d'essentiellement dynamique dans le phénomène de l'absorption et dans les effets subséquents.

Du reste, la plupart des explications de ce genre,
tant prodiguées aujourd'hui, sont acceptables seulement à titre d'hypothèses plus ou moins plausibles.
Il se peut très-bien que les substances insolubles
soient absorbées par suite de procédés inconnus.
L'intervention de la vitalité modifie certainement les
lois de la chimie, et amène des résultats impossibles
avec les affinités mortes.

21

Si les combinaisons peuvent favoriser les intentions du praticien, il arrive aussi qu'elles mettent obstacle à ses entreprises en altérant la nature d'un médicament lorsque celle-ci doit être respectée. Quand une substance acide est prescrite pour obtenir une mutation tempérante, on commettrait une faute si on y ajoutait un alcali. Cet alcali neutraliserait les propriétés sur lesquelles on compte, et le médicament ne serait pas suivi des conséquences qu'on en attend.

Le médecin n'ignorera donc rien de ce qui regarde les affinités réciproques des agents qu'il associe, afin de les éviter ou de les provoquer selon le besoin. Il saura, autant que le permet l'état de la science, les réactions qu'ils subissent dans les premières voies. Quant à celles qui se passent au-delà de ces limites, nous avons moins que des conjectures.

Je mentionne seulement ici les combinaisons chimiques qui servent à la fabrication des médicaments. Ceci est entièrement du ressort du pharmacien. Les détails de ce genre, en ce qu'ils ont de plus important pour le médecin, doivent tout au plus être exposés dans la pharmacodynamie spéciale.

Art. IV. — Doses.

Ne confondons pas le volume avec la dose. Celle-ci est réglée par le poids; l'autre est l'espace occupé par un poids donné du médicament. Assez souvent le poids et le volume représentent la même quantité et correspondent parallèlement. Mais comme l'appréciation par la balance réunit à plus d'exactitude la facilité du procédé , il faut la préférer. Dans quelques cas cependant on peut mesurer par le volume , lorsque , par exemple , on donne des gouttes d'un liquide médicamenteux. L'usage a adopté cette manière d'apprécier les petites quantités de la substance. Mais s'il s'agit d'un liquide très-énergique , l'erreur, pour si légère qu'elle soit, pouvant avoir des suites , il devient nécessaire de peser. Une goutte et 5 centigrammes ne sont pas toujours exactement la même chose.

Un médicament, sans cesser d'être le même, provoque, selon sa quantité, des effets bien différents. La dose est donc un moyen de modifier , de multiplier les vertus de ce stimulus. Considérable, elle le transforme et le rend tout autre qu'il n'était ; par son accroissement modéré, elle en avive l'activité ; par un procédé contraire, elle diminue cette activité et la fait descendre graduellement jusqu'à zéro. A l'aide de l'artifice de la dose, le médicament prend de nouvelles qualités pharmacodynamiques , et devient par rapport à lui-même son auxiliaire, son correctif.

Rien de plus facile que de citer des faits à l'appui de ces propositions.

Une petite dose d'un excitant ne peut rien ou amène une médiocre mutation affective ; une grande est suivie d'une excitation véhémente. Mais vient un moment où à la progression de la dose ne correspond pas une progression parallèle dans les conséquences. Ce ne sont plus des effets simplement surajoutés ; ce sont de tout autres phénomènes indiquant que l'économie a senti différemment la provocation qu'on lui a fait subir.

Ainsi, l'alcool pris à quantité modérée donne plus d'énergie aux fonctions ; à dose copieuse, il plonge le système dans la torpeur et l'hébétude.

Le tartre stibié perd ses vertus émétiques et provoque une mutation affective asthénique bien prononcée, lorsqu'il est prescrit assidûment et d'une manière libérale.

Enfin, si la dose d'une substance énergique est augmentée avec excès, elle change celle-ci en un véritable poison ; et alors surviennent des scènes autres que celles qui succèdent aux doses thérapeutiques, ce qui suppose une impression dynamique bien différente.

Il est évident que l'histoire d'un médicament doit comprendre l'appréciation des effets divers qu'il provoque selon ses doses. Pour cela on n'oubliera pas d'avoir égard aux qualités vitales étudiées dans la section précédente. L'impressionnabilité du sujet fait varier le pouvoir des doses. Une susceptibilité grande réclame une dose relativement petite, et réciproquement. Il importe d'établir une proportion exacte pour agir avec prévoyance et connaissance de cause.

Lorsqu'on détermine la dose d'un médicament, on exprime celle qui convient à un adulte placé dans les conditions ordinaires de la maladie, ou des maladies qui réclament ce médicament. Les exceptions sont suggérées d'après les qualités individuelles mentionnées au chapitre précédent.

On a essayé de préciser les modifications que l'âge doit apporter dans la quantité du médicament nécessaire pour obtenir un effet égal. Les livres de matière médicale reproduisent à ce sujet un tableau tracé par GAUBIUS, tableau qui mérite en général assez de confiance, pourvu qu'on ne le suive pas à la lettre, et que le praticien soit capable de juger les cas où il faut s'en éloigner et ceux où l'on doit s'y conformer. C'est avec ces restrictions que je le donne ici.

La dose entière que réclame un adulte est supposée l'unité : soit 1 cette dose.

Au-dessous d'un an elle sera......	1/15 à 1/12
A 2 ans......................	1/8
A 3 ans....................	1/6
A 4 ans....................	1/4
A 7 ans....................	1/3
A 14 ans.................	1/2
A 20 ans.................	2/3
De 20 à 60 c'est l'unité......	1

Au-dessus de 60 ans, on suit une progression ascendante, mais dont les quantités successives diffèrent très-peu entre elles, de manière à ce qu'on ne s'écarte pas beaucoup de la dose qui convient à l'adulte.

On comprend, je le répète, les nombreuses exceptions que doivent subir ces règles générales, exprimées avec une précision trop mathématique pour qu'elles puissent s'accommoder toujours à la contingence des réponses vitales.

L'essentiel est de consulter les modes de réceptivité.

En général, les femmes ont besoin de doses un peu moins fortes que les hommes.

Au sujet des tempéraments, des idiosyncrasies, consultez leurs susceptibilités, leurs impassibilités relatives par rapport aux médicaments, et comportez-vous en conséquence. On rencontre des individus tellement impressionnés par les narcotiques, que la belladone, la jusquiame, l'opium, etc., administrés chez eux, aux doses les plus faibles, montrent une grande énergie. En présence de semblables prédispositions, ces agents exigent beaucoup de prudence et réussissent avec de très-faibles quantités.

L'habitude est une espèce de tempérament acquis, mais qui s'efface par une interruption suffisamment longue dans l'usage de la substance. On augmente la dose à mesure que celle-ci perd la propriété de provoquer nos parties, et l'on supplée ainsi par la quantité du stimulus à ce qui manque du côté de la sensibilité. Des suspensions méthodiquement ménagées rendent au système sa réceptivité première, et il faut, si l'on reprend la médicamentation, revenir à de petites doses. Toutefois, la nouvelle progression croissante pourra être plus rapide quand l'habitude du médicament aura été une fois contractée.

Souvenons-nous qu'un changement dans le mode d'administration, dans la surface d'application, suffit quelquefois pour faire perdre partie ou totalité du bénéfice de l'assuétude.

Remarquons aussi que l'habitude n'entraîne pas

nécessairement avec elle une impassibilité semblable
par rapport aux autres substances analogues. Pour
si voisin donc qu'un médicament soit d'un autre
dans une classification pharmacodynamique, com-
portons-nous, en le substituant, comme si nous
commencions par lui.

Enfin, le praticien n'oubliera pas que, lorsque
l'habitude n'est pas portée au point de détruire
l'impressionnabilité, elle peut, ainsi que je l'ai établi plus haut, favoriser et perfectionner l'accomplissement d'une mutation affective, à cause de la
tendance qu'ont à se reproduire les actes vitaux déjà
liés plusieurs fois ensemble par la répétition simul-
tanée ou successive. Pendant quelque temps, les
mêmes doses d'un purgatif, d'un anti-spasmodique,
d'un narcotique, etc., sont très-suffisantes ; mais,
comme au fur et à mesure de l'usage le stimulus est
de moins en moins senti, il est nécessaire, quand on
y revient trop souvent, d'en augmenter peu à peu la
quantité. En ne prodiguant pas trop le médicament,
on évite, on retarde du moins le moment de l'indifférence du système. Tout l'artifice, dans ces cas
qui s'offrent très-fréquemment pendant les maladies
chroniques, consiste à conserver par une assuétude
suffisante l'aptitude à la reproduction des mouvements associés, en évitant le déclin des propriétés
provocatrices du stimulus. Ces règles sur les doses
se déduisent naturellement des notions sur l'habitude
exposées plus haut.

Les considérations pratiques suivantes sont également extraites comme corollaires de ce que j'ai dit

touchant la tolérance. On conçoit, en effet, comment cette faculté, acquise au sujet par la maladie, permet, exige même qu'on augmente les doses. Celles-ci seront évidemment en rapport avec le degré de la tolérance. Après la théorie que j'ai donnée de cet état dynamique, il est inutile de prouver ici que cet accroissement n'a pas pour but de surmonter une résistance due à l'indifférence, comme cela a lieu pour l'habitude. Toutes les parties données du médicament étant agissantes, chacune contribue à remplir l'indication.

Une comparaison qui me paraît fort juste, si l'on ne veut pas sortir des limites dans lesquelles je la circonscris, expliquera, au besoin, ma pensée.

Un individu éprouvant le besoin de manger prend suffisamment de la nourriture, et sa restauration ne laisse rien à désirer. L'alimentation est-elle incomplète, la restauration n'est que partielle, le besoin subsiste quoique moins impérieux. Ainsi de la tolérance. L'indication morbide demande, pour être satisfaite, une dose de médicament qui est pour le patient ce que l'aliment est pour l'homme affamé. Si on lésine sur cette dose, le but n'est pas entièrement atteint. Dans les deux cas, les limites de la tolérance indiquent les limites du besoin. L'individu qui a faim mange-t-il plus qu'il ne convient, il dépasse la tolérance hygide, il s'indigère. Prescrit-on au malade des quantités trop considérables du médicament, il y en a au-delà du besoin; les facultés dynamiques sont opprimées, ou bien l'on observe des réactions hostiles : c'est l'intolérance morbide.

On prévient ces inconvénients, autant que cela se peut, en profitant des enseignements donnés par l'expérience. Si une erreur de ce genre est commise, l'avertissement ne sera pas perdu : suspendons ou diminuons les doses. N'oublions pas, à ce sujet, que la tolérance générale exige, pour être obtenue, une tolérance locale. Pour cela, usons des avantages que nous donnent la séparation des doses, les correctifs inertes ou actifs, l'habitude, etc. Des conditions semblables sont nécessaires pour une bonne alimentation. Tout le monde sait qu'on satisfait convenablement le besoin de nutrition, en distribuant la matière alibile de manière à ce qu'elle ne soulève pas des répugnances dans les organes digestifs. Ce qui arrive après les repas trop copieux a son analogue en pharmacodynamie.

J'ai parlé des affections présentes ou imminentes qui sont en rapport de nature avec celles que provoquent certains médicaments. Lorsqu'une mutation affective par similitude est indiquée, de petites doses suffisent. Les tendances intérieures donnent à ces doses une puissance spéciale et exceptionnelle.

Donnons donc à chaque partie ce qu'elle peut supporter. Nous verrons plus tard que les agents pharmacologiques acquièrent plus ou moins d'activité, selon la surface avec laquelle ils sont mis en rapport. De petites doses très-puissantes, quand on les introduit dans l'estomac, seraient inertes si on les faisait absorber au tégument externe. Un peu d'aloès avalé suffit pour purger même fortement ; il en faudrait des quantités considérables pour obtenir un résultat équivalent, si ce médicament était employé en frictions. Une solution stibiée placée sur la peau exige de grandes doses, de l'insistance et une certaine concentration pour amener une phlegmasie locale ; quelques atomes de la même solution posés sur la conjonctive déterminent une ophthalmie formidable. Dans ces faits et d'autres que je pourrais citer, la puissance de la dose minime dépend de la sensibilité des parties sur lesquelles on l'applique. Selon les variations de cette sensibilité, la substance se comporte tout autrement. Il y a donc des lieux où le médicament est modérément senti, d'autres où il ne l'est pas assez, d'autres où il l'est trop : les doses ne peuvent donc pas être semblables.

La question des doses se lie aussi étroitement à celle de l'absorption. Il est évident que si le médicament a besoin pour être efficace de pénétrer dans les secondes voies, sa quantité doit être petite lorsqu'il sera placé sur une surface qui l'absorbe facilement; elle sera relativement considérable lorsqu'on applique l'agent sur une partie où la pénétration rencontrera des obstacles. L'onguent mercuriel, pris à l'intérieur, amène ses effets généraux anti-syphilitiques, à des doses qui seraient de beaucoup insuffisantes s'il était prescrit en frictions. Dans les cas de ce genre, il n'y a de vraiment utile, pour le résultat thérapeutique, que la portion de substance qui pénètre au-delà de la peau ou de la muqueuse.

Il ne suffit pas de fixer la dose qui convient, il

faut la répéter convenablement, la distribuer d'une manière méthodique. Je traiterai ce sujet quand il sera question de l'art de provoquer les mutations affectives aiguës ou chroniques.

Le problème relatif aux doses n'est pas épuisé ; j'aurai souvent l'occasion d'y revenir incidemment. Le lecteur le retrouvera surtout dans l'article suivant.

ART. 5. — *Autres moyens de modifier la vertu des médicaments.*

La raison a suggéré, l'expérience a fait connaître certaines manipulations à la suite desquelles la vertu des médicaments est autre qu'elle n'était auparavant. C'est dans ce but que l'on modifie la forme, qu'on emploie l'artifice des mélanges, des combinaisons. L'article actuel n'est donc que la continuation du précédent. J'utiliserai ce que j'ai déjà dit pour traiter quelques points spéciaux, et j'indiquerai d'autres procédés.

Les modifications matérielles que l'on fait subir aux médicaments dans l'intention d'approprier leur activité aux besoins d'un individu malade, sont rationnelles ou empiriques. Dans les premières, on comprend et l'on raisonne les motifs de la manipulation mise en usage ; dans les secondes, ces motifs sont inconnus, et l'on obtient un produit utile sans savoir pourquoi.

§ Ier. — *Procédés rationnels.*

Ce que j'ai dit de l'appropriation des médicaments par la forme, les correctifs, les auxiliaires, les doses, renferme une foule d'exemples de procédés rationnels.

Nous comprenons aussi la raison d'utilité des pratiques pharmaceutiques, à l'aide desquelles on met à notre disposition des substances douées d'une constitution physique et chimique irréprochables.

L'opium du commerce, quelque bon qu'il soit, présente toujours des mélanges avec des substances étrangères : ce serait donc un médicament infidèle. A l'aide d'une épuration pharmaceutique, on a l'opium purifié, préparation qui renferme toutes les parties composantes du médicament.

L'épuration ne change rien aux conditions chimiques de la substance. Elle substitue aux variations des drogues commerciales des compositions homogènes sur lesquelles on peut mieux compter. Ainsi épuré, le médicament étant plus actif s'administre à des doses plus petites.

Ne confondez pas l'épuration avec le procédé analytique au moyen duquel on retire d'un corps médicamenteux un principe particulier qui sert ensuite à l'usage médical. L'on obtient ainsi un nouvel agent qui a sa place à part dans la série pharmacologique.

Souvent ce principe offre une activité analogue à celle du composé d'où il a été extrait. Comme les vertus y sont plus exaltées, on a pu penser qu'il était la cause matérielle des propriétés médicamenteuses.

Un mot sur cette importante question de chimie pharmacodynamique.

Il serait à souhaiter que nous pussions reconnaître et isoler la partie essentiellement active d'un
médicament, de manière à ce qu'une petite quantité
représentât exactement une plus grande. Les recherches modernes nous ont sans doute procuré des perfectionnements en ce genre fort avantageux. Mais
il existe à ce sujet des exagérations ayant cours
auprès de beaucoup de médecins, et que je dois
réduire à des proportions plus conformes à ce que
l'observation enseigne.

La chimie se fait presque toujours illusion, lorsqu'elle nous donne ses principes immédiats comme
représentant la *totalité* des vertus des corps d'où elle
les a retirés. En réduisant par l'analyse ces corps
à une partie d'eux-mêmes, on leur ôte sûrement
des propriétés, et ces propriétés sont quelquefois
fort utiles.

Un médicament naturel bien choisi et bien pur
est une synthèse parfaite dans son genre. Chacune
de ses portions contribue à l'établir ce qu'il est, et
si on lui en retranche une ou plusieurs, il cesse
d'exister pour devenir autre chose.

Quoi qu'en disent les chimistes, la quinine et le
quinquina ne sont pas identiques, thérapeutiquement
parlant. Ces substances sont semblables en quelques
points, et c'est pour cela qu'elles se comportent de
même manière dans les cas de fièvre intermittente;
mais elles doivent à leurs dissemblances la propriété
d'être chacune apte à remplir certaines indications
plutôt que telles autres. Ainsi, le quinquina possède
des vertus toniques et astringentes dont les prépara-

tions de quinine sont privées; celles-ci, par contre, agissent sur le système nerveux autrement que le quinquina.

La chimie est donc trop ambitieuse, lorsqu'elle prétend rapprocher et concentrer artificiellement dans quelques molécules séparées tous les pouvoirs que nous remarquons dans les produits naturels.

Je fais seulement allusion ici aux acquisitions chimiques dont la valeur est constatée, et je ne parle pas de ces assertions si hardies qu'on entend émettre de toute part, et d'après lesquelles il n'existerait peut-être pas de médicament animal ou végétal qui ne pût par l'analyse être réduit à un petit volume, tout en conservant l'intégrité de ses vertus. Les premiers succès ont comme frappé de vertige la plupart des chimistes. Chacun, pour ainsi dire, a son principe immédiat à proposer. A la suite de la quinine, de la cinchonine, de la morphine, de la strychnine, etc., sont arrivées, en foule pressée, la solanine, la daturine, l'hyosciamine, la thébaïne, la parigline, la colocynthine, etc., etc., substances sur l'identité desquelles on n'est pas d'accord, et qui, quand leur existence n'est pas problématique, réduisent le médicament en un corps inerte ou le transforment en un violent poison.

Le médecin ne doit donc pas accepter aveuglément les présents de la chimie. Il encourage ses efforts; il profite de ceux-ci quand ils ont mené à des résultats cliniquement démontrés utiles. Mais, avant cette épreuve, les données chimiques ne servent qu'à titre de renseignements et de présomptions.

Plusieurs de ces espérances ont, j'en conviens, été réalisées. Bien que toute séparation par l'analyse nous donne un produit incapable de présenter les propriétés entières de l'ensemble, je reconnais, avec tout le monde, qu'à l'aide de cette opération on a mis à notre disposition quelques agents dont l'emploi dans certaines circonstances est plus commode et plus efficace. Maintenant nous apprécions pour ces agents, mieux qu'on ne le faisait jadis, les proportions relatives du volume et des propriétés pharmacodynamiques. Ainsi, pour ne pas changer d'exemple, le quinquina en tant que fébrifuge est remplacé avec avantage par les préparations de quinine. On a l'avantage avec celles-ci d'administrer des doses suffisantes sous une petite masse, ce qui simplifie singulièrement l'art de médicamenter et d'obtenir la tolérance.

A ce point de vue spécial, la dose réelle est représentée par la quantité de l'élément composant dont on a besoin pour le moment. Mais ce rapport cesse d'être exact pour ce qui regarde d'autres indications qui réclament le quinquina plutôt que la quinine. Les principes immédiats sont donc plus ou moins semblables aux médicaments d'où on les a retirés, sans en être toujours l'équivalent. Ils exigent de nouvelles études cliniques, des expériences particulières qui fixent leur valeur et nous apprennent en quoi ils ressemblent au composé, en quoi ils en diffèrent.

Il est certes souvent utile de donner sous un petit volume une substance présentant des vertus égales à celles d'une autre dont la masse est relativement considérable. Mais cet avantage devient quelquefois un inconvénient.

Si le stimulus provenant du volume est diminué, celui qui naît de l'énergie de la substance est accru. Alors, pour éviter une intolérance, on risque de tomber dans une autre. Plusieurs principes immédiats ont une activité qui les rend facilement toxiques, et il faut beaucoup de réserve et de surveillance pour leur administration. Dans le composé, l'élément agissant est enveloppé par un excipient, neutralisé à l'aide de correctifs fournis par la nature. C'est là une appropriation toute faite qui favorise la tolérance, qualité dont le principe actif mis à nu est entièrement privé. La noix vomique est préférée à la strychnine par la plupart des praticiens, précisément parce qu'elle est moins énergique. Pour les mêmes motifs, la digitaline, telle qu'elle a été préparée récemment par MM. Homolle et Quevenne, sera difficilement acceptée comme remplaçant la digitale pourprée.

D'autres préparations offrent des propriétés plus puissantes que la substance naturelle; mais ces propriétés sont encore modérées et n'ont pas le défaut dont je viens de parler.

A l'aide d'une espèce d'analyse incomplète, mais jugée, avec raison, suffisante, on sépare, on concentre les parties plus particulièrement médicamenteuses d'une substance. Ces parties sont-elles solubles dans l'eau et les inutiles sont-elles insolubles, on traite le médicament par ce liquide. On

se comporte pareillement en employant l'alcool,
l'éther, etc., et l'on fait ainsi des préparations dans
lesquelles les particules les plus actives dominent.
Ces dissolutions étant évaporées, on obtient les
extraits, produits plus énergiques que la substance
soumise à l'opération. Voilà tout autant de manipulations propres à augmenter la vertu du médicament, et dont l'utilité s'explique très-bien par les
lumières combinées de la chimie et de la pharmacodynamie.

§ II. — *Procédés empiriques.*

A l'époque où la véritable chimie n'existait pas,
les procédés empiriques étaient bien plus nombreux
qu'ils ne le sont aujourd'hui. Alors la pharmacie
exécutait ses préparations d'après des règles dont
elle ne comprenait pas la valeur, et parvenait à son
but sans savoir la route qui y conduisait.

Cette ignorance était voilée par des expressions
métaphoriques indiquant le résultat obtenu, et dont
le charlatanisme abusait comme il abuse aujourd'hui
des découvertes modernes. C'était le temps des
élixirs, des baumes, des essences, des quintessen-
ces, etc., mots qui parlaient à l'imagination; tandis
que ceux d'hydrolés, d'alcoolés, d'hydrolats, d'al-
coolats, etc., par lesquels la pharmacie chimique
les a remplacés, s'adressent à la raison, et font
connaître le genre de changements qu'on a fait
subir aux médicaments.

La chimie perfectionnée a donc rendu rationnels
des procédés restés long-temps incompris. A-t-elle

22

réussi également sur tous les points? Non certes.
Les incertitudes avouées, les affirmations contradic-
toires des chimistes qui ont le plus d'autorité, prouvent que certaines associations, dont le nombre diminue, j'en conviens, portent encore notablement
l'empreinte de l'empirisme.

La chimie n'a pas dit son dernier mot sur ce qui
se passe dans la préparation du kermès minéral,
du soufre doré d'antimoine, des divers tartrates de
fer, etc. Elle ne peut pas nous expliquer pourquoi
certaines réunions de médicaments sont douées de
vertus autres que celles des composants.

Les combinaisons et les mélanges servent, selon
des modes qui ne sont pas toujours chimiquement
connus, à former des composés artificiels pourtant
fort utiles. Tantôt on trouve dans ces agrégats des
vertus semblables à celles des matériaux dont on
s'est servi, mais adaptées à des usages particuliers;
tels sont, par exemple, le laudanum de SYDENHAM,
le laudanum de ROUSSEAU: ces préparations, quoique narcotiques à la façon de l'opium, en diffèrent
sensiblement aux yeux du praticien habile. D'autres
fois il résulte de l'association un médicament tout-
à-fait nouveau : ainsi, la poudre de DOWER est un
excellent sudorifique, et les agents qui y entrent
rendent difficilement raison d'une pareille vertu.

Plusieurs composés dits galéniques sont dans ce
cas; la pratique les a adoptés, et elle attend encore
l'explication chimique des propriétés de ces substances.

La polypharmacie des anciens marchait en aveu-

gle ; mais parmi tant d'expériences accumulées par
les âges, il n'est pas surprenant que les résultats
de quelques -unes aient été consacrés par la thérapeutique. La thériaque, le diascordium, la confection d'hyacinthes, etc., amalgames monstrueux
de choses souvent disparates, sont cependant des
agrégats artificiels excellents et que le praticien
prescrit dans l'occasion, bien qu'il en ignore à peu
près la nature chimique.

Il est donc démontré que l'impossibilité de comprendre pourquoi tel procédé modifie la vertu des
médicaments, n'est pas un motif pour le faire re-
jeter. Aussi, lorsque l'homœopathie affirme qu'en
traitant une substance de telle manière elle en
exalte la puissance, je trouve l'assertion étrange,
mais je ne puis *à priori* en démontrer la fausseté.
Il me paraît difficile de saisir des relations de
cause entre des triturations, des dilutions opérées
selon certaines règles, et le perfectionnement qu'on
prétend en obtenir. Cela ne prouve pourtant rien
contre la possibilité de ce résultat.

Il est positif, sans doute, que les manipulations
homœopathiques sont insignifiantes dans ce qu'elles
ont d'appréciable. Mais qu'importe, dit-on, si
derrière les changements grossiers que nos yeux
aperçoivent, il s'en passe d'autres ténus, intimes,
accomplis hors de la portée de nos moyens de cons-
tatation ? Cette assertion est sans preuves directes,
rien pourtant n'en démontre la fausseté. Je crois
donc que l'on ne peut pas, par le seul raisonnement,
convaincre les homœopathes d'erreur au sujet des

procédés qu'ils proposent pour accroître la vertu des médicaments.

Quelques partisans de cette doctrine, voulant diminuer les répugnances qui ont accueilli de semblables prétentions et *expliquer* la puissance des doses infinitésimales, ont proposé des arguments qui me paraissent inutiles, si l'homœopathie se maintient sur le terrain de l'empirisme, et nullement probants, si elle consent à raisonner sa pratique pharmaceutique.

Voici ces arguments :

1° L'atténuation extrême des molécules favorise le contact avec les tissus du corps, facilite l'absorption, et rend le mélange avec les humeurs bien plus intime.

2° L'homœopathie n'emploie que des substances végétales fraîches, remplies de sève et douées par conséquent de la plénitude de leurs propriétés. Les végétaux desséchés que renferment les pharmacies allopathes, sont toujours plus ou moins détériorés et inférieurs en vertu.

3° Il ne faut pas croire que la substance médicamenteuse disparaisse complètement dans la série d'atténuations qu'on lui fait subir, ni que cette atténuation prodigieuse lui ôte toutes ses propriétés ; et la preuve, c'est que lorsque nous possédons des réactifs assez sensibles, nous reconnaissons cette substance dans le produit obtenu après l'opération. Ainsi, l'arsenic, même à la trentième dilution, donne de sa présence des marques très-appréciables.

4° Il y a dans beaucoup de médicaments des

principes subtils, pénétrants, dotés d'une grande
activité sous un petit volume. Quelques atomes
d'éther, d'ammoniaque, en contact avec la membrane pituitaire, suffisent pour provoquer dans
l'économie des mutations à la suite desquelles la
syncope, l'asphyxie sont dissipées. Une quantité
infiniment petite d'acide cyanhydrique amène des
effets plus considérables encore. Qui peut affirmer
que, dans les manipulations homœopathiques, on
ne dégage pas, on n'isole pas des principes de ce
genre?

La futilité de ces raisons, les exagérations, les
hypothèses gratuites qu'on y rencontre, montrent
que l'homœopathie n'est pas heureuse quand elle
veut faire du rationalisme. Evidemment ce genre
d'explications lui est interdit ; elle a tort de chercher à prouver que sa pharmacie est éclairée par la
chimie ou la physique. La question ainsi posée
serait jugée à son désavantage ; il faut qu'elle con-
vienne franchement de son empirisme, et qu'elle
nous donne des démonstrations *à posteriori,* des
démonstrations tirées de la clinique.

C'est là qu'est le véritable procès. On perd son
temps lorsqu'on s'attache à vider les incidents préliminaires auxquels je viens de faire allusion.

Les disciples d'HAHNEMANN ont-ils raison quand
ils affirment que la pratique médicale met hors de
doute la puissance de leurs doses infinitésimales?
Ils citent des faits. Leurs nombreux adversaires
nient la valeur de ces faits, et attribuent les résultats observés aux mouvements spontanés de la

force médicatrice, ou bien à l'influence exercée sur l'imagination du patient. Les préparations infinitésimales, objectent-ils, manquent de vertu et ne peuvent rien par elles-mêmes. L'essentiel, pour les homœopathes, était de répondre à cette accusation d'inertie.

Il y avait un moyen pour cela, c'était de montrer par des expérimentations pratiquées sur les animaux et sur l'homme sain qu'on ne faisait pas prendre impunément ces préparations, et que leur administration était suivie de mutations affectives incontestables. En multipliant les observations, on devait lasser l'incrédulité et la contraindre à se déclarer vaincue. La chose était d'autant plus aisée qu'il s'agissait de convaincre par les sens, sorte de démonstration qui, à force d'être répétée, devient à la fin irrésistible. Le temps n'a pas manqué à l'homœopathie ; il y a un demi-siècle que ses procédés ont été inventés ; des essais publics ont été faits dans les hôpitaux. Elle emploie tous les moyens connus de propagande, livres, journaux, apôtres ardents, rien ne lui manque ; et cependant l'école reste stationnaire, si elle n'est pas en décadence.

Remarquons que, depuis un temps bien moins long, d'autres médecins sont facilement parvenus à faire admettre la puissance modificatrice de médicaments inconnus jusqu'à eux. Si les globules homœopathiques sont réellement actifs, pourquoi ne le démontrerait-on pas, lorsqu'il a été si aisé de prouver le pouvoir pharmacodynamique de l'iode, de la quinine, de la strychnine, de la brucine, et de tant d'autres substances récemment découvertes ? Ne sont-ce pas là des affirmations de même ordre, susceptibles d'être placées en évidence par des arguments palpables ? Si l'une a été accueillie au bout de peu de temps sans difficulté, il faut croire que l'autre plus ancienne et dont l'immense majorité s'obstine à ne pas vouloir, manque des preuves nécessaires. Je conclus que l'homœopathie, au cas qu'elle possède la vérité relativement aux procédés pharmaceutiques, a été bien malheureuse dans les moyens employés pour la faire accepter, et que, jusqu'à plus ample informé, les médecins doivent se refuser à sanctionner la valeur de ces procédés. Ce n'est pas parce que cette valeur est incompréhensible qu'elle est ainsi rejetée, c'est parce qu'on n'a pu la mettre suffisamment en lumière.

L'examen critique que je viens de faire des moyens proposés par l'homœopathie, termine ce que j'avais à dire sur l'art de modifier la vertu des médicaments. Je vais maintenant parler des surfaces d'application.

CHAPITRE DEUXIÈME.

—

ÉTUDE PHYSIOLOGIQUE DES SURFACES D'APPLICATION.

—

Ce sujet, dont l'importance pratique est évidente, se rattache par cela seul aux plus hautes questions de physiologie. Savoir en quoi, un médicament étant donné, son action diffère selon le lieu de son application, n'est pas, il s'en faut, une chose indifférente pour la théorie des actions dynamiques et par conséquent pour la science de la vie. Le même doigt obtient un son différent, en faisant vibrer telle ou telle corde d'un instrument ; ainsi du corps vivant, dans lequel chaque organe, ayant sa sensibilité et ses échos propres, répond, à sa façon, aux provocations pharmacologiques.

La connaissance de ce clavier animé est indispensable au praticien. On le sait, il ne suffit pas de bien choisir l'agent d'impulsion ; il faut le placer là où il a les meilleures chances de succès. La physiologie médicamenteuse serait fort incomplète si elle négligeait de noter dans quelles relations se trouve le tout vivant avec ses surfaces sentantes, lorsque celles-ci doivent être sollicitées par un médicament.

Les médecins comprennent cette exigence, et s'efforcent de faire ce qu'elle prescrit ; mais tous ne réussissent pas également. Il m'a semblé que cela provenait de l'absence de règles générales sur cette matière. J'ai essayé, dans ce chapitre, de formuler celles qui me semblent les plus essentielles à l'art de médicamenter.

Lieux d'application. — Les régions que nous avons à notre disposition sont connues : ce sont les surfaces qui limitent le corps au-dedans et au-dehors, les muqueuses et la peau. D'autres parties accidentellement ou artificiellement dénudées peuvent aussi être mises en contact direct avec les médicaments.

Ces surfaces diffèrent beaucoup par leur vitalité propre, et par les irradiations dynamiques qu'elles suscitent quand cette vitalité est modifiée ; elles offrent de plus une voie de pénétration matérielle plus ou moins facile. On ne peut donc pas indifféremment prendre l'une ou l'autre.

Il est des lieux auxquels il faut nécessairement s'adresser pour obtenir certains effets thérapeutiques ; d'autres permettent à ces effets de se développer avec plus ou moins de perfection. Dans ce dernier cas un choix est à faire : j'appelle les premiers *lieux de nécessité*, les autres sont pour moi des *lieux d'élection*.

Lieux de nécessité. — Ils sont indiqués par la maladie, par les propriétés connues du médicament, par l'impossibilité constatée de se servir d'autres voies.

1° Une scène morbide locale, d'origine externe ou interne, peut exister seule, ou bien acquérir une prépondérance vicieuse. La région atteinte est alors médicamentée. On s'adresse directement à elle, si on le peut, à son voisinage ou aux lieux sympathisants. Ainsi, les médicaments destinés à faciliter la cicatrisation d'une plaie simple seront placés sur le lieu de la solution de continuité. Une inflammation sous-cutanée exige que les agents anti-phlogistiques soient appliqués sur la peau correspondante. Telles parties, pour une maladie donnée, sont particulièrement aptes à provoquer des synergies thérapeutiques. Dans une syncope, par exemple, et dans beaucoup de cas légers d'asphyxie, la surface respiratoire est indiquée par l'expérience comme étant celle où l'action de certains excitants réveille le mieux et le plus commodément les sympathies, à l'aide desquelles se reconstitue la grande synergie vitale dont l'altération est le fond de la maladie. Un peu d'éther placé sous le nez fait tout cesser comme par enchantement, surtout si le mal est de nature hystérique. Dans l'asphyxie voisine de la mort, la sollicitation doit être portée sur le gros intestin. Cet organe semble avoir conservé seul, parmi ceux qui sont accessibles, la faculté de sentir et de réagir. Il est important de connaître tous ces lieux de nécessité, c'est-à-dire la partie qui, dans un cas spécial, est la seule par laquelle on puisse produire l'effet salutaire qu'on attend du médicament.

Le chiffre des lieux de nécessité, déterminés par la notion du siége de la maladie, s'accroît ou diminue beaucoup, selon les opinions sur la pathogénie que le praticien a adoptées. Il n'y a guère que des lieux de nécessité pour ceux qui regardent toutes les maladies comme locales ou comme constituées par des réactions. Avec de semblables idées, la thérapeutique agissante consiste toujours à modifier une partie circonscrite dont la lésion est jugée cause des désordres observés. Les médecins, convaincus de l'existence des affections primitivement générales, reconnaissent beaucoup de cas où il y a indication d'atteindre le système vivant tout entier, et quand

aucune voie n'est fermée, ils choisissent celle qui
promet les meilleurs résultats. Il suit de-là que les
lieux de nécessité sont plus nombreux dans la pratique des premiers, que dans celle des seconds dont
j'adopte tout-à-fait la manière de voir.

2° Plusieurs substances pharmacologiques exigent, pour agir convenablement, tel mode d'application plutôt que tel autre; je signalerai, entre
autres, les médicaments dits évacuants : émétiques,
purgatifs, etc. Leur activité se développe bien, à la
condition qu'ils seront administrés d'une manière
spéciale. Certaines parties de l'organisme animé,
par leurs qualités sentantes, par leurs connexions
anatomiques, par leurs sympathies, ont des pri-
viléges particuliers et des stimulus propres. Le
praticien profite de ces notions pour obtenir de
meilleures mutations affectives. Conformément à
ce que l'expérience lui enseigne, il adresse à l'estomac les émétiques, les purgatifs, les expectorants, les diurétiques. Ces derniers peuvent aussi
être appliqués au voisinage des reins, dans le
gros intestin, sur l'abdomen, à la région lom-
baire. Les errhins sont placés sur la pituitaire, les
sialagogues sur la muqueuse buccale, etc. En un
mot, quand il s'agit de modifier une fonction locale,
la règle est d'administrer le médicament de manière
à ce qu'il soit le mieux mis en rapport matériel ou
vital avec l'organe siége de cette fonction.

3° Il suffit de rappeler que, dans des circonstances malheureusement assez fréquentes, les voies
d'élection étant fermées par suite de l'habitude ou

de phénomènes constitutifs de la maladie, on est alors forcé de se servir, comme pis-aller, des surfaces seules possibles, malgré les désavantages qu'elles peuvent présenter.

J'aurai occasion de revenir sur les lieux de nécessité, à propos des surfaces d'application. Cette question regarde d'ailleurs les spécialités de la pathologie, de la thérapeutique et de la matière médicale.

Lieux d'élection. — Ce sont ceux que l'on choisit parmi tous les autres supposés libres et à la rigueur acceptables. Ce choix exige la discussion préalable des avantages et des inconvénients. Il ne s'agit pas alors de médicamenter la surface d'application, son voisinage ou les organes sympathiques. Cette surface est un moyen de pénétrer dans le système et de le modifier dans son entier. Il faut savoir quelles commodités elle présente, quels dangers l'agression subie par elle peut faire courir au malade.

Un individu étant atteint de syphilis constitutionnelle, on décide qu'il sera traité par le mercure. Mais par quelle voie faut-il introduire ce médicament? Nous en avons plusieurs à notre disposition et dont chacune a été recommandée : la peau, l'estomac, la muqueuse buccale, la muqueuse respiratoire. Celle que l'on préfère après examen et pondération des motifs est le lieu d'élection.

Pour résoudre les problèmes de ce genre, il est indispensable de savoir de quelle manière les régions accessibles du corps se comportent par rapport aux médicaments. Cette connaissance est pareillement utile en ce qui concerne les lieux de nécessité.

ART. 1er. — *Surfaces d'application.*

A. *Surfaces de limitation.* — J'établis en premier lieu que, sauf quelques exceptions, les mutations affectives s'obtiennent à l'aide des surfaces qui limitent le corps intérieurement ou extérieurement : ce sont la peau et les muqueuses.

La raison justifie ce que l'usage a consacré sur ce point. Il est évident que les impressions locales qui dépasseraient certain degré deviendraient funestes. Or, de toutes nos parties, les muqueuses et la peau offrent les conditions les plus favorables aux effets ordinairement désirés. Par nature et par habitude, leur sensibilité, quoique suffisamment développée, est relativement émoussée au contact des stimulus extérieurs. L'expérience l'a montré ; ce n'est pas en faisant fortement sentir le médicament qu'on réussit le mieux, c'est en le faisant sentir d'une manière convenable. Sous ce rapport, la peau et les muqueuses offrent plus de facilités. Autant que possible l'effet local ne doit pas contrarier l'effet général ; telle substance prescrite pour obtenir une mutation calmante manque le but, si elle suscite des irritations dans le lieu où elle est placée.

La peau et certaines muqueuses, moyennant des précautions indiquées, supportent bien l'agression des médicaments. Leur impressionnabilité mieux connue permet, avec plus de précision qu'ailleurs, de calculer et de régler les conséquences probables des conflits qu'on leur fait subir. On peut donc

avec ces surfaces éviter plus aisément ceux des
phénomènes locaux ou généraux de mutation affective qui sont inutiles ou capables d'empêcher la
synergie médicatrice. C'est ainsi qu'on obtient la
tolérance, c'est-à-dire qu'on profite des avantages
du médicament , en mettant le malade à l'abri des
inconvénients.

Ces inconvénients sont très-souvent inévitables ,
si l'on s'adresse aux parties situées au-dessous des
enveloppes de limitation. Là, la sensibilité, excitée
par des provocations sans analogues dans l'état
habituel, s'exalte plus qu'il ne faut en présence du
stimulus pharmacodynamique. Il en résulte des mutations affectives pénibles, irrégulières, sans but thérapeutique, des dégradations anatomiques, des réactions dangereuses, et, par-dessus tout, une grande
difficulté à apprécier d'avance, faute d'expériences
suffisantes, les résultats probables de la médicamentation. Pour ces motifs, on s'explique très-bien
pourquoi, lorsqu'il peut choisir, le médecin se sert
des muqueuses ou de la peau.

B. *Veines.* — Je sais que, dans quelques cas, on
a introduit avec succès des médicaments dans les
veines. Au point de vue de la pénétration de la substance, il y a avantage à se comporter ainsi ; l'effet
est sans contredit plus prompt et plus énergique.
Mais, précisément à cause de cela , cette pratique
est environnée de périls ; elle expose à la phlébite ,
à l'empoisonnement, tous accidents d'une haute
gravité ; de plus, elle est d'une exécution embarrassante, délicate. Nous ne savons, d'ailleurs, encore

presque rien de positif sur l'art d'obtenir par ce
moyen des réactions médicatrices, sur les doses nécessaires, etc. En cas d'erreur, et ceci est important, le
médicament, dès les premiers instants de son administration, se place hors de la portée de l'action du
médecin. Il n'y a pas moyen de songer à le modifier,
à le neutraliser, à l'extraire. Jusqu'à présent, et
l'avenir rendra peut-être ce jugement moins sévère,
l'injection du médicament dans les veines est un
cas de nécessité, un véritable pis-aller, lorsque les
autres voies sont fermées ou notoirement insuffisantes.

C. *Epaisseur des organes*. — On a fait connaître
deux procédés de médicamentation propres à introduire directement les substances dans l'épaisseur des
organes.

L'un consiste à les faire pénétrer à l'aide d'une
aiguille implantée dans les tissus mous, et communiquant avec une pile en activité dont l'eau acidule
tient en dissolution l'agent pharmacologique. Il
paraît qu'à l'aide du courant électrique, cet agent
est transporté jusqu'à l'extrémité profonde de l'aiguille, et là il est livré aux suçoirs absorbants.

Dans le second procédé, on injecte une dissolution médicamenteuse dans le tissu cellulaire sous-
cutané.

On peut, sans s'exposer aux démentis de l'avenir,
avancer que ces pratiques n'ont aucune chance
d'être acceptées. Les médicamentations par les
tissus sous-jacents à la peau ou aux muqueuses seront presque toujours, pour les raisons exposées

plus haut, des médicamentations de nécessité. Lorsque, par exception, on met le derme à nu pour faciliter l'absorption des substances pharmacologiques, on s'y prend différemment, ainsi que nous le verrons bientôt.

ART. II. — *Médicamentations par les surfaces muqueuses des organes.*

Une muqueuse est la surface tactile de l'organe qu'elle recouvre ; physiologiquement elle se confond avec lui. Ainsi, pour moi, médicamenter par la muqueuse stomacale, pulmonaire, oculaire, etc., ou médicamenter par l'estomac, par le poumon, par l'œil, etc., sont des expressions synonymes.

On peut cependant abstraire les muqueuses vivantes des parties auxquelles elles adhèrent, et rechercher les qualités anatomiques et physiologiques qu'elles présentent en commun. Je vais les examiner de ce point de vue.

Les muqueuses sont plus élevées que la peau dans l'ordre de la vitalité ; elles sont dotées d'une sensibilité plus vive, et provoquent des sympathies plus nombreuses. Leur consensus avec le système entier est étroit ; enfin, elles absorbent mieux.

L'usage les a fait généralement préférer pour les mutations affectives d'ensemble et pour celles qui se réalisent à distance. L'anatomie justifie pleinement à ce sujet l'observation clinique. Effectivement, la situation abritée de ces membranes, la mollesse de leur tissu, le peu d'épaisseur de l'épithélium contesté même en certains endroits, la

richesse de leur organisation vasculaire, nerveuse,
tout cela constitue autant de circonstances explica-
tives des attributs physiologiques énumérés tout-
à-l'heure. Ainsi, c'est parmi les muqueuses que
l'on trouve la voie la plus prompte, la plus sûre
pour une médicamentation.

Mais la sécurité décroît en raison de l'énergie du
phénomène. Il faut s'adresser quelquefois à d'autres parties, lorsqu'on désire obtenir des mutations
affectives lentes ou modérées.

D'un autre côté, les muqueuses réagissent très-
diversement selon les stimulus médicamenteux mis
en rapport avec elles. Il en est d'une situation incommode ou d'une surface trop peu étendue ; on
ne peut donc pas indifféremment recourir à l'une
ou à l'autre. Pour elles comme pour la peau, il
existe des lieux de nécessité, des lieux d'élection.
Un coup-d'œil rapide jeté sur chacune me permettra
d'établir quelques règles générales déduites de cette
appréciation.

§ 1er. — *Muqueuse laryngo-pulmonaire.*

Cette muqueuse est douée d'une exquise sensibilité au contact des substances dont elle n'a pas
contracté l'habitude. De plus, les fonctions respiratoires exigeant une absorption puissante et instantanée, la pénétration des médicaments se fait
avec promptitude. Précisément à cause de cette
double qualité, la médicamentation par le poumon
expose à beaucoup de dangers, quand on emploie
des substances énergiques.

23

D'autres raisons expliquent pourquoi cette voie est souvent interdite au praticien. La forme canaliculée et étroite des parties , la liberté toujours indispensable des inspirations et des expirations exigent que le médicament se trouve à l'état de vapeur ou de gaz, et qu'il ne diminue pas la proportion nécessaire d'air respirable.

Moyennant ces conditions , et l'agent étant convenablement mitigé , l'atmidiatrique pulmonaire (c'est ainsi qu'on appelle ce mode de médicamenter) est employée avec succès dans plusieurs circonstances. Elle convient quand on veut agir principalement sur le poumon et sur le cœur , organes si étroitement liés par leurs fonctions ; elle rend des services incontestables dans le traitement de l'asthme, de la phthisie , du catarrhe pulmonaire , de l'hémoptysie , etc.

L'atmidiatrique est maintenant l'objet d'une attention toute spéciale , et mérite effectivement qu'on s'en occupe.

On sait depuis long-temps que la respiration d'un air chargé de particules médicamenteuses (atmosphère marine, des ports de mer, des étables, etc.) présente des qualités incontestablement avantageuses. D'après ces données, les praticiens modernes placent leurs malades dans un milieu artificiel imprégné de principes émollients; ils font respirer les vapeurs qui s'exhalent des eaux minérales thermales. En ménageant la quantité et l'énergie de ces vapeurs , on rend très-tolérable le séjour des étuves construites dans cette intention. Il y a lieu d'espérer de bons effets de cette manière d'introduire les médicaments, qui sont ainsi mis en rapport avec les parties malades ou celles du voisinage.

Les pipes que l'on fume chargées de substances pharmacodynamiques et les cigarettes médicamenteuses agissent dans le même sens, et se sont montrées assez souvent utiles contre certaines névroses pectorales, contre les catarrhes, les asthmes, pour qu'aucun doute ne puisse s'élever relativement à leur efficacité possible. Déjà on avait prescrit avec avantage la respiration de vapeurs d'éther, mêlées à l'air atmosphérique dans un flacon bitubulé. Maintenant l'inhalation de ces vapeurs, en plus grande quantité, est proposée pour déterminer une ivresse stupéfiante qui permet de pratiquer sans douleur les opérations chirurgicales. Pendant cette mutation affective, les rapports normaux de la puissance morale et du système vital étant interrompus, la sensibilité de conscience s'éclipse provisoirement. Je parlerai de ce fait curieux avec les détails convenables à l'article *Ether* de mon *Traité de Pharmacologie spéciale*.

Tout le monde connaît les bons résultats des vapeurs irritantes dans les cas de syncope et d'asphyxie : c'est encore là un procédé de l'atmidiatrique.

J'attribue les principaux effets de l'attouchement de la voûte palatine ou des régions profondes de la bouche, avec un pinceau chargé d'ammoniaque étendue, à l'introduction dans les voies aériennes

du gaz de ce nom. Si, comme cela est affirmé, on
guérit ou l'on soulage les asthmatiques en les traitant ainsi, cette pratique est un exemple de plus
du parti que l'on peut tirer des médicamentations
par les voies aériennes.

Ces médicamentations doivent avoir une très-
courte durée, lorsqu'elles provoquent des intolérances et qu'elles nuisent aux fonctions respiratoires.
Celle dont je viens de parler est un échantillon de ce
genre. Les vapeurs ammoniacales sont un stimulus
violent pour la muqueuse aérienne, et soulèvent un
orage qu'il convient de tenir dans une juste modération et qu'il serait dangereux de prolonger.

D'autres médicamentations, plus appropriées à la
sensibilité des parties, peuvent être plus long-temps
continuées : telles sont les respirations de vapeurs
narcotiques ; mais celles-ci, tolérées localement,
provoquent, si l'on insiste, des effets généraux ou
sympathiques, utiles seulement lorsque, par la durée
ou une dose réglées d'après l'indication, ils ne dé-
passeront pas certaines limites.

Enfin, la substance médicamenteuse existe-t-elle
dans le véhicule aérien en des proportions trop
petites pour que l'on ait à redouter des intolérances
soit locales, soit sympathiques, la médicamentation
peut être prolongée sans inconvénient (respiration
de vapeurs thermales convenablement ménagées,
du goudron volatilisé, des particules salines que
renferme l'atmosphère d'un port de mer, etc.).

Avant de quitter ce sujet, je ferai observer que
beaucoup d'effets médicamenteux sont impossibles

ou très-difficiles à obtenir, quand on administre par la voie aérienne la substance qui a la propriété de les provoquer. On a, par exemple, essayé en vain de purger, en faisant assidûment respirer un air chargé de molécules de séné, de rhubarbe, etc. Il est très-probable cependant que la matière médicamenteuse est absorbée ; mais la pénétration matérielle ne suffit pas toujours ; il faut de plus que les surfaces soient en rapport avec l'appareil sur lequel on veut agir. En général, l'activité des agents de l'atmidiatrique ne se déploie utilement que pour les maladies des organes de la respiration et de la circulation centrale.

Des substances molles, liquides, pulvérulentes, sont quelquefois prescrites pour modifier localement la portion supérieure de la muqueuse du larynx. Elles sont formulées en collutoires, en gargarismes, en insufflations. M. TROUSSEAU a proposé, depuis quelques années, d'introduire par l'ouverture pratiquée dans l'opération de la trachéotomie, pour les cas de croup, un liquide médicamenteux destiné à prévenir la formation des fausses membranes (dissolution de nitrate d'argent dans l'eau distillée). C'est là un exemple peut-être unique et peu encourageant, selon moi, de l'application directe d'une substance fluide sur la muqueuse trachéale malade.

§ II. *Muqueuse du gros intestin.*

Relativement au pouvoir absorbant, elle est moins bien dotée que la précédente. Ce pouvoir cependant, dû plutôt à l'étendue de la surface qu'à

l'énergie des facultés physiologiques, n'en est pas
moins incontestable. La muqueuse dont je parle a,
sur la muqueuse aérienne, l'avantage de pouvoir
retenir les substances long-temps et sans inconvénient. Sa sensibilité relativement très-modérée
est bien moins capable, quand elle est mise en jeu,
de provoquer de funestes sympathies. Le gros intestin embrassant, dans l'espace qu'il circonscrit,
toute la capacité abdominale, cette circonstance
est la source de relations de voisinage multipliées,
parmi lesquelles celle qu'il entretient avec le centre
épigastrique est d'une grande importance, peut-être
un peu trop négligée par les praticiens.

Ceux-ci ont remarqué les avantages qu'on obtient
de l'application de sangsues à l'épigastre, dans la
période initiale de beaucoup de maladies. Les organes
épigastriques sont fréquemment alors le siége de
mouvements spasmodiques et le point de départ des
phénomènes morbides ; de là, l'utilité de calmants
agissant spécialement de ce côté. BROUSSAIS, qui
admettait une gastro-entérite au commencement de
toutes les fièvres, se trompait grossièrement sans
doute ; mais il était dans le vrai lorsqu'il recom-
mandait, à cette époque des pyrexies, les émollients,
les attractifs anti-spasmodiques (sangsues) placés
à la région de l'estomac et du colon transverse. On
obéirait, ce semble, utilement à ce précepte, en
injectant dans le gros intestin des médicaments
susceptibles d'agir d'une manière analogue.

Une autre considération ajoute encore à la valeur
de cet organe, considéré comme surface d'applica-

tion. On sait qu'il est chargé d'expulser les produits inutiles ou nuisibles de la digestion. Les modifications d'une pareille fonction jouent un grand rôle comme causes de maladie ou moyens de traitement. Tantôt le mouvement péristaltique est vicieusement accru, il y a lieu de le modérer ; tantôt il est comme engourdi, il convient de le réveiller, de l'accélérer : on obtient ces effets en médicamentant le gros intestin. Enfin, celui-ci, en sa qualité d'organe excréteur, est un instrument puissant d'expulsion des substances nuisibles qui adhèrent à nos tissus ou flottent dans les liquides : c'est l'égout principal de l'économie. Par là se font une foule de crises naturelles, d'éliminations que le médecin doit provoquer artificiellement, quand les circonstances sont favorables.

La facilité d'établir un centre d'épispase sur le gros intestin le rend éminemment apte à concourir aux révulsions et aux dérivations. On s'adresse effectivement à lui pour modérer, déconcerter les mouvements constitutifs d'une fluxion dont le terme aboutit aux parties supérieures du corps.

Afin de ne pas omettre un trait essentiel du tableau que je trace maintenant, je rappellerai la persistance de l'impressionnabilité du gros intestin dans les cas d'asphyxie ou mort apparente. Cet organe, je l'ai déjà dit précédemment, est souvent le seul alors qui réponde à l'agression médicamenteuse. Une première impulsion étant ainsi donnée, la chaîne interrompue des actions vitales se renoue de proche en proche, jusqu'au rétablissement complet de la synergie générale dont la vie de l'individu est la conséquence.

Le gros intestin, par sa capacité, sa situation, sa tolérance, se prête merveilleusement à l'exécution de ces entreprises pharmacodynamiques. On peut l'attaquer directement par l'anus ou médiatement en introduisant le médicament dans l'estomac. La pharmacologie spéciale enseigne que, dans ce dernier cas, les purgatifs agissent mieux. Cela se conçoit, le médicament qui parcourt la totalité du tube digestif meut celui-ci avec plus d'ensemble, facilite l'excrétion des sucs biliaire, pancréatique, et des cryptes nombreux de l'intestin grêle. On obtient ainsi une mutation affective étendue et complète.

Il ne faut pas être surpris si l'occasion de médicamenter l'intestin se présente souvent. Regrettons même qu'une réserve trop timide, trop méticuleuse empêche beaucoup de nos confrères d'imiter aujourd'hui les heureuses hardiesses des grands médecins qui nous ont précédés. On obtient des effets thérapeutiques excellents et variés, en dirigeant les actions pharmacodynamiques vers les voies digestives inférieures.

Je conviens, toutefois, qu'auprès des avantages précités se trouvent des inconvénients et des inaptitudes dont il est utile de tenir compte. A part les mouvements péristaltiques qu'on provoque sans peine en sollicitant directement le gros intestin, les autres mutations médicamenteuses ne sont pas toujours, il s'en faut, aussi aisées à réaliser.

Comme instrument de pénétration, la surface recto - colique est ordinairement d'une médiocre importance. L'absorption peut s'y faire sur une large échelle, mais, souvent gênée, elle y est irrégulière. Les matières plus ou moins abondantes que cet organe renferme habituellement, retiennent l'agent pharmacologique et l'éloignent de la surface vivante. Les excrétions alvines trop hâtives expulsent cet agent, lequel n'a plus d'utilité ou bien est suivi d'une mutation affective incomplète. D'ailleurs, le mélange du médicament avec les fèces donne lieu quelquefois à des réactions chimiques, à la suite desquelles les propriétés pharmacodynamiques sont plus ou moins altérées. Ces obstacles peuvent être écartés, si l'on fait prendre les lavements médicamenteux à petites doses, immédiatement après avoir lavé et évacué l'intestin à l'aide de clystères simples et ordinaires. La substance pharmacologique séjourne alors dans la partie, s'y applique mieux, est absorbée et développe ses qualités altérantes. Cette pratique, connue sous le nom de méthode de Kœmpf, est bonne lorsque l'on veut que l'agent dont on attend l'effet thérapeutique passe dans les secondes voies, ou ait le temps de modifier la muqueuse et les viscères juxtaposés. On ne s'en sert guère pour médicamenter l'ensemble du système d'une manière lente et assidue ; le plus souvent on la prescrit afin d'obtenir des mutations locales ou de voisinage. Toutefois, il est des substances dont l'action sur le gros intestin se propage hors de l'enceinte abdominale, soit par irradiation dynamique, soit par absorption. Les narcotiques montrent leur activité à peu près entière lorsqu'ils sont administrés par l'anus. J'ai remarqué aussi que les médicaments qui renferment des principes volatils (camphre, assa-fœtida, éther, etc.) provoquent, s'ils sont prescrits ainsi, des mutations affectives aiguës sympathiques ou générales, dont la thérapeutique peut tirer un bon parti.

§ III. — *Muqueuses nasale, auriculaire, buccale, pharyngienne, urétrale, vésicale, vaginale, utérine.*

Je mentionne seulement ces muqueuses. Le peu de commodité de leur configuration, de leur situation, leur mode de sensibilité ne les rendent propres qu'à produire des mutations locales. Il y a pourtant quelques exceptions. 1° La pituitaire est, comme chacun sait, sympathiquement liée avec l'appareil pulmonaire ; un stimulus porté sur elle réveille les facultés de cet appareil engourdies dans la syncope, l'asphyxie. 2° La muqueuse buccale, celle du gland, du prépuce, servent, dans quelques cas rares encore à la vérité, comme voie d'introduction de substances qui doivent pénétrer dans le système (méthode de CLARE, de TORREILHE, pour le traitement des maladies vénériennes [1]). Je dois dire, toutefois, que l'application que feu M. CHRESTIEN, de Montpellier, a faite de la méthode modifiée de CLARE

[1] La méthode de CLARE, chirurgien de Londres, consiste à frictionner les gencives et la face muqueuse des lèvres avec le calomel. TORREILHE faisait faire des onctions avec l'onguent mercuriel à la surface du gland et à l'intérieur du prépuce.

(frictions sur la langue) à la thérapeutique de la
syphilis et des scrofules par les préparations d'or,
a obtenu un grand succès. Plusieurs circonstances
expliquent ces bons effets et justifieraient des tentatives de ce genre faites avec d'autres agents. Il est
évident que ces substances, comme les médicaments
aurifiques, doivent agir sous un petit volume. On
a de plus l'avantage, avec la muqueuse susdite, de
pouvoir pratiquer des frictions, opération mécanique
qui favorise l'absorption ; enfin, les particules non
absorbées sont avalées, ce qui donne à la pratique
dont je parle un caractère mixte qui la rapproche
singulièrement de la suivante.

§ IV. — *Muqueuse stomacale.*

Jusqu'à présent les mutations affectives générales
directes n'ont été indiquées qu'exceptionnellement
à propos des surfaces muqueuses dont j'ai parlé. Ces
surfaces ne servent guère que pour les actions locales, de voisinage, ou de sympathie. J'arrive maintenant à une muqueuse dont la coopération est autrement puissante. Celle de l'estomac appartient à
un organe très-tolérant et en même temps élevé
dans la hiérarchie vitale, riche en irradiations dynamiques, en facultés absorbantes.

On comprend aisément les motifs qui, de toute
antiquité, ont dû faire choisir cette voie de médicamentation. Il a été fort naturel de penser que l'organe qui reçoit l'aliment de la vie hygide, était également apte à transmettre l'agent qui doit restaurer
la vie passée à l'état morbide.

Cette pratique a d'ailleurs sur toutes les autres un avantage incontestable; elle est la plus ancienne, la plus répandue, la plus expérimentée, la mieux connue. S'il existe quelque autre partie capable de rivaliser avec l'estomac pour la production des mutations pharmacodynamiques générales, on n'en connaît pas encore assez les avantages, et cette concurrence ne sera admissible qu'après un plus ample informé.

Le mode de médicamentation dont je m'occupe actuellement présente, sans contredit, les ressources les plus sûres, les plus nombreuses. J'éprouve le besoin de m'exprimer ainsi sur son compte en commençant : il pourra m'arriver de lui adresser quelques reproches, et je ne voudrais pas qu'on m'accusât d'en diminuer partialement l'utilité.

J'établis d'abord que l'estomac réunit les trois qualités que doit présenter une surface apte à provoquer les mutations affectives générales : 1° impassibilité relative dans l'état normal par rapport aux contacts agressifs ; 2° importance dynamique ; 3° faculté d'absorption portée à un degré suffisant.

L'impassibilité si nécessaire à la tolérance est un fait certain. On a pu en douter pendant le règne du Broussaisisme : alors, en vertu seulement de la théorie à la mode, l'estomac, d'une trame délicate au plus haut degré, était doué d'une si grande susceptibilité inflammatoire que la moindre attaque devait altérer sa structure anatomique et ses *propriétés* vitales. Les praticiens sont tout-à-fait revenus de cette singulière panique que l'expérience des siècles aurait dû rendre impossible. L'estomac est à peu près aujourd'hui pour tout le monde un organe habitué à une foule d'agressions par la nature de ses fonctions et par les facultés dont il est doté. Sa tolérance pour les substances étrangères s'exerce dans des limites assez étendues, pour qu'on puisse sans crainte s'adresser à lui dans la plupart des circonstances.

L'estomac est riche en irradiations dynamiques. Le centre épigastrique est le point de départ et l'aboutissant des principaux mouvements toniques dont l'ensemble de l'économie est le théâtre. L'estomac, viscère de cette région dont la vie est la plus riche, la plus variée, est, selon l'expression de GRIMAUD (*Traité des fièvres*, t. Ier, p. 77), le *sensorium commune* par rapport au sens vital intérieur. HIPPOCRATE exprimait l'action puissante de l'estomac, en disant que cet organe fournit à toutes les parties et qu'il reçoit de chacune d'elles : « *Ventriculus omnibus dat et ab omnibus accipit.* » Ce commerce dynamique étant admis entre l'estomac d'une part et le reste du corps de l'autre, on comprend très-bien comment une impression médicamenteuse partie de ce viscère se diffusionne partout, ou va réveiller des échos nombreux. Les faits pratiques confirment en foule les considérations que je viens d'exposer. Tout le monde sait qu'une substance pharmacologique, avalée, n'a pas toujours besoin d'être prise par l'absorption pour faire sentir ailleurs son activité. Un poison violent provoque ses conséquences funestes avant de passer dans les secondes voies. Un stimulant tonique amène une sensation subite de réconfort

avant d'avoir franchi les limites de l'organe. Enfin ,
on connaît des observations d'après lesquelles des
doses d'opium , de quinquina , après un séjour plus
ou moins long dans l'estomac , ont été rejetées par
le vomissement , entières, du moins en apparence , et
cependant l'effet narcotique, l'effet fébrifuge avaient
été produits.

Quant à la faculté absorbante du viscère dont
je parle , elle a été niée , mais personne ne la conteste aujourd'hui. En supposant que le médicament
s'y montrât réfractaire , il tombe sous le coup d'une
absorption encore plus énergique , une fois qu'il est
parvenu dans l'intestin grèle. Ce point ne mérite
donc pas qu'on y insiste.

Il est très-probable que les acides contenus dans
le suc gastrique (acides chlorhydrique , lactique)
font subir à certains agents insolubles, mis en rapport avec eux , des mutations chimiques qui leur
donnent de la solubilité et en facilitent la mobili-
sation à travers les tissus. Aucun autre organe ne
présente un semblable avantage

Ces choses étant prouvées , s'ensuit-il que l'estomac soit une surface d'élection qu'on doive toujours
préférer ? Je suis , pour ma part, très-disposé à croire
que la majorité des praticiens a une tendance trop
routinière à user de la médicamentation stomacale,
ce qui l'empêche de donner une attention suffisante
à d'autres voies qui ne valent pas celle-là , d'une
manière absolue , mais qui peuvent la remplacer
avec avantage dans des cas dont j'aurai soin de
signaler les principaux.

Voici quelques réflexions dont il est bon de tenir
compte, toutes les fois que l'on songe à médicamenter par l'estomac.

a. L'importance dynamique, le nombre et l'é-
tendue des sympathies qui sont d'heureuses conditions quand l'indication bien saisie est convenablement satisfaite, rendent, si l'on s'est trompé,
l'erreur et ses suites plus dangereuses. Il faut alors
se hâter de faire sortir la substance par le vomissement, lequel n'est pas souvent possible et est toujours fort incommode. Quant aux pompes proposées
pour vider l'organe, elles sont d'un emploi embarrassant et n'ont pas réalisé d'ailleurs les espérances
qu'on avait fondées sur elles. Il suit de là qu'en cas
de doute une autre surface méritera la préférence.

b. Le bon état des fonctions digestives doit, autant que possible, être conservé pendant la durée
d'une maladie. La restauration complète et prompte
par la convalescence est à ce prix. Or, il ne faut
pas l'oublier, un grand nombre d'actions médicamenteuses, tolérées dans ce sens qu'elles ne suscitent
pas de réactions fâcheuses appréciables, ont le défaut de porter insensiblement atteinte aux digestions.
Sans parler des gastrites qui sont loin, du reste,
comme je le disais tout-à-l'heure, d'être communes à la suite d'un traitement pharmacodynamique, n'est-il pas vrai qu'on s'expose, en médicamentant l'estomac, à le léser dans ses facultés
fonctionnelles? Cette crainte n'agit pas assez sur
l'esprit des praticiens. L'on voit fréquemment des
hypéresthésies, des débilités stomacales, qui font

payer assez cher le bénéfice obtenu à l'aide du
médicament. Le contact des agents excitants n'est
pas seul à redouter. Les partisans de BROUSSAIS,
par exemple, pour éviter un écueil tombaient dans
un autre. Combien d'anorexies, d'impuissances gastriques, de gastralgies n'ont-ils pas provoquées par
l'abus des émollients et de la diète sévère ! La tisane
la plus innocente est susceptible d'amener de semblables résultats. Plusieurs malades ne se remettent
pas ou se remettent mal, parce qu'ils en ont abusé
ou qu'ils en ont pris mal-à-propos. La nécessité de
ne pas troubler les digestions a inspiré la règle de ne
donner les médicaments que pendant la vacuité de
l'estomac. Cette règle est bonne en général, mais
elle souffre des exceptions : ainsi, les toniques sont
administrés avec avantage pendant les repas ou
aux époques rapprochées ; leur vertu corroborante
s'associe très-bien avec celle des aliments. J'ai
remarqué aussi, et d'autres avec moi, que le
sulfate de quinine, ingéré en même temps que ces
derniers, perd une partie de ses propriétés irritantes,
quelquefois funestes, tout en conservant son efficacité thérapeutique.

  c. L'estomac tend constamment à modifier les
substances soumises à son empire. Plusieurs médicaments qui se rapprochent des aliments par leur composition chimique, perdent, sous cette influence,
partie ou totalité de leur vertu pharmacodynamique, et se comportent alors comme des agents hygiéniques : tels sont la plupart des émollients.
Incontestablement, la digestion d'un médicament

est quelquefois la cause de la nullité de ses effets.
Lorsque l'on peut sans inconvénient éviter ce genre
d'altération en se servant d'une autre voie, il est
convenable de prendre ce dernier parti. La chimie a
jeté quelques lumières sur les changements que certains agents pharmaceutiques éprouvent, lorsqu'ils
sont en rapport avec les liquides naturels contenus
dans l'estomac. Quelques-uns de ces changements
sont désirables, d'autres ne le sont pas. Si l'on
parvenait à déterminer, dans tous les cas, les
conditions des uns et des autres et à prévoir ce qui
doit se passer, la science de la médicamentation
stomacale serait notablement perfectionnée. N'est-
il pas prudent en l'état, quand il y a incertitude à
ce sujet, de choisir une autre surface d'application,
à condition, bien entendu, que celle-ci offrira des
avantages suffisants ?

d. On rencontre assez souvent des malades qui
se décident avec peine à avaler le médicament
prescrit. Les obstacles suscités par les caprices, les
répugnances, sont quelquefois même insurmontables, surtout chez les enfants. Le dégoût est généralement une circonstance fâcheuse qui nuit à l'effet
thérapeutique ; il n'est pas bon que le médecin s'obstine toujours à le surmonter, ce dégoût pouvant
d'ailleurs provenir d'une idiosyncrasie. Dans tous les
cas, quand il est porté à un certain degré, il faut
le respecter ; autrement on s'exposerait à des scènes
d'intolérance, à des orages pénibles et quelquefois
funestes. Enfin, un spasme du cardia, du pharynx,
un trismus, une maladie de l'estomac, rendent

24

dangereuse, difficile, impossible l'introduction du médicament dans ce viscère : il est alors indispensable de chercher un autre mode d'administration.

Tels sont les avantages et les inconvénients de la médicamentation gastrique. Je me suis contenté de les énumérer ; j'ajourne les conclusions pratiques renfermées dans ces considérations, à l'époque où j'aurai fait connaître les autres voies dont le médecin peut disposer.

ART. III. — *Médicamentation par la surface tégumentaire.*

On sait le parti que les anciens tiraient de la peau pour la thérapeutique hygiénique ; sous ce rapport, ils nous ont laissé de nombreux modèles à imiter. Malgré leurs efforts ils n'obtinrent pas des perfectionnements analogues dans la thérapeutique pharmacodynamique. Les ressources que présentent aujourd'hui la matière médicale, la chimie, la pharmacie, ont permis de faire des essais plus fructueux. Nous devons certainement ce qu'il y a de mieux et de plus complet en ce genre, à un médecin de Montpellier, à feu M. CHRESTIEN. Grâce à lui et à ceux qui ont marché sur ses traces, la médicamentation cutanée est une pratique suffisamment expérimentée pour qu'il soit permis de l'apprécier comparativement aux autres.

Les irradiations dynamiques dont le tégument est le point de départ, sont sans contredit moins énergiques que celles qu'on provoque en agissant sur l'estomac. La peau, par sa situation, sa structure et par la nature de ses facultés, est douée d'une sen-

sibilité moindre que celle des muqueuses ; elle ne
s'identifie avec aucun organe important qui forme
avec elle un agrégat physiologique distinct. Malgré
ce degré inférieur d'impressionnabilité, elle est loin
d'être inerte, et son rôle ne sera pas trouvé médiocre si l'on songe au balancement alternatif de
mouvements qui a lieu dans le corps vivant, et dont
le terme est tour-à-tour la surface externe ou la surface intérieure. Il est particulièrement incontestable
qu'un vice dans les fonctions du tégument commun
intervient comme cause notable dans la production
de beaucoup de maladies, des catarrhales surtout.

Rappelons-nous que nous avons le pouvoir d'agir
à la fois sur une grande partie et même à peu près
sur la totalité de la surface cutanée. En sollicitant
ainsi plusieurs points à la fois, nous obtenons une
somme d'impressions qui peut dédommager de la
faiblesse de chacune d'entre elles.

En outre, et cet avantage provient précisément
de la vitalité et de l'importance relativement moindres de la peau, nous pouvons attaquer cet organe
avec des agents plus actifs et plus concentrés ; de là
des médicamentations dangereuses, si on les exécutait ailleurs, et dont on se sert avec succès dans
un grand nombre de circonstances. Il me suffit de
nommer les sinapismes, les vésicatoires, les caustiques, pour que l'on comprenne sur-le-champ ma
pensée. Ainsi, la peau nous donne la facilité d'agir
long-temps, énergiquement sur une grande étendue.
Tout cela permet de suppléer à certains des désavantages que j'ai reconnus.

La médicamentation par la peau se fait de deux manières. Dans l'une, l'agent pharmacologique est placé sur cet organe intact et muni de son épiderme. Dans l'autre, l'épiderme est préalablement enlevé à l'aide de procédés spéciaux. Ces pratiques diffèrent quant aux résultats que l'on veut obtenir. Il convient de les étudier séparément. La première est l'*iatralepsie*[1], la seconde l'*endermie*.

§ Ier. — *Iatralepsie*.

Ce sont très-souvent des mutations locales ou de voisinage que l'on fait naître en agissant sur la peau. Cependant il ne faut pas la croire impropre aux mutations d'ensemble ; elle rend même des services de ce genre que l'on n'obtiendrait pas d'une autre manière.

Tout le monde connaît l'efficacité des bains pour les effets généraux calmants, fortifiants, révulsifs. L'absorption de la substance joue ordinairement alors un rôle secondaire, et presque tout dépend de la provocation directe que le tégument modifié dans ses facultés vitales a exercée sur tout le système vivant.

Je rappelle aussi les irritations, vésications, cautérisations artificielles si fréquemment utilisées dans des vues d'attraction, d'excitation expansive, pour

---

[1] D'après M. le professeur GOLFIN (*Etudes thérapeutiques sur la pharmacodynamie*, p. 186), l'iatralepsie serait mieux désignée sous le nom de *procédé énépidermique*. Effectivement, l'iatralepsie proprement dite suppose l'emploi de frictions et entraîne particulièrement avec elle l'idée de l'absorption de la substance employée.

porter au-dehors un effort morbide, ou substituer à la maladie une scène équivalente, moins incommode et surtout moins dangereuse. Je ne puis pas entrer ici dans les détails ; il suffit de poser ces considérations générales et de citer ces exemples.

Mais c'est surtout relativement à l'absorption de la substance médicinale que la peau me paraît à tort négligée. Selon moi, on peut en tirer un bon parti, et il est utile à ce sujet de rappeler plusieurs particularités oubliées ou méconnues par beaucoup de médecins.

Je ne m'arrêterai pas à prouver le pouvoir absorbant de la peau. Je suppose qu'il n'est mis en doute par aucun praticien, malgré certaines difficultés mises en avant au nom d'une physiologie spéculative.

La peau absorbe davantage en été, époque où elle est plus épanouie, où ses fonctions sont le plus prononcées. Pour un motif analogue elle est particulièrement perméable chez les jeunes sujets. L'absorption cutanée décroît avec l'âge et arrive à son minimum lors de la vieillesse, sans jamais pourtant cesser tout-à-fait. Elle se conserve mieux chez les sujets à tégument fin, délicat, et qui l'entretiennent ainsi par des soins de propreté.

La face antérieure du corps, la face interne des membres, absorbent mieux que les faces opposées. La faculté spéciale dont jouit l'aisselle à ce sujet a été de tout temps connue et utilisée.

Certains procédés facilitent la pénétration des médicaments par la peau. Tout ce qui y appelle plus

de vitalité, sans aller pourtant jusqu'à l'inflammation qui l'entrave singulièrement, jouit de ce privilége. C'est ainsi qu'on s'explique une partie des
avantages présentés par la friction ; celle-ci, en
outre, agit mécaniquement en soulevant les lames
épidermiques, en diminuant l'épaisseur de leurs
couches.

On a remarqué aussi que l'absorption cutanée se
fait mieux le soir et la nuit que dans le jour. Elle
est sensiblement plus active après une déplétion
sanguine et pendant la vacuité des organes digestifs.

Les médicaments employés par cette voie exigent
quelques précautions en ce qui les concerne.

Ils doivent être dosés, mélangés, de façon à ne
pas provoquer des irritations locales. Ils sont réduits en poudre très-fine, très-divisée, suspendus
ou mieux dissous dans un excipient facilement absorbable lui-même. L'eau, le vin, l'alcool affaibli
sont les véhicules choisis ordinairement. Les huiles,
les graisses s'absorbent moins bien ; elles sont souvent néanmoins mises à contribution et font la base
des pommades, des liniments, préparations affec-
tées à la médecine cutanée. On utilise ces derniers
excipients pour plusieurs motifs. En premier lieu, il
faut remarquer qu'ils fixent le médicament sur la
partie, en rendent le maniement plus commode ; secondement, ils sont fréquemment employés à titre
de correctifs ; enfin, on doit les choisir quand ils
dissolvent mieux le principe actif de la substance.
Les pommades, les liniments sont le plus souvent

prescrits pour obtenir des effets locaux, de voisinage; cependant quelques-unes de ces préparations peuvent modifier le système entier, même dans un court intervalle. Il convient alors que les onctions se fassent sur une large surface ; il faut, de plus, que l'agent qui fait la base de ces formules soit d'une énergie telle que la petite quantité qui pénètre suffise à l'effet souhaité : pommades mercurielle, opiacée, aux sels de morphine, de quinine, de strychnine, etc.

Après ces préliminaires sur l'iatralepsie, je pourrai aisément résumer ses principaux avantages, ses principaux inconvénients.

Il est évident qu'elle est inférieure à la médicamentation par l'estomac, à cause du peu de vivacité et d'étendue des sympathies qu'elle réveille, des difficultés et de la lenteur de l'absorption. Ainsi, en faisant la part des cas exceptionnels cités tout-à-l'heure, on ne doit pas s'adresser au tégument lorsqu'il est utile d'agir d'une manière rapide et énergique.

Dans les circonstances opposées, ces inconvénients deviennent des avantages. Si l'on veut modifier l'économie lentement et peu à peu, il n'est pas nécessaire que la substance pénètre en grande quantité à la fois; alors la débilité des absorptions cutanées n'est plus un obstacle.

Il importe souvent d'amoindrir l'action d'un médicament doué d'une grande puissance; souvent aussi il convient d'atténuer, de supprimer même les effets locaux et les effets sympathiques. La peau, dans ces circonstances, offre une surface commode, relativement impassible. La pénétration s'y fait d'une manière silencieuse, et les bons résultats de la mutation affective ne sont pas contrariés par des réactions inopportunes.

La peau, quand le médicament peut provoquer des conséquences fâcheuses, a sur l'estomac l'avantage de permettre l'enlèvement de ce qui n'est pas encore absorbé, et le pansement convenable de la partie atteinte d'une maladie du remède devenue inutile ou excessive.

La nécessité de ménager l'estomac, et elle se présente souvent, doit aussi faire accorder la préférence à l'iatralepsie.

Appliqué selon ce dernier procédé, le médicament pénètre tel qu'il est. Les réactions chimiques, la force assimilatrice ont bien moins d'action sur lui. Il n'a pas, autant que dans la cavité digestive, la chance de rencontrer des liquides, des gaz capables d'altérer sa constitution matérielle, lorsque cette constitution doit être respectée.

L'iatralepsie offre évidemment plus de ressources chez les individus dont la peau a plus de vitalité et absorbe le mieux. Sous ce rapport, elle convient particulièrement aux enfants ; on sait qu'il est fréquemment indispensable d'éviter en eux l'action nuisible des médicaments sur les facultés digestives.

Voilà beaucoup de raisons qui recommandent l'iatralepsie. Toutefois, je le répète, un praticien prudent ne compte pas sur elle seule, lorsqu'il faut des mutations, exigeant la pénétration, en un temps

très-limité, d'une dose notable de médicament.
L'irrégularité de l'absorption cutanée, son manque
d'énergie pourraient souvent compromettre le succès. Généralement, dans les maladies de courte
durée, l'iatralepsie n'est qu'un pis-aller, ou bien
elle offre des ressources auxiliaires dont les bons
praticiens, du reste, se ménagent soigneusement le
concours.

Peut-être qu'en forçant les doses pourrait-on ob-
vier à cet inconvénient. L'expérience a prouvé, par
exemple, que la pommade mercurielle, appliquée
sur la peau en certaine quantité et à intervalles rapprochés, amenait très-vite une intoxication de l'ensemble déjà utilisée pour quelques maladies aiguës.
Ne serait-il pas possible, à l'aide d'essais convenables, de régulariser ainsi l'emploi d'autres médicaments énergiques? La chose ne me semble pas impossible, et il est permis de croire que l'iatralepsie
n'a pas encore dit son dernier mot.

§ II. — *Endermie.*

On a cherché à donner plus de puissance à l'absorption cutanée. Il était bien naturel de songer à
enlever l'épiderme, puisque cette membrane est le
principal obstacle : cette pensée pourtant n'est venue
que fort tard. Il faut convenir que les progrès récents de la chimie, en mettant à la disposition du
praticien des médicaments actifs sous un petit volume, ont singulièrement facilité l'exécution de
l'endermie.

Le docteur LEMBERT a incontestablement le mérite d'avoir le premier dirigé sérieusement l'attention des praticiens sur ce point. Il n'a pas fait, comme on le croit généralement, la découverte de l'endermie. Un médecin de l'école de Montpellier, M. NIEL, s'est incontestablement servi de ce procédé en 1813 et en 1816, ainsi que cela est établi dans son ouvrage intitulé : *Recherches et observations sur les effets des préparations d'or, du docteur* CHRESTIEN. Le lieu d'élection (langue et gencives) lui étant interdit par suite d'un état pathologique de la bouche, il prescrivit une pommade à base d'or qu'il fit absorber par le derme dénudé préalablement à l'aide d'un vésicatoire placé à la région du cou. On pourrait peut-être découvrir d'autres faits analogues dans les archives de la science.

Tout le monde sait en quoi consiste l'endermie. Avec le secours d'une substance vésicante, l'épiderme est soulevé ; on l'enlève et le médicament est placé sur le derme ainsi mis à nu. L'endermie se compose évidemment de deux actions qu'il faut distinguer en elles-mêmes et dans leurs conséquences respectives : la première, préparatoire, est la vésication ; la seconde succède à l'application du remède destiné à être absorbé, celle-ci constitue proprement l'endermie.

Le procédé de ce nom a donc les inconvénients reconnus plus haut aux médicamentations par les surfaces dépouillées de leur enveloppe normale.

Il est certain que de cette façon l'absorption est plus facile. On obtient des mutations énergiques dans un laps de temps moins prolongé. Sous ce rapport, l'endermie est aussi puissante que la médicamentation par l'estomac, mais elle a de nombreux défauts.

L'endermie met le médicament en rapport avec une surface inhabituée au contact des agents extérieurs. Le soulèvement de l'épiderme est le produit d'une irritation locale. Cette irritation augmente sous l'influence de la substance appliquée ensuite, quelque mitigée que soit celle-ci. Pour ces motifs, une foule de résultats pharmacodynamiques ne sont pas possibles avec ce procédé : telles sont les médications émollientes, tempérantes, toniques et beaucoup d'autres.

Le lieu dénudé est nécessairement très-limité ; aussi ne peut-on employer que les agents doués d'une grande activité sous un petit volume et médiocrement irritants. Cette condition rigoureuse exclut du domaine de l'endermie une grande partie de la matière médicale.

Les réactions locales et leurs conséquences sympathiques provoquées par l'endermie sont quelquefois nuisibles. Ce sont alors des scènes inflammatoires sans but utile, qu'il convient d'atténuer autant que faire se peut, pour ne pas contrarier les conséquences salutaires de l'absorption. Voilà autant d'obstacles à la vulgarisation de cette pratique, qui n'a réellement de la valeur qu'en favorisant la pénétration du médicament.

Mais cette valeur ne se conserve pas, elle est bientôt réduite à rien par les conséquences de l'irritation locale. L'inflammation, les fausses membranes que le procédé lui-même tend à provoquer, ôtent au derme son pouvoir absorbant. De vives douleurs, la gaugrène, sont des accidents assez communs. L'absorption par le derme n'est pleine et entière que lorsque celui-ci est simplement découvert et qu'il l'est depuis peu de temps. La phlogose et les produits plastiques rendent l'introduction de la substance fort irrégulière, circonstance fâcheuse lorsqu'il s'agit d'une médicamentation énergique. Pour pratiquer l'endermie avec sûreté, il faudrait presque continuellement ouvrir de nouveaux vésicatoires. Peu de malades se soumettent volontiers à de semblables exigences.

Il suit de là que l'endermie n'est pas un de ces modes d'administration auxquels le praticien s'arrête volontairement et par choix. Elle s'applique, par exception, à quelques cas dont voici les principaux :

1° Quand, la médicamentation par l'estomac étant impossible et les autres jugées insuffisantes, on a besoin d'impressionner le système d'une manière vive et prompte;

2° Lorsqu'on veut agir fortement sur les centres nerveux, sur les nerfs voisins de la surface cutanée (névralgie, hoquet, amaurose, maladies de la moelle épinière, etc.) : c'est là l'indication la plus importante de l'endermie, celle qui se présente le moins rarement;

3° Quand, la vie étant en grand danger, il est prudent d'accumuler, en même temps, au profit du patient toutes les ressources de la thérapeutique.

Ceci se présente, par exemple, dans les fièvres intermittentes pernicieuses. On peut certes les guérir sans l'endermie ; mais celle-ci, en facilitant la saturation de l'économie par le spécifique, écarte les mauvaises chances et rend la réussite moins incertaine.

A part ces circonstances spéciales, l'endermie trouve rarement son indication, et elle ne mérite pas, il s'en faut, tout le bruit qu'on a fait en sa faveur. Cette pratique se prête difficilement à une médicamentation un peu longue. N'ayant quelque prix que par l'absorption, sauf les cas où la vésication est utile, on est privé avec elle des bons effets qu'un médicament peut provoquer par les mutations suscitées à la surface d'application. Il y a plus, et je crois devoir le répéter, son action locale est le plus souvent malfaisante. Si l'on parvenait à supprimer tout-à-fait cette action, et c'est à cela que tendent les perfectionnements souhaités, l'endermie rendrait des services plus nombreux.

Certains procédés se rapprochent de l'endermie et se recommandent par un avantage de ce dernier genre, c'est-à-dire qu'ils utilisent l'absorption dermique sans qu'il soit nécessaire d'ouvrir une voie artificielle, et avec de moindres dangers d'irritation provenant du médicament. Dans cette intention, on se sert quelquefois des solutions de continuité déjà établies. Ces surfaces déjà habituées au milieu extérieur sont moins irritables, moins susceptibles d'inflammation. Il y a donc peu à redouter les scènes locales hostiles, tout étant égal d'ailleurs ; mais la force absorbante est inférieure à celle du derme récemment dénudé.

Quoi qu'il en soit, je tiens à le constater ici, quelques praticiens emploient avec avantage des pois enduits d'agents pharmacologiques et qu'on introduit dans les cautères, ou bien on substitue à ces pois des pilules médicamenteuses. Des médecins de Montpellier, et notamment M. le professeur RIBES, se sont assurés depuis long-temps de l'efficacité des sels de morphine employés de cette manière et placés dans les exutoires dont on recouvre si souvent la poitrine des phthisiques. On parvient ainsi à modérer, à supprimer certains accidents de la maladie, tels que quintes de toux, agitation amenant l'insomnie. Au rapport du docteur CAZENAVE, M. BIETT obtenait d'excellents effets, dans les affections lentes des organes thoraciques avec des pilules d'extrait de ciguë et d'opium introduites dans les trous des cautères. La toux, selon la remarque de M. BIETT, était mieux calmée, le sommeil plus sûrement amené que lorsqu'on administrait le narcotique à l'intérieur.

L'emploi des bains médicamenteux prescrits aux individus dont la peau atteinte de pustules, d'excoriations, présente plus de facilités à l'absorption, est encore une médicamentation de même genre. Le professeur DELMAS a prouvé jusqu'à l'évidence l'utilité des bains de sublimé pour la guérison de la syphilis constitutionnelle. C'est là un exemple d'un traitement chronique exécuté à l'aide d'une espèce d'endermie.

Un mot au sujet de l'action des médicaments appliqués si souvent sur les plaies, sur les ulcères, sur les tumeurs extérieures. Presque toujours c'est un effet local que l'on veut provoquer. Il s'agit d'amener les tissus vers les conditions favorables à la cicatrisation, à la résolution. L'absorption n'est recherchée que dans de faibles limites, au-delà desquelles elle deviendrait dangereuse, dans certains cas. Il peut arriver toutefois, exceptionnellement, que la pénétration profonde de la substance ait de l'utilité. Quand on traite une brûlure, par exemple, il y a indication dans les cas graves de narcotiser en même temps la partie atteinte et l'ensemble du système, si celui-ci réagit trop vivement. Une pommade opiacée appliquée sur la solution de continuité, en quantité suffisante, atteint ce double but, parce qu'une portion du narcotique est absorbée; mais lorsqu'on dépasse la mesure, cet avantage devient un péril, et celui-ci est à redouter s'il s'agit de sujets doués d'une grande faculté d'absorption et très-impressionnables par les stupéfiants. Chez les enfants en bas-âge, cette médicamentation peut entraîner des accidents mortels et exige une surveillance particulière.

Art. IV. — *Résumé de ce qui précède.*

Après avoir fait ainsi connaître les surfaces d'application au point de vue de la physiologie pharmacodynamique, je crois devoir, pour éviter ce travail au lecteur, résumer les conclusions renfermées dans le présent chapitre.

Les muqueuses nasale, auriculaire, oculaire, buccale, pharyngienne, urétrale, vésicale, vaginale, utérine, servent seulement pour des médications locales, de voisinage ou de sympathie.

Les médications obtenues à l'aide de la muqueuse pulmonaire et de celle du gros intestin ont des limites moins circonscrites. Toutefois ce n'est que dans des circonstances encore peu nombreuses qu'elles sont portées au point de modifier l'économie tout entière.

On a le plus souvent recours à l'estomac et à la peau pour les mutations générales.

L'estomac, qu'on ne peut guère séparer de l'intestin grêle, est l'organe absorbant par excellence et le plus apte aux provocations de l'ensemble du système. Il sera préféré, s'il faut agir promptement et énergiquement. Ce besoin se fait surtout sentir dans les maladies aiguës. L'estomac convient aussi pour les modifications chroniques, à la condition qu'on maintiendra celles-ci dans de justes bornes et qu'on évitera le danger de léser les fonctions digestives.

Quand les impressions locales et les irradiations dynamiques doivent nuire au succès de la médication, et qu'on craint de ne pouvoir les modérer suffisamment, il faut chercher une autre voie de pénétration.

Dans quelques cas particuliers on s'adresse alors au derme dénudé, à la muqueuse du gros intestin, à la muqueuse pulmonaire. Plus fréquemment, on prescrit la médicamentation par la peau recouverte de son épiderme (procédé énépidermique).

Ce procédé compense la faiblesse et la lenteur habituelle de ses effets par une innocuité relative. Il suffit cependant pour certaines mutations rapides et puissantes, si l'on attaque une grande surface, si l'on parvient à faire absorber une notable quantité d'un médicament actif. De plus, on peut déterminer impunément sur la peau des lésions artificielles qui seraient dangereuses ailleurs (phlogoses, suppurations, eschares).

La médicamentation énépidermique a principalement des avantages quand il n'y a pas nécessité d'introduire promptement dans l'économie de grandes doses de la substance pharmacologique, ainsi que cela se présente dans beaucoup de maladies chroniques. Chez les personnes dont la peau absorbe bien, les femmes, les enfants surtout, on applique avec plus de confiance le procédé dont je parle actuellement.

L'endermie augmente la force et la rapidité de l'absorption. Sous ce rapport elle égale la médicamentation par l'estomac et peut la remplacer ; mais elle est incommode, d'une application difficile et restreinte, à cause du petit nombre des médicaments dont elle permet l'emploi. Elle est à peu près impossible si le traitement doit se prolonger. L'utilité ordinaire de l'endermie est de suppléer à l'insuffisance de la peau couverte de son épiderme, quand on veut modifier les centres nerveux et les nerfs malades ; elle offre, de plus, les avantages attachés aux vésicatoires.

On le voit, chaque lieu d'application a ses

qualités et ses défauts. Ce qui nuit dans un cas
devient utile dans un autre, et réciproquement.
L'essentiel est de savoir mettre à profit les facultés
des parties que nous avons à notre disposition. On
ne fait pas toujours un choix exclusif de l'une
d'entre-elles ; souvent on s'adresse à plusieurs en
même temps, l'une étant la principale, et l'autre ou
les autres, auxiliaires. Enfin, on change successivement de région, afin de suppléer à l'insensibilité
produite par l'habitude. Mon intention, du reste,
dans ce qui précède, a été de fournir des renseignements propres à éclairer le jugement du praticien,
je n'ai pas prétendu le diriger dans les circonstances
particulières.

L'étude physiologique des surfaces d'application
complète la série des chapitres destinés à l'exposition
des principaux faits de la pharmacologie générale.
Pour utiliser ces faits, il faut les réunir et en déduire des préceptes. Ce sera l'objet de la partie
synthétique que je traiterai dans le tome suivant.

FIN DU TOME PREMIER.

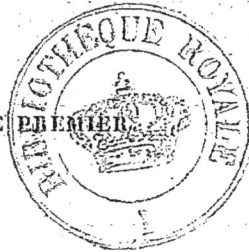

TABLE DES MATIÈRES.

Fin de la Table du Tome Premier.

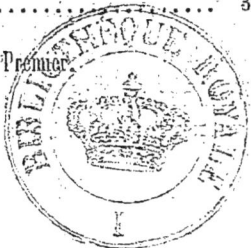

www.ingramcontent.com/pod-product-compliance
Lightning Source LLC
Chambersburg PA
CBHW061104220326
41599CB00024B/3905